Evemarie Wolkenstein, Katharina Rubi-Klein
Was ernährt uns wirklich?

Evemarie Wolkenstein, Katharina Rubi-Klein

Was ernährt uns wirklich?

Wie China den Westen inspiriert

maudrich

Dr. Evemarie Wolkenstein
Praktische Ärztin sowie Ärztin und Dozentin für Akupunktur in Wien; Leiterin des Instituts Wolkenstein und Präsidentin des Vereins für komplementäre Präventionsmedizin

Dr. Katharina Rubi-Klein
Ärztin für Allgemeinmedizin, ÖÄK-Diplom für Akupunktur, ÖÄK-Diplom für Ernährungsmedizin, Referentin der ÖGA

Bibliografische Information der Deutschen Nationalbibliothek

Die Deutsche Nationalbibliothek verzeichnet diese Publikation in der Deutschen Nationalbibliografie; detaillierte bibliografische Daten sind im Internet über http://dnb.d-nb.de abrufbar.

2., überarb. Auflage 2013
Copyright © 2010 Wilhelm Maudrich Verlag,
Eine Abteilung der Facultas Verlags- und Buchhandels AG
Alle Rechte, insbesondere das Recht der Vervielfältigung
und der Verbreitung sowie der Übersetzung in fremde Sprachen
sind vorbehalten.
Typografie und Satz: Michael Karner, www.typografie.co.at
Coverbild: © Willie B. Thomas – iStockphoto.com
Druck: Druckerei Berger Horn
Printed in Austria
ISBN 978-3-85175-960-0

Inhaltsverzeichnis

Vorwort   9
Einführung   11

I   China inspiriert das Abendland   17
West-östliche Kulturgeschichte des Essens   18
    Asien   19
    Westliche Kulturgeschichte   23
    Zeitgenossen   24
Systeme der Entsprechungen   25
    Die fünf Wandlungsphasen   30
Die Philosophie des Daoismus   38
Westliche Antike: Diätetik als Lebensweise   42

II   Nahrung als wichtigster Energielieferant   59
Was bedeutet Nahrungsenergie?   60
    Kalorie bedeutet nicht Fettpolster   60
Der Energiebegriff in der TCM   62
    Das Qi des Menschen   62
    Die Nahrung als Quelle des Nachhimmels-Qi   64
Wie funktioniert unsere Verdauung?   66
    Unser Darm   67
Die Verdauung in der TCM   71
    Das Feuer-Element   72
    Die Beziehung zur Körperoberfläche   75
    Das Metall-Element   79
Über unsere Seele   82
    Die Beziehung zur Körperoberfläche   84
    Der Bauch als Zentrum der sinnlichen Wahrnehmung   87
Kohlenhydrate als Energiequelle   92
Proteine   95
Fette   96
    Fettsäuren, die Sie meiden sollten   101
Die Cholesterin-Hysterie   103

III Fast Food, Nahrungsergänzung und »the modern way of life« — 107

Was ist Fastfood eigentlich? — 108
    Wer ist die Zielgruppe? — 109
Ist Fast Food wirklich »the modern way of life«? — 116
    Wie sehr beeinflusst die Fast-Food-Welle unser Leben heute? — 117
    Geschmacksverstärker — 121
Wie wird unser Geschmackssinn noch manipuliert? — 128
    Zusatzstoffe und ihre E-Nummern — 130
    Farbstoffe — 133
    Konservierungsstoffe — 134
Bio-Lebensmittel — 138
Nahrungsergänzungsmittel — 139
    Kalzium — 144
    Magnesium — 146
    Kalium — 147
    Selen — 148
    Natrium und Chlorid — 149
    Jod — 149
    Eisen — 150
Wissenswertes über Vitamine — 153
    Vitamin A — 154
    Vitamin D — 156
    Vitamin E — 157
    Vitamin K — 159
    Wasserlösliche Vitamine — 160
    Vitamin B1 — 160
    Vitamin B2 — 161
    Vitamin B6 — 162
    Vitamin B12 — 163
    Folsäure — 164
    Biotin — 165

Vitamin C	165
Verlassen Sie sich auf Ihren Körper!	167

IV Nahrungsmittelunverträglichkeiten und Allergien — 169

Einleitung	170
Pollenallergie – ein häufiger Ausgangspunkt	175
Was ist eine Kreuzallergie?	176
Therapie bei Allergien	177
Wie hilft die TCM bei Allergie?	178
Nahrungsmittelunverträglichkeiten	180
Fruktose-Unverträglichkeit	187
Laktose-Unverträglichkeit	192
Histamin-Intoleranz	197
Getreide-Unverträglichkeit	201
Prävention durch natürliche Ernährung	209
Ernährung und Epigenetik	210

V Fasten, Diät und Energie — 213

Was passiert beim Fasten?	214
Blutzucker als Maß für Energie	215
Der Energiehaushalt aus der Sicht der TCM	224
Zuckeraufnahme	226
Zuckerarten	229
Fettverbrennung: Wie funktioniert sie wirklich?	232
Fettsubstitute als »Light-Produkte«	234
Wie schlank machen Schlankheitspillen?	237
Die Energie der Mitte – das Erde-Element	239
Die Muskulatur als Kraftquelle	242
Der Mund	243
Die Psyche des Erde-Elements	245
Essen und Gefühle	250

Inhaltsverzeichnis

VI Schönheit – Ergebnis der Lebensgestaltung 253
Unsere Haut: Spiegel und Schutzschild 255
Schönheitsthema Bindegewebe 259
Was kann unser Fettgewebe? 261
Nicht nur Symmetrie: Was sagt das Gesicht? 264
Die Körpersprache 273

VII Was würzt unser Leben? – Geschmack und Genuss 277
Die fünf Geschmackrichtungen in der chinesischen Medizin 279
Das Temperaturverhalten 287
    Temperaturverhalten der Nahrungsmittel
    nach Kategorien 290
Genussmittel 292
    Kaffee 292
    Tee 295
    Alkohol 297
    Nikotin 299
    Schokolade 299
Rhythmus bestimmt unser Leben 301
    Rhythmus der Organe – unsere innere Uhr 305
    Ernährung im Rhythmus der Jahreszeiten 308
Lebensrhythmus durch die Kraft der Mitte 309

VIII Gesundes Fast Food – einige Rezepte 313

Weiterführende Literatur 327
Glossar 333
Abbildungsverweise 335

Vorwort

Liebe Leserinnen und Leser, wir freuen uns, Ihnen die zweite Auflage unseres Buches »Was ernährt uns wirklich« vorstellen zu dürfen. Seit unser Buch im November 2010 erschienen ist, wird das Thema Ernährung in vielen TV-Dokus und Zeitschriften hochaktuell behandelt. Nachdem in den letzten 30 Jahren die Ernährung für die Gesundheit wissenschaftlich und gesellschaftlich kaum eine Rolle gespielt hat, wurde das Interesse durch die erschreckenden Daten über Übergewicht und Fettleibigkeit in der Bevölkerung geweckt. Auch die Rolle der Nahrungsmittelindustrie wird sehr viel kritischer hinterfragt als je zuvor. Dazu gibt es einige interessante Erkenntnisse, die wir in unserer Überarbeitung eingebracht haben. Das Grundkonzept in unserem Text ist gleich geblieben, neue, aktuelle Informationen und Tipps halten wir aber in fast allen Kapiteln für Sie bereit. Neu dazugekommen ist das Kapitel über die Schönheit.

    Dabei haben wir uns besonders intensiv der chinesischen Gesichtsdiagnose gewidmet. Was kann ich aus den typischen Gesichtszügen, wie der Stellung der Augen, Dicke und Dichte der Augenbrauen, Größe und Form der Nase und Ohren, Blässe oder Röte der Lippen oder der Lokalisation diverser Falten meiner Mitmenschen herauslesen? Bekomme ich dadurch einen Eindruck über den Charakter und das Wesen eines Menschen, wie sieht es mit seiner Gesundheit aus? Was kann ich über mich selbst erfahren und wie sehr hilft mir das in meinem Alltag?

    Vielleicht interessiert Sie auch, wie unser Fettgewebe von Geburt an als eigenständiges Organ unser Leben beeinflusst. Es ist stoffwechselaktiv und sendet als wichtiger Informant unzählige Signale an Gehirn, Keimdrüsen und andere Organe. Wachstum und Fortpflanzung, aber auch ein schönes und junggebliebenes Gesicht benötigen die Kraft unserer Fettzellen. Eine gesunde Interaktion zwischen Fettgewebe und Organen reguliert unseren Energiehaushalt und hält uns fit. Ein krankes Fettgewebe macht auch Körper und Geist krank. Warum also betrachten wir unser Körperfett immer nur als Feind? Schließlich gibt es keinen Freund, der uns näher steht als unser eigener Körper. Unser Anliegen ist es, die komplexen Prozesse im Körper verständlich darzustellen – für eine kritische Haltung gegenüber den Behauptungen der Werbung und der Nahrungsmittelindustrie. Nehmen Sie sich das zum Leitmotiv: Unser Leben ist komplex – in komplexen Systemen sind einfache Lösungen immer verdächtig!

Und: Zucker ist nicht gleich Zucker. So führt falscher Umgang mit Fruktose zu Übergewicht und Leberverfettung. Wissenschaftler warnen vor dem sogenannten NASH-Syndrom, bei dem Fructose, im Übermaß genossen, die Leber ähnlich schädigt wie Alkohol.

Mythen und Erkenntnisse rund um Ernährung bleiben also aktuell. Da sich auch die gesunden Fast-Food-Rezepte einer so großen Nachfrage erfreuen, finden Sie in dieser Auflage ganz neue Rezeptideen, die Ihnen Ihren Alltag besonders schmackhaft gestalten sollen. Lassen Sie sich einfach inspirieren. Ein paar praktische Qigong-Übungen helfen Ihnen noch zusätzlich, gesund, schön und fit zu bleiben.

Einführung

Täglich werden wir gefordert und müssen unser Bestes geben – sei dies im Beruf, in der Familie oder in der Schule. Woher nehmen wir die Energie, um diesen Anforderungen zu entsprechen? Diese Frage stellen wir uns nicht, unser Körper hat zu funktionieren. Haben wir eine gute Konstitution, bemerken wir die ersten Warnsignale nicht. Symptome wie Schlafstörungen, Konzentrationsmangel, Müdigkeit, Gereiztheit und das Gefühl der Überforderung werden häufig ignoriert. Unser rationales Denken dominiert die eigene Körperwahrnehmung: Wir hören nicht auf unseren Körper, zumindest so lange nicht, bis der Körper sich mit deutlichen Beschwerden Gehör verschafft!

In unserer Praxis als Allgemeinmedizinerinnen sitzen uns täglich Menschen gegenüber, die über sehr ähnliche Beschwerden klagen. An erster Stelle stehen chronische Müdigkeit, morgendlicher »hang-over« trotz genügend Schlaf, Antriebslosigkeit bis hin zur totalen Erschöpfung, häufig kombiniert mit Verdauungsproblemen wie Völlegefühl, Blähungen, Reizdarmsymptomen und Stuhlunregelmäßigkeiten. Sie erzählen uns dann entweder von unkontrolliertem Konsum von Genussmitteln wie Kaffee, Alkohol und Nikotin, oder von massiven Heißhungerattacken auf Schokolade und sonstige Süßigkeiten, um diesen lästigen Zustandsbildern entgegenzuwirken. Andere wiederum versuchen ihre Müdigkeit zu bekämpfen, indem sie exzessiv Sport betreiben oder das Gegenteil tun, nämlich Bewegung gänzlich aus ihrem Alltag verbannen. Auf der Suche nach Hilfe reagieren viele von uns einerseits sehr individuell gesundheitsschädigend, andererseits sind sie aber bereit sich den jeweils aktuellen Gesundheitstrends zu unterwerfen und tappen in die sogenannte »Trendfalle«.

Gesundheitsratgeber und Medien suggerieren in zyklischen Abständen globale »individuelle« Gesundheitstrends, denen wir uns kaum entziehen können. Erinnern wir uns zurück an den »Aerobic-Wahn«, dem sich weltweit eine große Anzahl von Menschen angeschlossen hat. Die daraus entstandenen, zum Teil massiven Gelenksbeschwerden der Anhänger/innen machte es notwendig, eine neue Bewegungsform zu entwickeln. Ob Callanetics, Bauch-Beine-Po, Pilates oder Joggen, all diese sportlichen Betätigungen sind gerechtfertigt, nur nicht für jeden Einzelnen gleich gut geeignet.

Das gleiche Phänomen gilt auch für die Ernährung. Wie oft berichten unsere Patient/innen, dass sie, ungeachtet persönlicher Vorlieben, bereit sind sich dem aktuellen als gesund bewerteten Nahrungsmittelangebot zu unterwerfen. Ein gutes Beispiel dafür ist das morgendliche Müsli. Symptome wie Magenschmerzen, spontane Müdigkeit und Konzentrationsverlust am Arbeitsplatz, die etwa 2–3 Stunden nach dem Frühstück auftreten, werden selbstverständlich nicht damit in Zusammenhang gebracht, denn Müsli wird in Medien und Inseraten als gesund angepriesen. Grundsätzlich stimmt das, doch nicht jeder von uns reagiert gleich darauf. Da das vom Körper deutlich signalisierte Unbehagen nicht wahrgenommen wird, müssen wir uns bemühen, die Betroffenen zu überzeugen, dass eine Veränderung der Frühstücksgewohnheiten eine Verbesserung der Symptome garantiert. Warum?

Erklärungsmodelle dafür bieten uns sowohl die chinesische Ernährungslehre als auch die schulmedizinischen Erkenntnisse, die wir anhand von typischen Beispielen aus unserem Alltag in diesem Buch darstellen wollen.

In allen Kulturen, egal ob Osten oder Westen, gilt die Nahrung als wichtigste Energiequelle (siehe Kapitel II). Im Unterschied zu den asiatischen Ländern, in denen dieses Wissen nach wie vor den

Einführung

Alltag bestimmt, verliert es in den westlichen Ländern immer mehr an Bedeutung. Während in der chinesischen Ernährungslehre die *qualitative* Wirkung von Nahrungsmitteln im Vordergrund steht, bewerten wir im Westen zunehmend nach *quantitativen* Gesichtspunkten. Für uns wird die Qualität der Nahrungsmittel nach der Zusammensetzung von Vitaminen, Mineralstoffen und eventuell nach dem Geschmack beurteilt. Eine sogenannte »gesunde« Ernährung soll den durch komplizierte Berechnungen ermittelten Bedarf an Kohlenhydraten, Fetten und Eiweißen sowie Vitaminen, Mineralien und Spurenelementen decken. Geschmacksverstärker und Zucker werden zugefügt, um uns das Gefühl von scheinbarer Qualität zu vermitteln. Mit dieser Haltung wird der künstlichen Herstellung von Nahrungszusatzstoffen die Tür weit geöffnet. Ob dies tatsächlich unsere Gesundheit fördert oder doch nur die Industrie, können Sie sicherlich selbst beantworten.

Ergründen Sie selbst, was Ihr Körper empfindet. Beißen Sie zum Beispiel in einen Apfel und versuchen Sie seinen Geschmack zu ergründen. Ist er für Sie eher säuerlich oder süß oder beides zugleich? Haben Sie das Gefühl von Frische im Mund, vielleicht auch mehr Speichel? Haben Sie den Eindruck, dass der Apfel Sie eher wärmt oder kühlt, oder haben Sie ein neutrales ausgeglichenes Temperaturgefühl? Wenn Sie dieses kleine Experiment gemacht haben, sind Sie bereits mitten im traditionell chinesischen Zugang zur Bewertung von Nahrungsmitteln. Die Frage »Was passiert mit meinem Körper, wenn ich eine Wassermelone oder einen Rettich esse?« kann jeder Mensch ganz leicht beantworten, die Qualitäten dieser Nahrungsmittel sind eindeutig unterschiedlich.

Die Dynamik der westlichen Industrieländer gibt dem Einkauf und der Zubereitung von Essen immer weniger Raum, um diese wertvolle Zeit dem Berufsleben zu widmen (siehe Kapitel III). Ernährung wird mit Auffüllen von standardisierten

Nahrungsinhaltsstoffen verwechselt, Nahrungsmittelqualität verliert dadurch ihren Stellenwert und definiert sich völlig neu.

Essen muss heute schnell gehen: Eine 36-jährige Mutter zweier schulpflichtiger Kinder kommt morgens und tagsüber kaum dazu, etwas zu essen. Mit Pizzaschnitte und kleinen Snacks rettet sie sich über den Tag. Abends wird, um nicht kochen zu müssen, zu Tiefkühlwaren und Fertigprodukten gegriffen. Erst wenn die Kinder im Bett sind, kehrt mit der Ruhe das Verlangen nach Belohnung ein, sie plündert die Süßigkeitenlade.

Solche und ähnliche Fälle hören wir täglich. Dem Wunsch nach Genuss ist dabei prinzipiell nichts entgegenzusetzen. Allerdings stellt sich die Frage, was an der Fülle von kalorienreicher und mehrheitlich wertloser Nahrung, die wir uns unbemerkt den ganzen Tag hindurch zugeführt haben, mit Genuss zu tun hat. Diese Art von »unbewusstem« Essverhalten ist die häufigste Ursache von Übergewicht, das wir dann mit einer einseitigen Diät und viel schlechtem Gewissen zu bekämpfen versuchen. Die Hersteller von »Light«-Produkten profitieren von all diesen Diätgeplagten. (Lesen Sie mehr in Kapitel V).

Die Industrie ermöglicht »maßgeschneiderte« Nahrung (Zusatzstoffe, Vitamine, Spurenelemente, Geschmacksstoffe ...). Durch einseitige Ernährung und industriell veränderte Nahrungsmittel werden nicht nur Übergewicht und körperliche Beschwerden, sondern auch Unverträglichkeiten und Allergien gefördert. (Mehr dazu in Kapitel IV).

Ein Teufelskreis? – Wir können ihn leicht durchbrechen! Um sich die Energie der Nahrung bewusst zu machen, ist die TCM – und dabei besonders die fünf Wandlungsphasen, die als »Lehre nach den fünf Elementen« bekannte chinesische Diätetik – eine große Hilfe. Wenn wir dann noch bereit sind unseren Körper

Einführung

wieder als Partner unseres Geistes zu akzeptieren und nicht als lästiges Übel, das uns mit Beschwerden quält, sind wir auf dem richtigen Weg zu dauerhafter Gesundheit.

Im alten China war es das Ziel, bei möglichst guter Gesundheit ein hohes Alter zu erreichen. Zu diesem Zweck beobachteten die Chinesen über Jahrtausende Natur und Mensch, um herauszufinden, welche Energie im Körper wirkt und in welcher Nahrung diese Energie vorhanden ist, um den Körper zu stärken. Auch die Zubereitung spielte dabei eine wichtige Rolle (siehe Kapitel VI). Die Idee des Vorbeugens, der Prävention, stand im Vordergrund. Die Erfahrung, dass etwas, was wir täglich mehrmals tun – nämlich essen – sowohl gesund erhalten als auch krank machen kann, führte zur Entwicklung der chinesischen Diätetik.

Wenn wir allerdings die Grundsätze dieser Ernährungslehre verstehen, erkennen wir, dass auch in unserem Kulturkreis traditionell dieselben Werte gegolten haben (mehr dazu in Kapitel I). Der moderne Lebensstil hat sie uns vergessen lassen. Wir finden, dass es Sinn macht, sich darauf wieder zu besinnen.

Nehmen Sie dieses Buch als Anregung.

Kapitel I

China inspiriert das Abendland

*Widme dich der Liebe
und dem Kochen
mit ganzem Herzen.*
DALAI LAMA

* Die vollständigen Literaturverweise finden Sie unter »Weiterführende Literatur« am Ende dieses Buches.

West-östliche Kulturgeschichte des Essens

Wenn wir in unsere Urgeschichte zurückblicken, so waren wir Menschen sowohl im Osten als auch im Westen als Jäger und Sammler darauf angewiesen jenes Angebot zu nutzen, das die Natur im Rhythmus der Jahreszeiten hervorgebracht hat. Viele Wurzeln, Kräuter und Pflanzen wurden ohne Gedanken an raffinierte Zubereitung roh gegessen, das Feuermachen war noch nicht entdeckt. Das Erkennen von wohltuenden oder im Gegenteil Beschwerden verursachenden Nahrungsmitteln war überlebenswichtiger Ausgangspunkt unserer Evolution. Die Kultur der Menschen ist eng mit der Kultur der Ernährung verknüpft.

> In der Jungsteinzeit, 6000–4000 vor unserer Zeitrechnung, gab es bereits die Kultivierung von Reis und Getreide in Asien, von Weizen in Europa, auch wurden bereits Nutztiere eingesetzt, der Anteil an fleischlicher Kost stieg an. Evolutionsbiologen und Mediziner sind heute der Ansicht, dass die verbesserten Ernährungsbedingungen einen entscheidenden Anteil an der Evolution des menschlichen Gehirns und generell des Homo sapiens hatten. (1)*

Richard Wrangham, Professor für Biologische Anthropologie der Universität Harvard, beschreibt nach jahrzehntelangen Studien an Schimpansen in einem Artikel des *Scientific American* mit dem Titel »Cooking up bigger brain«: »Kochen stellte jenen evolutionären Schritt zur Entwicklung des Gehirns dar. Gekochte Nahrung erleichtert die Verdauung und stellt mehr Energie bereit. Diese Energie hat unserem Kalorien-hungrigen Gehirn ermöglicht sich zu dem zu entwickeln, was heute das menschliche Gehirn ausmacht.«

Asien

Ungefähr 2500 vor unserer Zeitrechnung soll in China der legendäre Shen Nong, »der göttliche Landmann«, gelebt haben. Nach den mündlichen Überlieferungen hat er seine Landsleute gelehrt, giftige und ungiftige Nahrungsmittel zu unterscheiden. In einer Ode an ihn heißt es: »Er lehrte die Leute erstmals, wie sie die fünf Getreidesorten anbauen konnten, zu beobachten, ob das Land trocken oder feucht, fruchtbar oder steinig, im Berggebiet oder im Tal lag. Er kostete alle Pflanzen und Wasserquellen, ob sie bitter oder sauer schmeckten, und lehrte die Menschen, was sie nehmen konnten und was sie vermeiden sollten.« Shen Nong war somit der erste »Pharmakologe«, der im Selbstversuch giftige und ungiftige Pflanzen und Tiere, Mineralien, Hölzer und Getreide getestet und nach bestimmten Kriterien bewertet hat. Viele Legenden ranken sich um Shen Nong, so auch diese:

Der Sage nach soll er sich 72-mal pro Tag vergiftet haben. Einmal, als er von einer grünen Pflanze kostete, sank er sterbend unter einen Baum. Das im letzten Moment von einem Teebusch in seinen Mund tropfende Wasser rettete ihm sein Leben. So erkannte er die entgiftende Wirkung der Teeblätter.

Als wichtige Kriterien der Beurteilung achtete er auf den Geschmack und das Temperaturverhalten der Nahrungsmittel.

Die Frage, ob ein Nahrungsmittel wärmend, kühlend, neutral oder kalt war, bestimmte den Einsatz als Nahrungs- oder Arzneimittel. Dabei wurden sie im präventiven Sinn, d. h. um nicht zu erkranken, oder als Heilpflanze im Krankheitsfall eingesetzt. Kälte soll mit warmen Nahrungsmitteln, Hitze mit kühlenden behandelt werden. Shen Nong prägte den Satz: *Nahrungsmittel sind Heilmittel.*

Die Geschmäcker – sauer, bitter, süß, pikant/scharf, salzig – bezeichnen also nicht die Ernährungsrichtlinie für die Organe

---

Shen Nong ist gemeinsam mit Huang Di, dem gelben Kaiser, und Fu Xi, dem Entwickler der Acht Trigramme, eine legendäre Figur der chinesischen Geschichte. (2) Alle drei Gestalten werden als Gründer der chinesischen Lebenskunst gesehen. Shen Nong wurde als Herrscher im Altertum angesehen und war auch unter dem Beinamen »Feuerkaiser« bekannt. Zusammen mit Huang Di soll er das Buch »Die Verbote des Shen Nong und Huang Di bezüglich der Lebensmittel« geschrieben haben, dieses Werk ist jedoch nicht erhalten.

Medizin und Ernährung haben denselben Ursprung.

generell, sondern nur unter bestimmten Umständen einer Erkrankung. So ist das Saure als Geschmack der Leber zugeordnet, weil diese dazu neigt, in Hitze zu geraten (Choleriker). Sauer macht also deshalb lustig, weil es die »grantelnde« Leber entspannt. Bei anderen Leberproblemen ist der saure Geschmack dagegen kontraproduktiv (siehe Kapitel VII).

Der Geschmack bestimmt auch das Temperaturverhalten eines Nahrungsmittels.

Das Temperaturverhalten der Nahrungsmittel

Jedes Nahrungsmittel erzeugt im Organismus eine bestimmte Temperaturwahrnehmung. So bestellen wir auf der Schihütte gerne warmen Tee oder Erbsensuppe und essen im Sommer am Strand ein Eis. Wir kühlen uns oder wärmen uns je nach Bedarf mit dem, was wir essen und trinken.

In der chinesischen Medizin wird das Temperaturverhalten auch mit der Dynamik eines Nahrungsmittels gleichgesetzt (mehr dazu siehe Kapitel VII).

Beispiel

Wie Shen Nong Nahrungsmittel klassifizierte

Die Zwiebel: Sie kann in der Suppe mitgekocht werden. Sie behandelt Kälte sowie Hitze, die sich durch Kälte entwickelt. Sie ist schweißtreibend und kuriert durch Wind hervorgerufene Gesichts- und Augenschwellungen. Ihr Geschmack ist bitter und sie kann auch für Wundheilung verwendet werden. Sie macht den Körper leicht, frei von Hunger und verhindert rasches Altern.

Maulbeere: Fructus Mori ist süß und kalt. Sie behandelt vorwiegend den Verdauungstrakt, Hitzezustände und Auszehrung, außerdem wirkt sie gegen Leerezustände und treibt das Qi an. Ihre Blätter werden gegen Kälte und Hitze eingesetzt und wirken schweißtreibend.

Semen Sesami Indicae ist süß und harmonisch. Sesam ist nicht giftig, kräftigt die Mitte (Verdauungsorgane) bei Leere und Erschöpfung. Es stärkt das Qi (Lebensenergie) und unterstützt die inneren Organe, kräftigt die Muskulatur und füllt die Substanz des Gehirns auf. Längere Anwendung verheißt langes Leben und macht ein leichtes Körpergefühl. (3)

Sesam wird von Shen Nong als Lebensmittel der hochwertigen Klasse beschrieben, weiter vergab er noch die Kategorien »mittlere« und »untere« Klasse. Diese Klassifizierungen sind ein schönes Beispiel für das integrative Denken der gesamten asiatischen Philosophie, in der der Mensch die Mitte zwischen Himmel und Erde darstellt.

Die hochwertige Kategorie entspricht dem Himmel (Yang), der die Erhaltung des Lebens stützt und nicht giftig ist. Die mittlere Kategorie entspricht der Menschheit, unterstützt die Natur des Menschen und hat bis zu einem gewissen Grad auch medizinische Funktionen. Die untere Klasse entspricht der Erde (Yin), sie hat heilenden Charakter und auch eine gewisse Toxizität. Das Buch »Des göttlichen Landmanns Materia Medica« (Shen Nong Ben Cao Jing) (3) galt lange Zeit als verschollen und wurde erst in der Han-Zeit (ca. 200 vor unserer Zeitrechnung) kompiliert. Es gilt bis heute als einer der wichtigsten klassischen Texte der chinesischen Kräuterheilkunde und Diätetik. Die darin beschriebene Einteilung von Nahrungs-, d. h. Heilmitteln in Geschmacksrichtungen, Temperaturverhalten und damit ihre Dynamik bildet auch im modernen China die Grundlage der Ernährung.

Jeder Marktverkäufer kann Ihnen die gesundheitlichen Vorteile seiner Gemüse- oder Obstwaren erklären, denn die Verknüpfung von Medizin und Ernährung ist nach wie vor Teil des Volkskulturguts und tief verwurzelt im chinesischen Selbstverständnis. So wird sie auch heute von einer Generation zur nächsten überliefert. Allerdings ist zu erwarten, dass der ständig wachsende westliche Einfluss in den nächsten Jahrzehnten diese Kenntnisse ebenso verschüttet, wie es im Westen schon längst passiert ist. Wir müssen unseren natürlichen Zugang zu unseren Nahrungsmitteln neu erlernen, unser traditionelles Kulturgut wieder ausgraben.

> **Beispiel**
>
> Spätestens, wenn ich während meines Unterrichts über chinesische Ernährungslehre beginne über Geschmack, Temperaturverhalten oder Qi-Dynamik von Nahrungsmitteln zu erzählen, blicke ich in die staunenden, teilweise auch skeptischen Gesichter meiner Kolleg/innen. Dann beginne ich mit meinen Experimenten, wie Shen Nong Nahrungsmittel nach sinnlichen Erfahrungen zu beschreiben. Ich verteile verschiedene, zum Teil von mir selbst zubereitete Imbisse, von denen ich hoffe, dass sie exotisch genug sind, um nicht sofort erkannt zu werden, aber auch Früchte und Gewürze. Der Auftrag lautet, diese Nahrungsmittel nach den oben genannten Kriterien zu definieren, also den Geschmack, das Temperaturverhalten und die Dynamik. Damit ist gemeint, wie ein Nahrungsmittel auf mich wirkt, z. B. kühlt es, erhitzt es mich, oder empfinde ich es als neutral? Habe ich den Eindruck einer gewissen Dynamik, z. B. harmonisiert mich der Geschmack, entsteht mehr Feuchtigkeit im Mund, zerstreut sich der Geschmack und zieht bis in die Nase? Also einfach: Was empfinde ich, wenn ich esse?
>
> Erstaunlicherweise lauten die Antworten, die ich erhalte, in etwa so: »Das ist doch eine Dattel, oder?« »Das kenne ich, das ist Wasabi!« oder »Ist das nicht immer beim Sushi dabei?«. Es scheint uns westlich geprägten Menschen gar nicht mehr leicht zu fallen unserer sinnlichen Wahrnehmung zu trauen, es scheint einfacher, gleich das Nahrungsmittel zu definieren. War das schon immer so? Begnügen wir uns heute damit, dass alles, was wir essen, in die Kategorien des Brennwerts, der Kohlenhydrate, Eiweiße und Fette

eingeteilt ist? Es kann doch nicht sein, dass das Erspüren der Feinheiten des Geschmacks nur noch bei Weinverkostungen Geltung hat!

Westliche Kulturgeschichte

Den Streifzug durch unsere westliche Kulturgeschichte der Ernährung beginnen wir mit einem wichtigen Denker der abendländischen Philosophie, mit **Pythagoras** (570–510 vor unserer Zeitrechnung). Obwohl die vorsokratische Philosophie in vielen historischen Büchern meist etwas herablassend als Naturphilosophie bewertet wird, ist ihr Einfluss auf die Entwicklung der Philosophie der Antike dennoch erheblich. Wir kennen Pythagoras als Begründer der mathematischen Gesetze über die rechtwinkeligen Dreiecke oder als Entdecker des Zusammenhangs zwischen Musik und Arithmetik, wie wir es heute noch in der Schule lernen. Er war aber gleichzeitig überzeugter Mystiker und lehrte, dass es eine unsterbliche Seele gebe, die sich im Kreislauf der ständigen Wiedergeburt befindet. Damit sei alles, was lebt, in gewisser Weise verwandt und auch so zu behandeln. Tiere sollten nicht gegessen werden; er verurteilte auch Tieropfer der damaligen Zeit. Er gilt als Begründer des Vegetarismus, und noch im 19. Jh. sollen Vegetarier als Pythagoreer bezeichnet worden sein.

Pythagoras wurde für seinen asketischen Lebensstil sehr bewundert, war er doch überzeugt, dass eine anspruchslose Lebensweise mit vorwiegend Rohkost und Wasser zu langer Gesundheit und geistiger Schärfe beiträgt. Die Pythagoreer wurden als Schamanen verunglimpft, da sie zur Reinheit ihrer Seele auch viele Rituale pflegten und teilweise in Rätseln sprachen, den sogenannten Akusmata. Die Kunst dieser Akusmata bestand darin, in nur wenigen Worten zentrale Fragen oder Antworten des Lebens zu behandeln.

»Das Leben des Menschen zwischen Himmel und Erde ist so kurz wie der Sprung eines Pferdes durch den Spalt einer Mauer«.
ZHUANG ZI

Pythagoras von Samos soll in etwa 570 vor unserer Zeitrechnung als Sohn eines Kaufmanns geboren worden sein. Er gilt als bedeutender Philosoph. Angebliche Studienreisen führten ihn nach Ägypten und Babylonien, wo er mit jenen religiös-philosophischen Strömungen in Kontakt kam, die er später auch in seiner Schule unterrichtete. Etwa im Alter von 40 Jahren wanderte er nach Unteritalien aus, da er mit dem tyrannischen Herrscher von Samos in Konflikt kam.

Der Mensch ist zu 60 % mit der Karotte genetisch verwandt, mit der Fruchtfliege sogar zu über 70 %.

Ähnlich zeichnete sich ein Gelehrter im antiken China dadurch aus, dass er seine Erkenntnisse in vier Wortzeichen setzen konnte. Hinter dieser Kurzform stand aber eine lange ethische Abhandlung, deren Bedeutung man kennen musste. Bis heute werden gebildete Chinesen daran gemessen, wieweit sie die Geschichte zu den vier Wortzeichen kennen.

Zeitgenossen

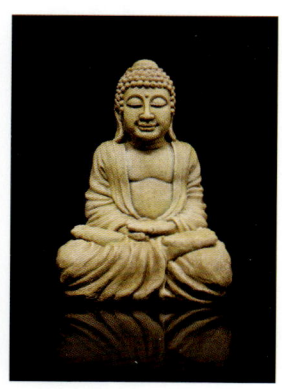

Buddha

Auffallend ist, dass die Lehre des Pythagoras in einigen Punkten eine große Ähnlichkeit mit der Lehre Buddhas aufweist, **Buddha Shakyamuni** (6.–5. Jh. vor unserer Zeitrechnung), der als Prinz Siddhartha Gautama geboren wurde, mit angeblich 29 Jahren die Annehmlichkeiten des höfischen Lebens verließ und als asketischer Mönch in den Tälern des Ganges wanderte. Nachdem er auf der Suche nach einem Ausweg aus den Leiden der Menschen jahrelang unter einem Baum meditiert hatte, erlangte er das Erwachen (Bodhi). Von da an zog er durch das Land und predigte seine Lehre vom ewigen Kreislauf von Werden und Vergehen, der Seelenwanderung, und die Vorteile der Askese als Bewahrung der seelischen Reinheit, um gutes Karma zu erlangen. Diesem Karma sollte aber auch eine ethische Dimension des Handelns zugrunde liegen, denn nur durch Askese ohne ethische Grundlage könne man nicht aus dem Kreislauf der Seelenwanderung ausbrechen. Er erklärt auch die Entstehung des Lebens durch vier miteinander verbundene Elemente.

Systeme der Entsprechungen

Die vier Elemente in Ost und West

Östliche vier Elemente
Erde: alles, was am menschlichen Körper fest ist
Wasser: alles, was am menschlichen Körper feucht ist
Feuer: alles, was am menschlichen Organismus feurig ist (damit ist der gesamte Verdauungsapparat gemeint)
Wind: alles, was den menschlichen Körper bewegt, unter anderem auch der Atem

Westliche vier Elemente
Erde: fest – kalt/trocken – Westen – melancholisch
Wasser: flüssig – kalt/feucht – Norden – phlegmatisch
Feuer: heiß/trocken – Süden – cholerisch
Luft: gasförmig – heiß/feucht – Osten – sanguinisch

Nur kurze Zeit später entwickelte ein Grieche, **Empedokles** (5. Jh. vor unserer Zeitrechnung), eine nicht unähnliche Theorie über die Entstehung des Lebens. Empedokles ist gelernter Pythagoreer, er gilt als Begründer der Vier-Elemente-Lehre, die von Aristoteles unter dem Namen Humoralpathologie weiter entwickelt wurde. Dabei stehen einander vier Qualitätenpaare gegenüber, die das Leben bestimmen, oder wie er es beschreibt, »aus denen die Welt zusammengesetzt ist«. Diese Elemente sind existent, sie entstehen und vergehen nicht, sondern sie beeinflussen einander durch Mischen und Trennen. Damit diese Ursubstanzen im ewigen Kreislauf gehalten werden, werden sie von zwei immerwährenden Urkräften, der Liebe und dem Streit, bewegt.

Empedokles wurde im 5. Jh. vor unserer Zeitrechnung in Agrigent auf Sizilien geboren. Er wirkte als Arzt, Philosoph, Priester und Politiker. Mit seiner Vier-Elemente-Lehre inspirierte er Aristoteles, Platon, Hippokrates und Galenos von Pergamon.

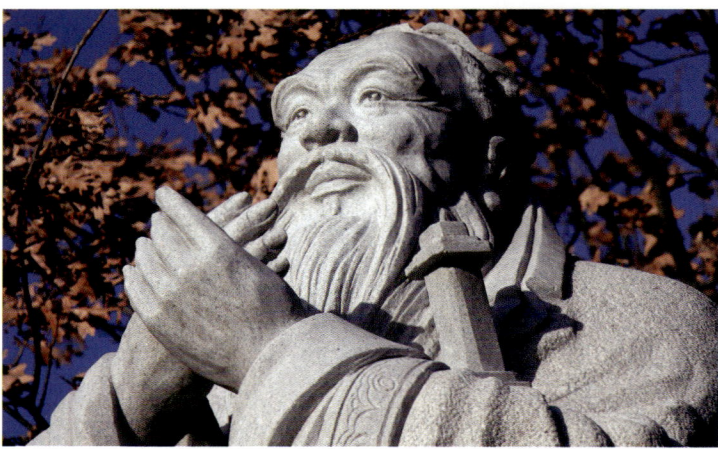

Konfuzius

In den Daoistischen Klassikern (Liji) entwickeln sich die Elemente aus dem polaren Prinzip von Anziehung und Ablehnung. Konfuzius sagt: »Ist Qi in ausreichendem Maß vorhanden und kann frei fließen, sind Freude und Zorn, Glück und Unglück in Regulierung und das nennt man Harmonie.« (4)

Konfuzius (551–479 vor unserer Zeitrechnung) stand unter dem Eindruck des gesellschaftlichen Chaos der Streitenden Reiche. Zu dieser Zeit entwickelten sich unterschiedliche Philosophenschulen: Die Legalisten, die mit Strafen und Gesetzen die Bevölkerung regieren wollten; die Mohisten, die den Staat durch gegenseitige Anerkennung und Liebe leiten wollten; sowie die Daoisten, die den idealen Staat ohne große Eingriffe in den Lauf der Natur betrachteten. Konfuzius sieht die gesellschaftliche Ordnung des Staates wie die hierarchische Ordnung einer Familie. Jedes Mitglied des Staates hat seine Rolle und diese auch zu erfüllen. Im gesellschaftlichen

> Kontext regeln Sitten und Riten den Umgang miteinander. Die revolutionäre Sicht, dass sittlich moralisches Handeln den Edlen ausweist und nicht seine Abstammung, brachte ihm bei den Herrschern keine große Sympathie ein. Das zu dieser Zeit ausgeprägte Feudalherrentum wollte sich nicht über sittliche Gebote legitimieren.

Vielleicht fragen Sie sich an dieser Stelle, was unsere Ausführungen mit Ernährung zu tun haben. Wir befinden uns bereits inmitten der Systeme von Entsprechungen, die für das Verständnis der chinesischen Ernährungslehre, aber auch unserer Diätetik des Abendlandes, wie sie bis ins 16. Jh. praktiziert wurde, bedeutend sind.

Beiden Systemen, dem östlichen wie dem westlichen, ist zu dieser Zeit eine Idee gemeinsam: die Erhaltung geistiger Gesundheit und damit auch spiritueller Kraft, die unmittelbar an die körperliche Gesundheit geknüpft ist. In beiden Kulturen gehören zu dieser Gesunderhaltung auch das Praktizieren von magischen Ritualen, das Vertreiben von Dämonen (Schamanismus) und die Entsprechungsmagie. Wurden auch Sie als Kind gequält mit »Köstlichkeiten« wie Hirn mit Ei, um intelligent zu werden, oder roher Leber, um gesunde Augen zu haben? Die Tatsache, dass Bohnen der Form der Nieren gleichen, oder Walnüsse wie kleine Gehirne aussehen und damit diese Körperteile nähren und kräftigen, entspringt dieser Idee der Entsprechungen.

Die Gedanken über die Erhaltung der Gesundheit führten unweigerlich zur Frage nach der Entstehung von Krankheit. Die Systeme der Entsprechungen dienten als Erklärungsmodelle, warum ein Mensch erkrankt und damit in weiterer Folge auch geistig nicht in der Lage ist, seine Pflicht in der Gemeinschaft als Bürger (Polis) oder Angehöriger einer Ideengemeinschaft (Religio)

Schamanismus

In der Frühgeschichte aller Kulturen wurden Krankheiten vorerst als Folge von bösen Mächten, Dämonen und unbefriedigten Ahnen gesehen. Um diese wieder zufrieden zu stimmen, wurden »Medizinmänner«, sogenannte Schamanen, gerufen, die mit Ritualen, Amuletten und Bannsprüchen Dämonen und Ahnen beschwichtigen sollten, um damit wieder Gesundheit herzustellen. In China waren neben den Schamanen buddhistische Mönche im Volk sehr beliebt, da sie mit Regentänzen, Weissagungen und anderen magischen Ritualen den Glauben an Wunder unterstützten.

auszuüben. Das heißt, das Vermögen ethisch zu handeln ist eine Frage der Gesundheit.

Die Sichtweise, dass der Mensch Teil eines Gesamtsystems, nämlich der Natur und seiner Umwelt ist, bewirkt, dass er auch verschiedenen Einflüssen ausgesetzt sein kann, die ihn und damit seine Gesundheit beeinträchtigen.

Niemand bleibt am Leben, wenn er sich nicht ernährt – eine Erkenntnis, mit der, wie wir gleich beschreiben werden, viele Philosophen des Abendlandes haderten. Gleichwohl haben sich unsere Vorfahren nur deshalb am Leben erhalten, weil sie lernfähig waren und erkannten, welche Produkte der Natur ihnen zuträglich oder abträglich waren. Dieses Prinzip von »trial and error«, das wir als Erfahrung (Empirie) bezeichnen, haben manche unserer Patient/innen ersetzt durch die oft allzu leichtgläubige Haltung gegenüber diversen »Gesundheitsdoktrinen«. Fallbeispiele dazu finden Sie in den nächsten Kapiteln dieses Buches.

Das chinesische System der Entsprechungen bestand ursprünglich ebenso aus vier Elementen, die durch vier Tiere symbolisiert wurden. Wenn Sie durch China reisen und die wundervollen

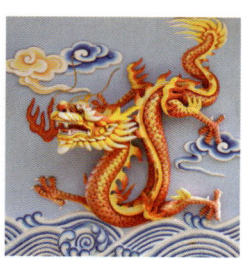

Der Drache des Ostens – aufsteigendes Yang des Frühlings – Holz-Element (auch Symbol für den Kaiser)

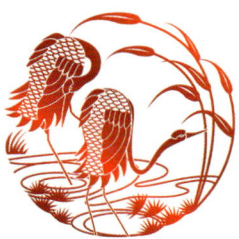

Der Kranich des Südens – Höhepunkt der Yang-Energie im Sommer – Feuer-Element (auch Symbol für die Kaiserin)

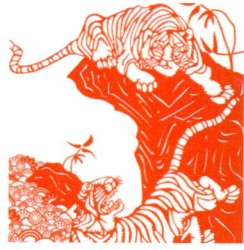

Der Tiger des Westens – abnehmende Yang-Energie des Herbstes und zugleich Aufsteigen der Yin-Energie – Metall-Element

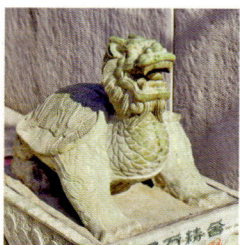

Die Schildkröte des Nordens – Höhepunkt der Yin-Energie im Winter – Wasser-Element

Tempel und Kaiserpaläste besuchen, entdecken Sie diese Symbole überall.

Erst einige Jahrhunderte später wurde ein fünftes Element als nährendes Prinzip hinzugefügt: das Erde-Element.

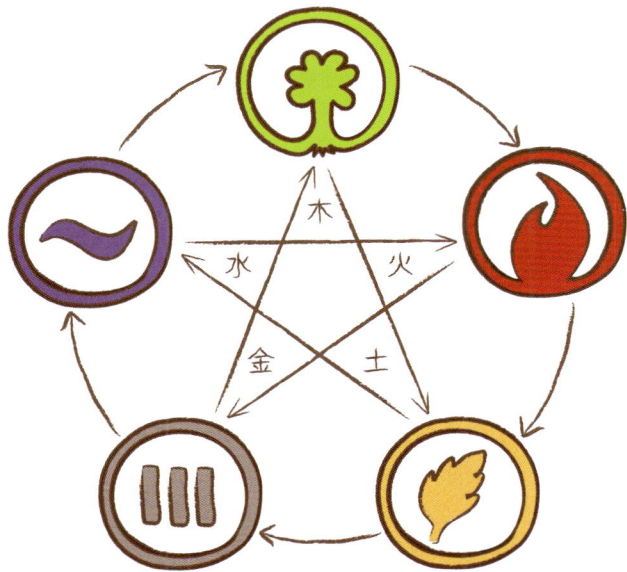

Die fünf Elemente

Jedem Element wurde eine Reihe von weiteren Entsprechungen zugeordnet. Was heute als Fünf-Elemente-Lehre in den Büchern beschrieben wird, wurde in verschiedenen Perioden der gesellschaftlichen Entwicklung von chinesischen Gelehrten nicht immer als allgemein gültige Wahrheit anerkannt, vielfach hinterfragt, verworfen und diskutiert. Ähnlich wie in den philosophischen Schulen der griechisch-römischen Antike herrschte keineswegs immer Konsens darüber, was die Wahrheit ist.

Es gab und gibt weder im Osten noch im Westen so etwas wie eine einheitliche Lehrmeinung, sondern Strömungen und Zyklen der Akzeptanz und Verwerfung von Ideen. Um diesem Dilemma zu entkommen – und das ist der Einfluss, den Pythagoras wie oben erwähnt ausübte – möchte ich eine Passage aus Bertrand Russells »Philosophie des Abendlandes« (5) zitieren:

»Die mathematische Erkenntnis schien sicher, exakt und auf die reale Welt anwendbar, überdies kam man zu ihr durch reines Denken und konnte daher auf Beobachtung verzichten. Infolgedessen sah man darin ein Ideal, hinter dem die alltägliche empirische Erkenntnis zurückblieb.«

Diese Spaltung von Erfahrung (Empirie) und Wissenschaftlichkeit wurde im asiatischen Denken nie vollzogen. Eine Philosophie, die die Harmonie des Menschen als eine Ausgewogenheit zwischen Körper und Geist versteht und die den Menschen gleichzeitig zwischen die Kräfte des Himmels (Yang) und der Erde (Yin) stellt, kann sich nicht nur rein rational verstehen. Im Gegenteil, zuerst kommt das Empfinden, danach das Denken. Alles, was wir heute von der chinesischen Philosophie und ihrem holistischen Medizinsystem lernen können, entspringt der Beobachtung, Erfahrung und der Umsetzung dieser Erfahrung. Deshalb ist es so wichtig, klassische Texte nicht nur als historisches Relikt zu betrachten, sondern als Teil eines Entwicklungsprozesses.

Die fünf Wandlungsphasen (Wu Xing)

Holz: Im Frühling steigt die Sonne von Osten am Himmel langsam höher, die Yang-Energie beginnt sich zu stärken, es wird wärmer. Die Natur belebt sich, nach der Introversion des Winters entsteht eine expressive Kraft, die das Wachstum der Pflanzen dynamisch bewegt. Die Natur wird wieder grün, saftig, biegsame junge Triebe streben nach außen und oben, sind aber auch zart und verletzlich. Diese Kraft des Holz-Elements ist eine explosive, sich in alle Richtungen zerstreuende, zum Teil auch nicht berechenbare, wie der Wind. In den Phasen der menschlichen Entwicklung entspricht dies der *Kindheit*, der Entfaltung der Persönlichkeit. Jeder Tag ist mit neuen Ereignissen verbunden, immer lernt das Kind etwas dazu. Seine Flexibilität, der Bewegungsdrang und der Wunsch nach neuen Erfahrungen lassen es mutig in ihm unbekannte Regionen vordringen, neue Initiativen ergreifen. Gleichzeitig ist die Welt des Kindes noch voll Phantasie und magischer Vorstellungen, die Kreativität und Intuition fördern. Das, was wir unter Erziehungsprozess verstehen, bedeutet daher auch Einschränkung, das Kind reagiert »sauer«. Je nach Charakter bietet es Widerstand (Yang) mit Geschrei und Heulen vor Wut, oder es wird entmutigt, angepasst und verletzt (Yin). Die Dynamik dieses Elements entspricht den Organen von Leber und Gallenblase. Der Leber mit ihren vielfältigen Aufgaben im Stoffwechsel, der Blutbildung und der Verdauung wird in der chinesischen Medizin die Funktion eines Generals, der alle Organe unter Kontrolle hält, zugeschrieben. Die Gallenblase unterstützt sie dabei, indem sie zur rechten Zeit die von der Leber gebildeten Gallensäfte bereitstellt (Fettverdauung), im übertragenen Sinn gibt sie damit den Mut zur Initiative. (Diese magische Sicht der Gallenblase als Sitz des Mutes führt dazu, dass, obwohl verboten, die Bärengalle noch immer unter den Ladentischen chinesischer Kräuterapotheken gehandelt wird.) Die jahreszeitlichen Bedingungen des Frühlings mit seinen instabilen Wetterlagen können das Organsystem von Leber und Gallenblase ebenso stören und Erkrankungen hervorrufen, wie Unterdrückung und Einschränkung es tun. In der Ernährung ist besonders darauf zu achten, durch nicht zu deftige, fette Speisen, aber auch durch

Kindheit

Ursodeoxycholsäure
(UDCA) ist Bestandteil der Gallensäuren des asiatischen Schwarzbären. Sie wird in der konventionellen Medizin verwendet, um kleine Gallensteine aufzulösen und beginnende Leberzirrhose hintanzuhalten.

angenehme Atmosphäre ohne Ärger und Streit diese Organe nicht zu schädigen (Näheres dazu später).

Feuer: Steht die Sonne am Zenit im Süden, so beschreibt dies die Jahreszeit Sommer. Diese heiße Energie treibt nicht nur den Schweiß auf die Haut, sondern auch die Menschen nach draußen. Wie das Bild des klassischen Südländers mit seiner Freude an der Kommunikation, seinem Singen und Lachen, seiner Offenherzigkeit und Gastfreundschaft, so ist auch der Charakter des Herz-/Dünndarm-Menschen zu sehen. Diese beiden Organe stehen für das Feuer-Element. Unermüdlich pumpt das Herz, millionenmal in einem Menschenleben, das Blut durch den Körper und gewährleistet damit die Versorgung aller lebensnotwendigen Prozesse. Wie ein guter Regent sorgt sich das Herz um die Blutbahnen, das Transportsystem. Ist es damit erfolgreich, ist unsere Gesichtsfarbe rosig, die Extremitäten sind gut durchblutet. Die zentrale Bedeutung des Herzens ist seine Funktion, den Geist zu beherbergen. Als guter Regent garantiert es für schöpferische Kraft und klare Einsicht, um seinen Staat (alle anderen Organe) in Harmonie und positivem Wirken zu unterstützen: »Wer seinen Geist nährt, stirbt nicht«, heißt es bei Lao Zi. (6)

Dieser Begriff des Geistes (Shen) beinhaltet Synonyme wie Kreativität, Inspiration, Verstand, Bewusstsein, Empathie, Genialität, Optimismus und lässt sich nur dadurch erreichen, dass das Herz durchlässig ist, also ohne Einwirken des Egos sich auf die Welt, sein Gegenüber und sich selbst einstellen kann. Die Energie für diese Leistung stellt sein Yang-Partner Dünndarm bereit. Er ist es, der die Nahrung aufschlüsselt und wertvolle Nahrungsbestandteile in die Blutbahn abgibt, während Unbrauchbares an Dickdarm und Blase weitergeleitet wird. Die Verdauung bildet also die Voraussetzung für einen funktionierenden Geist.

Das *Teenageralter* entspricht in der menschlichen Entwicklung dem Feuer-Element, der Begriff des Heranreifens bezieht sich auf die äußere Natur ebenso wie auf uns selbst. Die Feuer-Dynamik, die »Herzenswärme« kann aber auch unkontrollierbar lodern, und so wie sommerliche Waldbrände neigen auch wir dazu, uns zu verbrennen. Indem wir unbedachte Äußerungen machen, »verbrennen wir uns die Zunge«, für neue Ideen sind wir »Feuer und Flamme«, die Liebe ist ein Feuer der Leidenschaft und wenn wir diese übertreiben, fühlen wir uns ausgebrannt. Das »Burn-out« ist die Folge eines Verlustes des Bezugs zu sich selbst, das auflodernde Feuer trübt den Shen, daraus resultieren Selbstüberschätzung und Exzess. Der Einwirkung von Sommerhitze ist daher mit Ruhe zu begegnen (Siesta), die Ernährung sollte angemessen kühlend sein, wie es Sommergemüse und Obst ganz natürlich sind.

Erde: Wie bereits zuvor erwähnt, wurde das Erde-Element erst später in die Wandlungsphasen eingeführt. Die feuchte Erde ist die nährende Mutter, die alle für uns notwendigen Energielieferanten – Nahrung, Wasser, Luft – bereitstellt. Sie steht daher im Zentrum der fünf Wandlungsphasen, sie bildet unsere Mitte. Im Spätsommer ist Erntezeit, die Sonne steht im Südwesten, die Felder erstrahlen im Gelb der Kornfelder. Wir Menschen befinden uns in der Zeit der Etablierung, des Häuschenbauens und Bäumepflanzens, kurzum in unserer *Lebensmitte*. Die Organe Milz und Magen bilden die Mitte in unserem Körper; um sie zu stabilisieren, ist eine ausgewogene Ernährung wichtig. Der Magen ist unser »Kochtopf«, in ihm kommen alle Bestandteile der Nahrung und Getränke vorerst zusammen. Er ist die erste Instanz der Verteilung der Nährstoffe, wovon die wertvollen über den Dünndarm zur Milz gelangen. Diese Ausleseverfahren bilden die Grundlage für unsere Energie (Qi), die wir in Form von Wärme, Kraft und Leistungsfähigkeit spüren können

Teenageralter

Lebensmitte

und die als Muskelkraft (Glykogen) gespeichert wird. Im Westen wird die Energieleistung der Nahrung in Brennwerten angegeben, deren Maß die Kilokalorie (kcal) ist.

Bild der Mutter

Das chinesische Bild der Milz ist für uns im Westen eher befremdlich, steht es doch in keinem Zusammenhang mit dem Organ, wie wir es kennen. Viel eher steht es für das *Bild der Mutter*, die sich sorgt und kümmert, dass der Haushalt funktioniert und alle ihre Lieben ausreichend versorgt sind. Diese Verantwortung setzt klare Gedanken, Fürsorge, Bodenhaftung und praktische Umsetzung voraus. Ohne diese ist nicht ausreichend Substrat vorhanden, um Blut zu bilden, Wärme zu erzeugen, die Lebensprozesse in Gang zu halten. Viele Patient/innen beschreiben ihren Zustand so: »Ich laufe unrund«, »Ich fühle mich nicht mehr in meiner Mitte«. Unsere Ernährung ist daher Garant für die Harmonie und häufig der erste Schritt zur Destabilisierung der Mitte. Erdige Nahrungsmittel, wie Kartoffel, Karotte, Kürbis, aber auch alle Getreidesorten, stärken das Erde-Element (Näheres hierzu später).

Metall: Nach der Üppigkeit des Sommers und der Erntezeit leitet die Natur eine Ruhephase ein. Die Säfte der Bäume ziehen sich nach innen zurück, die Blätter fallen, die Sonne steht im Westen. Die extrovertierte Yang-Energie geht in die introvertierte Yin-Energie über. Auch wir Menschen haben den Zenit überschritten, der Aufbauarbeit folgt eine Phase der inneren Bestandsaufnahme. Wir werden selektiver, reifer, dem daoistischen Ideal zufolge streben wir nach Weisheit.

Die Generation 50 plus

Lunge und Dickdarm sind die Organe des Metall-Elements. Beide sind wesentliche Entscheidungsträger der Selektion. Die Lunge trennt Sauerstoff (O_2) und Kohlendioxid (CO_2) für unsere Atmung, der Dickdarm resorbiert brauchbare Körpersäfte und trennt sich von den unbrauchbaren Restbeständen der Nahrung.

Beide haben auch die Regentschaft über die Haut und Schleimhäute. (Würde die Darmschleimhaut ausgebreitet, wäre sie etwa so groß wie ein Fußballfeld, nämlich zwischen 250–400 m², die Haut des Menschen hingegen hätte ca. 1,5–2 m²). Das bedeutet, dass Lunge und Dickdarm in intensivem Kontakt mit der Außenwelt stehen und über Bindungsfähigkeit entscheiden. In unserer Praxis sehen wir häufig Menschen mit Hautproblemen aufgrund von falscher Ernährung, aber auch als Reaktion auf nicht gelungene Abgrenzung in Beruf oder Partnerschaft. Haut und Schleimhäute brauchen Feuchtigkeit, die Ernährung sollte daher das Austrocknen des Körpers zu verhindern. Suppen und Kompotte, Reis, Pilze und Nüsse sind ideale Feuchtigkeitsspender für das Metall-Element.

Wasser: Am Ende des Jahreszyklus steht der Winter, die Sonne steht im Norden, dem Maximum der Yin-Energie. Wie im Bild der Monade trägt dieser Zeitraum schon die kleine Kraft des Yang in sich, wir freuen uns auf länger anhaltendes Tageslicht und die ersten Frühlingsboten. Der Winter ist die Zeit des Rückzugs nicht nur der Natur, sondern auch wir Menschen sammeln uns an warmen Orten, lesen und haben Verlangen nach Ruhe und Beschaulichkeit. Die Kälte des Winters verlangsamt, friert ein und »entschleunigt«. So sind wir auch im höheren Lebensalter gefährdet zu erstarren, körperlich und geistig unflexibel zu werden.

Niere und Blase sind die Organe des Wasser-Elements. Als Regentin des Urogenitaltrakts ist die Niere verantwortlich für Reproduktion, Hormone, den Knochenstoffwechsel und die Ausscheidung der Körpersäfte (Harn). Sie speichert außerdem eine vitale Energie, die Essenz *(Jing)* genannt wird, die unsere Konstitution bestimmt. Gleichzeitig beherbergt sie auch das »Feuer des Lebens«, das als Kraftgenerator zwischen den Nieren angesiedelt ist. Alle asiatischen Meditationstechniken arbeiten mit diesem

Alter

Kraftfeld, das auch »Tor der Vitalität« genannt wird und sich im Bereich des 4. Lendenwirbels befindet.

Aus westlicher Sicht handelt es sich dabei um die Nebennieren, die mit ihren überlebenswichtigen Hormonen, Adrenalin und Cortison, tatsächlich unsere Vitalität bestimmen. Die Kraft der Nieren entscheidet über unsere Lebensqualität, unsere Energie Ziele zu erreichen, innere Stärke zu verspüren und Veränderungen mitzumachen.

Das **Ziel der chinesischen Medizin** lautet, trotz Kälte und Alter beweglich zu bleiben, mit strahlendem Geist und flexiblem Körper. Das Wasser-Element hat auch Kontrolle über das Feuer-Element. Feuer und Wasser, Herz und Niere, sind verantwortlich für die Harmonie von Yin und Yang in unserem Körper.

Lange vor den Alchimisten im westlichen Mittelalter haben chinesische Gelehrte und Regenten mit alchimistischen Praktiken versucht, das ewige Leben zu erlangen. Viele haben dabei ihr Leben gelassen, indem sie an Vergiftungen starben.

Die Basisidee eines langen Lebens in körperlicher und geistiger Gesundheit führte zur Entwicklung all jener Ideen der Lebensführung (Diätetik), die wir heute als Traditionelle Chinesische Medizin (TCM) kennen. Die Ernährung – als tägliche Notwendigkeit und damit auch als tägliche Gefahr sich zu schaden – stand deshalb im Vordergrund der präventiven Idee. Dazu sollte täglich mit Atem- und Meditationsübungen (Qigong, Taiji) das Qi der Lungen und der Nahrung optimiert werden.

Kurzum, unsere **Lebensenergie (Qi)** ist aus Atmung, Ernährung und der Energie der Nieren zusammengesetzt. Gelingt es uns mit harmonischer Lebensführung auf alle zu achten, werden wir nicht erkranken und ein langes Leben genießen.

»Es ist der Mensch selbst und nicht der Himmel, der sein Leben leitet, wer mit sich in jungen Jahren Missbrauch treibt, stirbt jung, während derjenige, der gut mit sich umgeht, sich eines langen Lebens erfreut.« (Gao Lian, Ming-Dynastie)

Nichts an diesen Wandlungsphasen ist geheimnisvoll. Jeder Naturliebhaber im Westen kann nachvollziehen, dass nach der scheinbaren Ruhe der Natur im Winter ein neues Leben beginnt. Das Aufstreben, Aufblühen des Frühlings, das sich nach der kraftvollen Natur des Sommers und der Erntezeit langsam wieder zurückzieht in ein herbstliches Verwelken, um schlussendlich wieder im Winter als kurze »Ruhe vor dem Sturm« neuerlich den nächsten Zyklus vorzubereiten, ist uns bekannt. Die fünf Wandlungsphasen entsprechen einfach dem Rhythmus der Natur, der der Wandlung im Laufe der Entwicklung eines Menschen ähnlich ist. Wenn wir heute über einen jungen Menschen als »noch grün hinter den Ohren« sprechen, dann meinen wir, ohne es zu wissen, die Wandlungsphase Holz. Ein feuriger Mensch wird mit allen Assoziationen des Sommers bedacht, dynamisch, kraftvoll, bisweilen ungestüm ausufernd und unkontrollierbar wie das Feuer. Wir sehen diese Eigenschaften einem Teenager eben nach, da sie zu seiner Entwicklung passen. Der Herbst des Lebens, als Metapher so unglaublich poetisch, ist nichts anderes, als dass wir unser Laub verlieren, also die Haare, und förmlich verwelken. Der Winter des Lebens ist eine Zeit, in der wir der Kälte-Starre entgegengehen, sie kann sich durch eingeschränkte Beweglichkeit und »steife Gelenke« ebenso bemerkbar machen wie durch Starrsinn.

Gemäß dem System der Entsprechungen wurde den fünf Wandlungsphasen neben den oben genannten Organen und ihren dazugehörigen Meridianen, den Jahreszeiten und Himmelsrichtungen, Emotionen und Körpergeweben sowie bioklimatischen Faktoren auch jeweils eine **Geschmacksrichtung** zugeordnet. Diese bestimmt gleichzeitig das Temperaturverhalten und damit die Dynamik der aufgenommenen Nährstoffe in unserem Körper (siehe Kapitel VII).

Der Ursprung des Seienden ist das Unbegrenzte.
Anaximander

Die Philosophie des Daoismus

Die Ursprünge dieser fünf Wandlungsphasen sowie der Yin-Yang-Theorie liegen im Daoismus, einer Philosophie, die auch als Religion des antiken China gilt. Die Entwicklung der daoistischen Idee wird im 2. Jahrtausend vor unserer Zeitrechnung bzw. noch früher vermutet. Lao Zi, ihr bekanntester Vertreter, ist nach Meinung der Historiker eine legendäre Figur, sein »Heiliges Buch vom Weg und von der Tugend« (Dao De Jing) (6) ein Werk unterschiedlicher Autoren. Lao Zi soll zur Zeit der Frühjahrs- und Herbstperiode zwischen 770 und 476 vor unserer Zeitrechnung gelebt haben. Zhuang Zi (365–290 vor Chr.), der Autor des zweitwichtigsten Buchs des Daoismus, »Das wahre Buch vom südlichen Blütenland« (7), ist Zeitgenosse Platons und wie er Meister des dialektischen Philosophierens.

Dao bedeutet »Weg« und meint ein dynamisches Prinzip. Das Dao beinhaltet unterschiedliche Interpretationen, wie den Pfad der Tugend, den Weg alles Seienden, den Gang der Natur, und schließlich wurde der Begriff zum Synonym für das universelle Prinzip schlechthin. Es hat keine Form, ist grenzen- und zeitlos. Jedes Wesen befindet sich auf seinem Weg im ständigen Fluss von Wandlung und Entwicklung, darin offenbart sich das Dao. Das Dao bewegt die beiden Prinzipien Yin und Yang, die scheinbar polare Prinzipien sind und dennoch denselben Ursprung haben.

Yin 阴 entspricht dem materiellen Prinzip, der Substanz. Yin beherbergt auch eine vitale Kraft, eine Substanz, die zur Zeugung neuen Lebens verhilft. Diese wird als Essenz (Jing 精) bezeichnet und lässt sich sehr gut **mit** dem Begriff »genetisches Potenzial« vergleichen. Während also Yin als Überbegriff für die Substanz allen Lebens gesehen werden kann, trägt sie gleichzeitig ein Potenzial in sich, das aus ihr hervorgeht. Dieses Potenzial ist Qi (气), eine

---

Anaximander von Milet, ca. 610–547 vor unserer Zeitrechnung, war wie Thales ein Naturphilosoph. Er beschäftigte sich wie Thales mit der Frage nach dem Ursprung des Seins.

immaterielle Kraft, eine Manifestation des Yang. Die Essenz (Jing) ist das männliche Sperma, eine Substanz, die das Potenzial enthält, neues Leben zu schaffen. Yin als nährendes Prinzip erzeugt Yang.

Yang 阳 ist das energetische Prinzip, die Funktion. Die energetische Ausformung davon ist die Vitalenergie Qi.

Aus moderner Sicht können wir Qi als jene Energie verstehen, die bei Stoffwechselprozessen in Form von Wärme im Körper erzeugt wird, aber auch bei Stoffwechselprozessen von Zellen als Quantenenergie entsteht. Dabei ist wichtig, dass Energieaufnahme und -abgabe in einem harmonischen Gleichgewicht stehen, was wiederum dem Prinzip der Monade entspricht.

Albert Einstein hat die Wechselwirkung von Energie und Materie in seiner Formel $E = m.c^2$ beschrieben. Energie und Masse bedingen einander, wie Yin und Yang.

Die Monade

Der Kreis als Symbol verweist auf den Kreislauf der Natur als nicht lineares Prinzip. Das Werden und Vergehen der Natur und aller Wesen ist eine Endlosschleife ohne Anfang und Ende. Die darin enthaltene Rhythmik des Lebens wird durch eine Sinuskurve dargestellt. Yin und Yang haben denselben Ursprung und enthalten daher auch immer einen Anteil des jeweils anderen Partners.

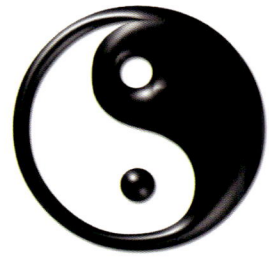

Die Bedeutung von Yin und Yang

Yin bedeutet Schattenseite, Yang Sonnenseite eines Hügels. Beide Zustände existieren gleichzeitig, nehmen Bezug aufeinander, definieren einander. Je nach Standpunkt des Betrachtens ist der eine oder andere Zustand mehr oder weniger vorherrschend. Alles, was im Leben passiert, kann mit diesen beiden scheinbaren Gegensatzpaaren erklärt werden.

Yin 阴 steht für Begriffe wie:
- das nährende Prinzip der Erde, des Wassers und in unserem Körper für alle Körperflüssigkeiten und das Blut
- Kälte und Feuchtigkeit, wie das Wasser und die fruchtbare Erde

- Mond und Nacht als Prinzip der Ruhe, Entspannung, Regeneration, Schlaf
- Emotionen als Gegengewicht zum klaren Geist, der Ratio
- Mangel, Leere und Schwäche, das Alter, der Winter
- Die inneren Organe als nicht sichtbare Strukturen des Körpers

Yang 阳 steht für Begriffe wie:
- das dynamische Prinzip des Himmels, der Sommer mit seiner Wärme und Kraft (Qi)
- Wärme und Feuer als lebensnotwendiges Prinzip (»Lebensfeuer«)
- Sonne und Tag als Synonyme für Aktivität, Zeugen und Hervorbringen
- Geist (Shen), Ratio als Gegenspieler der Emotionen
- Fülle im Sinne von Überfluss, Überreaktion, Überangebot
- die Körperoberfläche als sichtbare Struktur unseres Körpers, die Haut, die Muskulatur, der Bewegungsapparat

Alle Prozesse des Lebens können als Wechselwirkung von Yin und Yang beschrieben werden: der Rhythmus der Jahreszeiten, der Tag-Nacht-Rhythmus, die Entwicklung des Menschen vom Säugling bis zum Alter.

Auch unser Körper und seine Funktionen verlaufen rhythmisch: der Schlaf-Wach-Rhythmus, die Hormonproduktion und natürlich auch unsere Verdauung als Wechselwirkung von Nahrungsaufnahme und -abgabe.

Wu Wei 无为 – nicht handeln

Dieses Prinzip des Daoismus ist ebenso wichtig für das Verständnis der chinesischen Medizin und ihrer Ernährungslehre:

Damit gemeint ist das *nicht* Eingreifen in diesen Prozess der Wandlungen, in den Rhythmus der Natur. Dieser Prozess wird getragen von einer Kraft, die Qi (气)-Energie genannt wird. Sie ist

---

Unsere Verdauung funktioniert nach dem Prinzip des »Wu Wei«

Teil der Yang-Energie. Wird Qi blockiert, so entsteht ein Ungleichgewicht in der Harmonie der Abläufe, Unheil und Krankheit können sich entwickeln. Die aktuelle Diskussion um die Folgen der Industrialisierung und des Klimawandels ist ein gutes Beispiel für das Prinzip des Wu Wei.

Wir sind evolutionsbiologisch auf Überleben programmiert. Deshalb ist unser Körper überall dort, wo überlebensnotwendige Prozesse ablaufen, auf »Wu Wei« eingestellt. Auch unsere Verdauung funktioniert nach diesem Prinzip. Das bedeutet, wir haben darauf keinen willentlichen (rationalen) Zugriff, wir können nicht handeln. Ab dem Moment, wo wir einen Bissen in unserem Mund haben, entscheidet nicht mehr unser Wille, was wir davon für unser Überleben brauchen können. Unser Verdauungstrakt mit seinem autonomen Nervensystem übernimmt diese Entscheidung für uns. Auch industriellem »food design« und ausgeklügelten Diätvorschriften gelingt es nicht, unseren Darm und das auf Überleben eingestellte autonome Programm auszutricksen.

Die Daoisten waren dem Geheimnis des Lebens ebenso auf der Spur wie der Erlangung des ewigen Lebens. Ihre alchimistischen Praktiken wurden bereits im 2. Jahrhundert vor unserer Zeitrechnung beschrieben und wiesen eine starke Prägung der uralten Vorstellung von Dämonen und Übelgöttern auf. Zur Zeit der östlichen Jin-Dynastie (317–420) schrieb der berühmte Gelehrte Ge Hong das »Bao Pu Zi Nei Pian« (8), eine Zusammenfassung von alchimistischen Experimenten. Dabei ist das Erlangen der geistigen Klarheit von großer Bedeutung. *Shen ming,* die geistige Klarheit, wird vom Herzen beherbergt. Dazu ist das Herz aber nur fähig, wenn sein Yang-Partner Dünndarm in der Lage ist, eine Trennung all jener Bestandteile vorzunehmen, die ihm zugeführt werden. Er trennt Wesentliches von Unwesentlichem und führt nur das Brauchbare weiter zum Herzen. Diese Trennung ist notwendig, um nicht den

> **Moderne Alchimie**
> Francesco Madeo, Professor an der Karl-Franzens-Universität Graz, hat die verjüngende Wirkung von Spermidin nachgewiesen. Diese Substanz kommt in höchster Konzentration in Samenflüssigkeit vor. Menschliche Immunzellen, Fliegen, Würmer und Hefe werden durch Spermidin-Zugabe verjüngt und leben länger.

Organismus zu verschmutzen, wodurch ein »getrübter Blick« die klare Sicht des Herzens und damit den Geist (Shen) beeinträchtigen würde.

Bei all den chemischen Zusätzen der *convenient food*-Industrie (Alchimie) fragen wir uns, inwieweit unser Darm es noch schaffen kann, diese Klarheit der Gedanken zu bewahren. Glauben wir dem Nahrungsmittelmarketing mit seinen magischen Versprechungen von Schönheit, ewiger Jugend und Glück, weil unser Organismus zu verschmutzt ist, um noch Shen Ming zu haben?

Während sich also zur Zeit der Zhou-Dynastie (1066–771 vor Chr.) und daran anschließend in der »Frühjahrs- und Herbst-Periode« (770–476 vor Chr.) in China durch die Konzepte von Yin und Yang, der fünf Wandlungsphasen sowie des Konfuzianismus ein holistisches Gesundheitssystem entwickelt, beschreibt im antiken Griechenland **Hippokrates** (460–370 vor Chr.) seine Vorstellungen der Heilkunde.

> **Hippokrates** von Kos gilt als Stammvater der konventionellen Medizin. Er war Kind einer edlen Familie, die ihre Herkunft auf den Gott des Heilens, Asklepios, zurückführte. Sein Vater, aber auch der Philosoph Demokrit waren seine Lehrer. Viele Reisen durch Griechenland und nach Kleinasien trugen zu seinem umfassenden Wissen über Heilpflanzen und Therapieformen bei.

Westliche Antike: Diätetik als Lebensweise

Hippokrates, »Stammvater« der Schulmediziner, gilt als Begründer der Diätetik des Abendlandes. Die genaue Übersetzung des Begriffs Diätetik bedeutet Lebensweise. Damit gemeint sind alle der Gesunderhaltung und Heilung dienenden Maßnahmen, sowohl im körperlichen als auch im geistigen Bereich. Ernährung und sportliche Betätigung waren wichtig, als angemessene Lebensführung empfiehlt er auch ein gesundes Augenmaß für das Alter des Menschen, den Einfluss der Gestirne und der Jahreszeiten. Er schreibt: »... man muss auch das richtige Verhältnis der körperlichen Arbeit zur Menge der zugeführten Speisen, zur individuellen

Konstitution des Menschen, zu dessen Alter, zu den Jahreszeiten, den atmosphärischen und örtlichen Bedingungen kennen. Die Krankheitsursachen überwältigen den Menschen nicht mit einem Mal; sie speichern sich in ihm nur allmählich auf, bis sie zu ihrer ganzen Fülle anschwellen.«

Damit beschreibt Hippokrates genau die gleichen Ansichten, die auch in der TCM vertreten werden. Während im antiken Griechenland die körperliche Ertüchtigung in Gymnasien (Gymnastik) empfohlen wurde, entwickelten sich in China Atem- und Meditationsübungen (Qigong) sowie Bewegungsübungen (Taiji), um das Fließen des Qi im Körper zu unterstützen.

Versuchen wir uns empathisch in jene Zeit zu versetzen, in der es in beiden Kulturen weder Blutanalysen noch Röntgengeräte oder routinemäßige Chirurgie gegeben hat, dann verstehen wir sicherlich, welche Wichtigkeit der Prävention, also dem Vorbeugen von Erkrankung, beigemessen wurde.

Diätetik im ursprünglichen Sinn und Diät sind also ganz unterschiedliche Begriffe.

In der hippokratischen Diätetik geht es nicht darum Diät zu halten, also Verbote aufzustellen, sondern – genau wie in der TCM – um die sinnliche und körperliche Wahrnehmung für das eigene Wohlergehen: »Man muss sich nämlich nach einem Maß umsehen. Als Maß wird man aber keine Zahl und kein Gewicht finden, sondern nur die körperliche Wahrnehmung.« (9)

Hippokrates ging von **zwei Elementen** aus, dem Feuer (warm, trocken) und dem Wasser (kalt, feucht): »Das Feuer entzieht dem Wasser das Feuchte, denn im Feuer ist tatsächlich auch etwas Feuchtes enthalten, wie im Wasser etwas Trockenes enthalten ist.« (10)

Diese Beschreibung entspricht genau dem chinesischen Bild der Monade (siehe oben).

Grundlage des Hippokratischen Eides

Ein Arzt hat sich auf sorgfältige Beobachtung, Befragung und Untersuchung zu stützen und seine Diagnose und Therapie systematisch zu erarbeiten. Er benötigt geistige und körperliche Hygiene, Integrität, Empathie und analytisches Denken.

Je nach Jahreszeit herrschen andere Bedingungen, die für das körperliche Wohl entscheidend sind. So sagt Hippokrates: »Im Winter nimmt der Schleim zu, denn da ist es am kältesten. Im Frühjahr, der Schleim im Körper ist noch stark, das Blut nimmt zu infolge des Regens und der warmen Tage (...).«

Als Arzt empfiehlt er: »Im Winter gehe man schnell, im Sommer gemächlich langsam, außer wenn man in der Sonnenglut läuft.«

Ebenso sagt Lao Zi: »Rasches Gehen überwindet Kälte, in Ruhe verharren überwindet Hitze.«

Zu den individuellen Bedingungen schreibt Hippokrates:

»... Es gäbe aber auch solche, die, wenn sie gegen das Bekömmliche verstoßen, es nicht gut vertragen können. Diese werden, wenn sie auch nur einen Tag und nicht einmal einen ganzen, ihre Lebensweise ändern, von schrecklichen Übelbefinden befallen. Die einen, die frühstücken, ohne dass es ihnen bekömmlich ist, fühlen sich sofort schwer und schläfrig an Körper und Geist und erfüllt von Gähnen, Müdigkeit und Durst. Und wenn sie dann dazu noch die Hauptmahlzeit einnehmen, kommen Blähungen, Koliken und Durchfall hinzu. Solches Verhalten sei für viele schon der Anfang einer schweren Krankheit geworden. Entsprechend der Variabilität des individuellen Lebenswandels und Wohlergehens erfasse den, der gerade ans Frühstücken gewöhnt ist, wenn er nicht frühstückt, daraufhin gewaltige Schwäche, Zittern und Atemnot. Außerdem werden seine Augen hohl, er bekommt einen bitteren Geschmack im Mund und Ziehen in den Därmen, Schwindel, Depression und Arbeitsunlust. Wenn er nach all dem an die Hauptmahlzeit geht, schmeckt ihm das Essen nicht. Er kann nicht so viel zu sich nehmen, wie er zu essen pflegt, und das was er isst, geht unter Leibschmerzen und Geräusch hinunter und verbrennt ihm das Gedärm. Diese Menschen schlafen schlecht und haben wirre Träume. Auch auf diese Weise sind schon viele krank geworden ...« Solche und ähnliche Beschreibungen sind uns aus der täglichen Praxis nicht fremd.

Hippokrates schließt daraus: »Bereits bevor der Mensch erkrankt, ist es notwendig aus bestimmten Symptomen eine heranziehende Erkrankung zu diagnostizieren und mit entsprechenden Maßnahmen zuvorzukommen.« An einer anderen Stelle heißt es: »Die Kunst der ärztlichen Behandlung besteht vor allem darin, *hinter* der Offensichtlichkeit der sichtbaren Symptome die *tieferen* Wahrheiten der unsichtbaren Ursachen zu erfassen«.

In der chinesischen Medizin wird dieselbe Aussage präzise auf den Punkt gebracht: Erfasse die Wurzel (der Erkrankung).

In seinem Buch »Über die Diät« (10) beschreibt Hippokrates in einzelnen Kapiteln Getreidesorten, Hülsenfrüchte, Gemüse, Fleisch, Fisch, Milchprodukte, Gewürze etc. nach ihren natürlichen Wirkkräften und wertvollen Eigenschaften. Nahrungsmittel sind nicht nur leblose Materie, sie sind wertvolle Natur! Er widmet sich darin auch den unterschiedlichen Zubereitungsformen wie Kochen, Garen, Backen und wie dadurch rohe Produkte ihren Charakter von warm, feucht, kalt bzw. trocken verändern können.

Porree ist gekocht harntreibend und befördert den Stuhlgang, roh hingegen wirkt er hitzend und schleimanhäufend.

Beispiel

Für die Gesundheit ist es wichtig, dass die Qualitäten der Naturalien in Harmonie sind, Fülle oder Mangel können sie stören (Harmonie von Yin und Yang). Die Kunst der Zubereitung von Speisen ist somit Teil der Lebenskunst, weil sie das leibliche Wohlergehen stützt. Hippokrates' Aussage *»Lasst eure Nahrungsmittel Heilmittel und eure Heilmittel Nahrungsmittel sein«* erinnert sehr an Shen Nong, den göttlichen Bauern.

Der Zubereitung von Nahrungsmitteln wird in der chinesischen Küche viel Aufmerksamkeit gewidmet. Dabei ist vor allem das Temperaturverhalten der Speisen wichtig. Je nach Jahreszeit braucht der Körper wärmende oder kühlende Nahrung, denn er muss die Einflüsse der Umwelt, Wind, Kälte, Hitze und Trockenheit puffern können. Dabei kann generell gesagt werden, dass zu kalte Nahrung das Qi des Körpers angreift, außer man lebt in heißen Gebieten. Zerkleinern, Reiben und Hacken macht Nahrungsmittel besser verdaulich und braucht weniger Energie, sowohl im Kochvorgang als auch für den Magen-Darm-Trakt. Aber auch die Zubereitung von Kompotten, Mus oder Brei anstelle von rohem Obst wärmt. Gewürze wie Zimt, Nelken und Kardamom tragen ebenso dazu bei (siehe Kapitel VII).

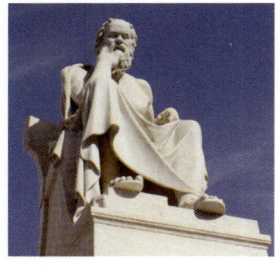

Sokrates

Sokrates wurde in einer attischen Kleinstadt geboren, über sein Leben gibt es wenige verlässliche Daten. Seine Leistung bestand darin, eine neue Form des philosophischen Dialogs zu entwickeln, der zu Erkenntnis über ethisches Handeln führen sollte. Seine offene Denkweise wurde in Athen nicht gerne gesehen, er wurde mehrfach angeklagt die Jugend zu verhetzen.

Auch **Sokrates** (469–399 vor unserer Zeitrechnung), dessen Schüler Hippokrates und Platon waren, sah im Essen eine Lebenskunst und gleichzeitig den Ausdruck einer ethischen Gesinnung, wenngleich er Essen nicht als das Wichtigste im Leben betrachtete. Auch die Kochkunst war für ihn, im Gegensatz zu Platon, wichtiger Bestandteil praktischer Lebenskunst. Er vertrat die Ansicht, dass die Zubereitung weder kostspielig noch zeitaufwendig sein müsste, denn die Kochkunst zeige sich in der Auswahl guter Qualität der Nahrungsmittel und in der sachkundigen Zubereitung. Darunter verstand er die Kunst, mit wenigen Gewürzen den Eigengeschmack der Nahrung nicht zu verändern (Slow Food). Wichtig sei, dass man sich den Dingen, die man tut, auch angemessen widmet (eine Zen-buddhistische Haltung).

Mit seinem Satz »Andere leben um zu essen, ich hingegen esse um zu leben« weist er darauf hin, dass auf das eigene Wohl bedacht zu sein ein ethisch richtiges Verhalten darstellt: Jeder Mensch trägt Eigenverantwortung gegenüber seiner Gesundheit.

In China herrschte in den Zeiten der Zhou-, Qin- und Han-Dynastien (1122–220 vor unserer Zeitrechnung) eine enge Beziehung zwischen Politik und Esskultur. Wann immer der Herrscher Prinzen, Grafen und andere wichtige Persönlichkeiten traf, wurde ein Bankett gegeben. Dabei spielte die Rolle der Köche und ihre Kunst entscheidend mit beim Ansehen des Herrschers. Einige von ihnen, die sich besonders hervortaten, wurden sogar bis zum Premierminister befördert.

Platon (427–347 vor unserer Zeitrechnung), ein Schüler des Sokrates, tritt mit seinem gesundheitspolitischen Ansatz viel rigoroser auf. Er kritisiert den zur damaligen Zeit offenbar auch schon vorhandenen Hedonismus, indem er die uncharmante Bezeichnung einer »Polis von Schweinen« verwendet. Der übermäßige Konsum von Fleisch, Süßigkeiten und fremden Gewürzen sowie Bewegungsmangel führe unweigerlich zu körperlichen Leiden: »Und wer sich in einem jämmerlichen Zustand der Gesundheit befindet, lebt infolgedessen auch ein jämmerliches Leben«.

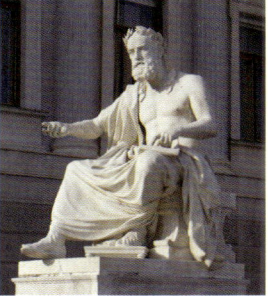

Platon

Der Staat brauche mehr Ärzte und nicht etwa deshalb, »weil es Verwundete gibt, oder Krankheiten, wie sie die Jahreszeiten bringen, sondern aus Faulheit oder einer Lebensweise, die (die Menschen) mit Feuchtigkeit und bösen Dünsten anfüllt, wie einen Sumpf«. (12)

> Exotische Gewürze kamen über Händler von Kleinasien, Persien und Indien. Sie wurden als Statussymbol von den Köchen reicher Bürger oft im Übermaß verwendet, sodass man den Geschmack der Speisen nicht mehr erkennen konnte.

Kranken, die aus Unmäßigkeit nicht von ihrer schädlichen Lebensweise ablassen, muss geraten werden unverzüglich ihre Lebenspraxis zu ändern. Für den Fall, dass der Patient den

Platon von Athen stammt aus einer vornehmen Athener Familie. Sein Vater sah sich als direkter Nachfahre eines mythischen Königs. Platon war Schüler des Sokrates und Lehrer des Aristoteles, der ihm in vielen seiner Lehren widersprach. Platon war eine der einflussreichsten Persönlichkeiten seiner Zeit. Seine Schriften zu Staatslehre, Erkenntnislehre, Ethik u.v.a.m. wurden von der katholischen Kirche des frühen Mittelalters begeistert aufgenommen.

ärztlichen Rat nicht befolgt, sollte dieser Konsequenzen setzen. »Will er nun nicht gehorchen, so werde ich nur den, der auf weitere Behandlung verzichtet, als wahren Arzt und als rechten Menschen bezeichnen und dafür den, der sich das bieten lässt, als schwachen Menschen und schlechten Arzt«. (13, 14)

Platons Sorge darum, dass sich schlechte Ernährungsgewohnheiten in »Beeinträchtigung von Leistung und schwachen Widerstandskräften auswirken und sogar in psychischen Störungen und geistigen Krankheiten enden können«, führt ihn zu einer moralischen Abwertung des Körpers. Platon trennt erstmals die Einheit zwischen Geist und Körper. Körperliches Wohlbefinden schätzt er gering, somit auch die Kochkunst. Der wahre Philosoph (Liebender der Weisheit) versucht sich von den banalen Lüsten und körperlichen Bedürfnissen zu befreien. Diese erniedrigen Platon zufolge den Geist, das wahre Ich des Menschen, wenngleich er zugeben muss, dass man ohne Nahrung nicht leben kann. Diese Spaltung der Körper-Geist-Symbiose wird einige Jahrhunderte später von den Vertretern der katholischen Kirche begeistert aufgenommen.

Die Körperfeindlichkeit der katholischen Kirche im Mittelalter holt sich moralische Verstärkung in der Verurteilung von Lebenskunst und Diätetik, indem sie Platon und Aristoteles wieder aufleben lässt und gleichzeitig die gemäßigte »Sinnesfreude« der Epikureer als verwerflich diskreditiert.

Aristoteles wurde auf Chalkidike geboren. Im Alter von 17 Jahren zog er nach Athen und trat der Schule Platons bei. Er ist Verfasser vieler Schriften über Biologie, Logik, Ethik, Naturphilosophie etc. Sein Gesamtwerk wird als Aristotelismus bezeichnet.

Aristoteles (384–322 vor unserer Zeitrechnung), ein Schüler Platons, überarbeitet die Vier-Elemente-Lehre des Empedokles und fügt ihr noch die vier Säfte – Blut, Schleim, schwarze und gelbe Galle (Humoralpathologie) – hinzu. Historikern zufolge sollen Einflüsse aus Ägypten dazu beigetragen haben. In seinen naturphilosophischen Betrachtungen beschäftigt er sich mit der Frage, wie der Wandel von Werden und Vergehen möglich ist. Er unterscheidet dabei die Begriffe Form und Materie, die einander wechselseitig bedingen. Die Begriffe Form und Materie erklärt Aristoteles mit dem Beispiel eines Architekten. Um ein Haus zu bauen, benötigt man eine Idee, also einen Plan. Diesen bezeichnet er als Form. Erst dann kann das Haus, also die Materie entstehen. Die nicht sichtbare Form ist die Voraussetzung für das Sichtbare, die Materie. Die Seele bezeichnete er somit als Form aller lebenden Existenzen.

Diese für die westliche Philosophie neuartige Formulierung teilt er mit den Daoisten. War Aristoteles die Lehre von Yin und Yang bekannt? Auch die Daoisten sehen das nicht Sichtbare als Voraussetzung für das Sichtbarwerden. Als Metapher dient der Baum: Seine Wurzeln als für uns Menschen nicht sichtbare Anteile bilden die Voraussetzung für sein Leben und Wachstum.

Bezüglich der Lebensführung (Diätetik) meint Aristoteles, dass ein genussvolles Leben nicht zum Glück führt. Trotzdem betont er, dass ein gutes Leben auch die Lust mit einschließt. Ähnlich wie Platon verurteilt er die Maßlosigkeit der Nahrungszufuhr und die unkritische Haltung gegenüber der Qualität der Nahrungsmittel. Er sieht die Ursachen der Gefräßigkeit in unkontrollierter Konsumlust und Unersättlichkeit.

Diese Unersättlichkeit gipfelt, wie wir von **Seneca** erfahren, der im Rom der Zeitenwende lebte, in exzessiven »Fressgelagen«, die mit kollektivem Erbrechen einhergingen. Der Federkiel oder auch Salzwasser als Hilfsmittel zur Bulimie, um noch weitere Gerichte in den Körper hineinstopfen zu können, waren damals offenbar gängige Gepflogenheiten der Bürger Roms. Zu dieser Zeit lebte auch der Verfasser des ersten noch erhaltenen Kochbuchs »De Re Coquinaria« (15), ein gewisser Marcus Gavius Apicius, der für seine üppigen Fressgelage bei den Bürgern Roms überaus beliebt war. Man könnte ihn den »Eckehard Witzigmann der römischen Küche«

Daoismus

Seneca der Jüngere lebte etwa von 1–65 n. Chr. in der Nähe Roms. Er war Naturforscher, Schriftsteller und als Philosoph ein wichtiger Vertreter der Stoiker. Die Stoiker vertraten eine ganzheitliche Weltauffassung, in der alle Erscheinungen der Natur auf ein universelles Prinzip zurückzuführen sind. Der Mensch als Stoiker sollte seinen Platz in dieser universellen Ordnung finden und einnehmen. Emotionale Selbstkontrolle, Gelassenheit und Seelenruhe verhelfen ihm dazu, im Einklang mit dem universellen Prinzip zu leben und damit nach Weisheit zu streben.

nennen. Kopien seiner Rezepte fanden bis ins 16. Jh. Eingang in jedes Kochbuch. Wichtig dabei war, so kritisiert es Seneca, dass die Gerichte an Üppigkeit nichts zu wünschen übrig ließen und mit vielen exotischen Zutaten beeindruckten. So gibt es Rezepte zur Zubereitung von Flamingozungen, mit Feigen gemästete Schweine, was ihrer Leber eine besondere Geschmacksrichtung geben soll, und das bei den Römern so beliebte Spanferkel. Dieses sollte durch den Rachen ausgebeint werden und mit einer Masse aus Wachteln, Drosseln, Würsten, Datteln, Zwiebeln, Schnecken und Gewürzen gefüllt, danach angebraten und in weiterer Folge im Ofen gegrillt werden. Auffallend ist, dass schon zu dieser Zeit Gewürze Verwendung fanden, die aus fernen Ländern importiert werden mussten. Ingwer, Safran und Kardamom waren ebenso gebräuchlich wie die uns bekannten Küchenkräuter.

Garum
Fische wie Sardellen, Thunfisch, Makrelen oder Aale wurden mitsamt ihren Eingeweiden mit Salzlake vermischt und monatelang dem Einfluss der Sonne ausgesetzt, sodass durch Gärung und Fermentation ein übel riechender Brei entstand, der dann gefiltert wurde. Der dabei entstandene gelbliche Saft, Garum, wurde als Universalgewürz nicht nur in der gehobenen, sondern auch in der Alltagsküche angewendet.
Garum wurde auch als Heilmittel bei Darmgrippe, Hundebissen und Geschwüren empfohlen.

Dekadenz und Exzess scheinen auch den chinesischen Herrscherhäusern nicht fremd gewesen zu sein. Von der Regentschaft des Kaisers Zhou, dem letzten der Shang-Dynastie (16.–11. Jh. vor unserer Zeitrechnung) wurde in den *Berichten über Könige und Prinzen* folgendes vermeldet: »Er war korrupt und dekadent. In einem Pool aus Wein und einem Wald aus hängendem Fleisch jagten einander nackte Männer und Frauen und tranken die ganze Nacht.« Dieser leichtlebige Lebensstil führte zum Fall der Dynastie.

Bemerkenswert aus dem Blickwinkel des 21. Jh. ist die Aktualität der Themen wie Maßlosigkeit des Konsums, Masse und Exotik von Nahrungsmitteln als Ausdruck von Lebensqualität (Haute Cuisine), sowie die Ignoranz gegenüber ökologischen Bedenken und der Qualität der Nahrungsmittel. Schon Seneca mahnt, dass diese Form der Schlemmerei die Meere von Fischen leert und man nur mehr durch Krieg jene Territorien ausweiten kann, die gebraucht werden, um alles das anzupflanzen, was in den Bäuchen der Römer verschwindet.

Davon profitiert heute eine Industrie von Fertigprodukten, deren Inhaltsstoffe unkontrollierbar geworden sind. Gleichzeitig wächst eine Generation heran, die statt zu frühstücken ganz selbstverständlich auf dem Weg zur Arbeit ihren Take-away-Kaffee in der U-Bahn schlürft und sich abends eine Tiefkühlpizza auftaut, denn Essen darf weder in der Zubereitung noch als Nahrungsaufnahme Zeit »kosten«. Und weil wir eine »Fast food«-Kultur sind, erfindet sich gleichzeitig auch eine »Slow food«-Kultur als Yin zum Yang. Die eine darf nicht viel kosten, die andere muss sehr viel kosten, um ihren Wert zu bestätigen.

Was ernährt uns wirklich? Ist es doch nur wichtig, eine positive Einstellung zu haben, die ursächlichste Lust, nämlich den Magen zu füllen, auch zu genießen?

Diese Ansicht vertraten **Epikur** (341–270 vor unserer Zeitrechnung) und seine Anhänger, und sie stellten sich damit der aristotelischen Diätmoral entgegen. Der Magen ist die Wurzel der Weisheit. Die Gastrosophie beschreibt jenes Wohlgefühl, das nur der Magen zu

---

Die Welternährungsorganisation FAO meldet für 2008 eine unglaubliche Menge von 143 Millionen Tonnen gefangenem und gezüchtetem Fisch weltweit. Dies entspricht einem Umsatz von 102 Milliarden Dollar.

Epikur (342–271 vor Chr.) wurde auf Samos geboren. Er begründete als Philosoph seine eigene Schule, die zum Ziel hatte, den Weg zur höchsten Lust zu zeigen und gleichzeitig Schmerz zu vermeiden. Aufgrund seiner vermeintlich hedonistischen Ansicht polarisierte er bereits zu seiner Zeit seine Anhängerschaft. (16)

vermitteln weiß. Ein Leben zu führen, das bequem und genussreich ist, aber gleichzeitig nicht unmäßig und unbeherrscht, führt zu innerer Gelassenheit, Harmonie und Seelenfrieden. (14) Epikur wurde, übrigens völlig zu Unrecht, als Hedonist bezeichnet und zum Feindbild der katholischen Kirche des Mittelalters.

Der Magen als Wurzel der Weisheit wird in der chinesischen Heilkunde folgendermaßen beschrieben: als Erde-Element hat er die Aufgabe, die Nahrung in brauchbare und unbrauchbare Anteile aufzuschlüsseln. Die brauchbaren bilden die Grundlage für das Blut, und dieses nährt den Geist. Wer also den Magen nicht nährt, hat auch keine Grundlage für das Denken und die Vernunft als Ausdruck geistiger Aktivität.

> **Galenos** von Pergamon war ein griechischer Arzt (Pergamon bzw. Bergama liegt heute in der Türkei), der seine präzisen Kenntnisse der Anatomie seinem Aufenthalt in Alexandria verdankt. Diese Stadt galt zur damaligen Zeit als Zentrum der Heilkunst und war der einzige Ort, an dem Menschenleichen seziert werden durften. Zurück in Pergamon machte er sich als Arzt der Olympioniken und Gladiatoren einen Namen. An den durchtrainierten Körpern präzisierte er seine Kenntnisse der Anatomie und lernte den Umgang mit Verletzungen. Später ging er nach Rom, wo er Leibarzt der Kaiserfamilie wurde.

Auch **Galenos von Pergamon** (129–218 n. Chr.), der berühmte Arzt und Anatom, ist der Meinung, dass falsche Lebensweise zu Krankheit führt. Diese stört die Ordnung des Verhältnisses zwischen Mensch und Umwelt und hat Einfluss auf die geistige Gesundheit.

Galenos entwickelt auf der Basis von Hippokrates' Vier-Elemente-Lehre und Aristoteles' Temperamente-Lehre die bis ins 16. Jh. als gültiges Konzept angesehene Humoralpathologie. Er führte die Begriffe heiß, kalt, feucht und trocken ein. Seine Geschmacksrichtungen waren: Blut – süß; Schleim – salzig; gelbe Galle – bitter; schwarze Galle – scharf und sauer.

Erstmals in der westlichen Geschichte beschreibt er in seinem Buch »De alimentorum facultatibus« (17) Nahrungsmittel, indem er ihnen, genau wie Shen Nong in der chinesischen Medizin, Eigenschaften wie kalt, warm, feucht etc. zuordnet. Sie werden damit genau wie ein Arzneimittel gesehen und als solches auch angewendet.

Seine Beschreibung der Zwiebel und Maulbeere wirkt wie von Shen Nong inspiriert.

> **Beispiel**
>
> »Die Zwiebel: ist sehr bitter und verliert erst durch Kochen den bitteren Geschmack. Sie wärmt den Körper und löst dicken Schleim auf.
>
> Die Maulbeere: so wie bei Melonen ist die richtige Zeit ihrer Anwendung, wenn der Magen hitzig ist und trocken (*Anm.:* Gastritis). Dabei ist unvermeidlich, dass auch die Leber trocken und heiß ist. Manche Menschen pflücken sie von den Bäumen, trocknen sie und heben sie als Medikament auf gegen Bauchschmerzen und Durchfall.« (18)

Auch Hildegard von Bingen beschreibt im 12. Jh. Nahrungsmittel nach dem Prinzip von Heilmitteln, ganz ähnlich der Galen'schen Methode:

> **Beispiel**
>
> »De Spelta. Spelta optimum granum est, et calida, et pinguis et virtuosa est, et suavior aliis granis est, et eam comedenti rectam carnem facit, et rectum sanguinem parat, atque laetam mentem et gaudium in mente hominis facit …
>
> Der Dinkel: ist das beste Korn, er ist wärmend, saftig wundertätig und den anderen Getreiden überlegen. Wer ihn isst, dem macht er ungebeugtes Fleisch und ruhiges Blut, den menschlichen Geist macht er leicht und fröhlich.« (19)

Der berühmte Arzt Theophrastus Bombastus von Hohenheim, der sich später den Namen **Paracelsus** (1493–1541) gab, war entschiedener Kritiker des Galen. Allerdings sieht auch er den Menschen als Mikrokosmos im Makrokosmos und Erkrankungen als Störung dieser Zusammenhänge. Als Ursache von Erkrankungen listet er auf: Den Einfluss der Gestirne, von Gift, von Dämonen, vom göttlichen Prinzip und nicht zuletzt die ererbte Konstitution. Auf seinen weiten Reisen durch Europa und Kleinasien lernt er viele unterschiedliche Heilmethoden der jeweils örtlichen Volksmedizin kennen. Seine Kenntnis von Pflanzen und Metallen sowie sein

Paracelsus wurde als Sohn eines Arztes und Alchimisten geboren. Er führte ein unstetes Leben mit vielen Aufenthaltsorten in ganz Europa, u. a. Villach, Wien, wo er das Bakkalaureat seines Medizinstudiums erhielt, und Ferrara, wo er sein Doktorat erhielt. Als Arzt, Philosoph, Alchimist und »Hobbytheologe« hatte er schon zu Lebzeiten einen legendären Ruf als großer Heiler. Als Stadtarzt von Basel stieß er die akademische Elite vor den Kopf, als er an der Universität auf Deutsch und nicht wie üblich auf Latein lehrte.

alchimistisches Können lehrte er an unterschiedlichen Universitäten. Er war sicher einer der berühmtesten Ärzte seiner Zeit. Wir verdanken ihm die Niederschrift einer wichtigen Erkenntnis im Umgang mit Heil- bzw. Nahrungsmitteln:

> Das Dosis-Wirkungs-Prinzip
> »Alle Dinge sind ein Gift und nichts ist ohne Gift, nur die Dosis bewirkt, dass ein Ding kein Gift ist«.

Jedes Nahrungsmittel, jede Pflanze hat demnach das Potenzial auch für den Körper unverträglich zu sein, allein die Dosis macht das Gift.

Dieses im Osten als Yin-Yang-Lehre definierte Grundprinzip entspringt nicht einer abgehobenen Theorie, sondern ist angewandte Erkenntnis von Erfahrungen, die jeder Mensch machen kann. Ein Stück Schokolade, eine Birne oder ein Espresso können belebend, anregend, aktivierend sein. Zehn davon verursachen Beschwerden. Warum also sollen wir nicht auf der Basis dieses scheinbar simplen Prinzips unser Leben gestalten, anstatt komplizierte Rechnungen über Diätpunkte und Kalorieneinheiten zu erstellen?

Beschäftigen wir uns mit den Wurzeln der europäischen Medizintradition, stoßen wir auf große Ähnlichkeiten mit dem Gesundheitskonzept der TCM.

Die Ähnlichkeit der Konzepte von Feuer (Yang) und Wasser (Yin), der vier westlichen Elemente und ihrer Zuordnungen zu Jahreszeiten, Alter und Himmelsrichtungen mit den Wandlungsphasen ist nicht zufällig. Die gesamte medizinische Tradition beider Kulturen fußt auf den Wurzeln der Ernährung. Nahrungsmittel sind Lebensmittel und Heilmittel, darin waren sich alle einig. Während Hildegard von Bingen von den Texten der Antike inspiriert wurde

Nahrungsmittel sind Lebensmittel und Heilmittel

und sie offensichtlich kopierte, lässt sich kaum vorstellen, dass Galenos die Texte des Shen Nong kannte. Oder doch?

Wie aber sollte dieser »knowledge transfer« stattgefunden haben?

Historischen Aufzeichnungen zufolge wurde chinesische Seide schon im 5. Jahrhundert vor unserer Zeitrechnung nach Persien verbreitet und dann in das Römische Reich weiter verkauft. In römischen Schriften des 4. Jahrhunderts vor unserer Zeitrechnung wurde China schon als »Seres, Land der Seide« bezeichnet.

Die Seidenstraße begann auf dem Landweg im heutigen Xian und verlief durch die nordwestchinesische Provinz bis nach Zentral- und Westasien. Zuletzt reichte sie bis in die Mittelmeerländer. Sie wurde von Zhang Qian, einem Beamten am Kaiserhof der Westlichen Han-Dynastie (206–24 vor Chr.), mit seiner Gesandtschaft erkundet. Unter den Transportwaren auf diesem Weg in die westlichen Länder war die chinesische Seide am wichtigsten, aber auch Gewürze und andere Waren wurden transportiert. Die Seidenstraße war für die Weltgeschichte von großer Bedeutung.

Jean Noel Robert, Historiker und Romanist, beschreibt die Ankunft des ersten Botschafters der Römer am kaiserlichen Hof der Han im Jahre 166. Die Römer haben damals dieselben Routen genommen wie Perser und Inder schon lange vor ihnen. Interessanterweise gibt es über diese Begegnung mit dem »himmlischen Herrscher« keine römischen Aufzeichnungen. J. N. Robert bezieht seine Informationen aus den »Chinesischen Annalen« der Han. Die Römer seien mit einer Fülle an Geschenken aus Müll am kaiserlichen Hof angekommen, sie hatten sich den Pomp im chinesischen Herrscherhaus offensichtlich nicht so vorgestellt. Es gab aber nicht nur wirtschaftliche Interessen zwischen dem Römischen Reich und China, die Gandhara-Kultur (1. Jh.) gibt Zeugnis davon. Diese

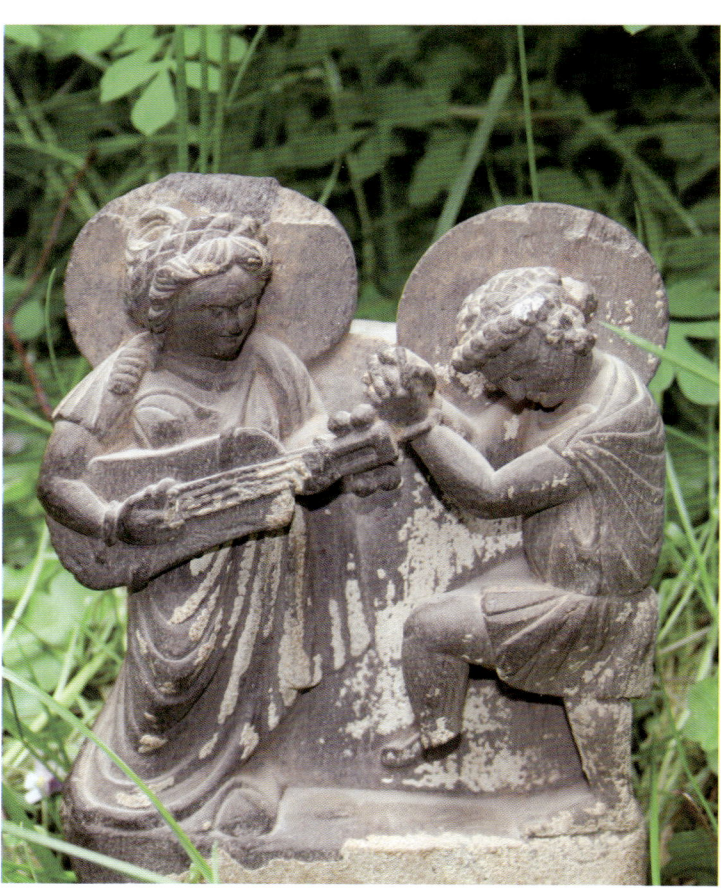

Gandhara-Kultur

Mischung aus buddhistischer, parsischer und griechisch-römischer Kultur zeigt z. B. Buddha-Skulpturen mit römischer Toga, griechisch-apollonischen Gesichtszügen und, einzige Konzession an die asiatische Tradition, langen Ohrläppchen. (20)

Die Handelsbeziehungen zwischen dem chinesischen, indischen und persischen Raum bis nach Kleinasien, die Karawanen und Schiffe könnten durchaus einen Beitrag zur Inspiration des Abendlandes durch die chinesische Heilkunde geleistet haben.

Der Bereich, wo allerdings nach unserer Ansicht die wichtigste Inspiration stattfinden sollte, ist der Verzicht auf moralische Bewertung des Essens sowie auf die Trennung von Körper und Geist. Qualität der Nahrungsmittel und Genuss beim Essen sind wichtige Träger unserer vitalen Energie (Qi), ohne die wir nicht leben können.

Kapitel II

Nahrung als wichtigster Energielieferant

Was bedeutet Nahrungsenergie?

Die wichtigsten Dinge des Lebens finden zwischen Anfang und Ende des Verdauungskanals statt.
PARACELSUS

Auf wie viele Nahrungsmittel haben Sie schon verzichtet wegen eines zu hohen Kaloriengehalts? Glauben auch Sie, dass die Kalorie für Gewichtszunahme und Fettpölsterchen steht?
Der Energiegehalt eines Nahrungsmittels wird in Kilokalorien oder Joule angegeben. Kalorie steht für Wärme, Joule beschreibt die Kraft. Diese Wärme und Kraft brauchen wir ganz dringend, um alle Körperfunktionen wie zum Beispiel Wachstum, Neubildung von Körperzellen, Organ- und Muskelarbeit sowie die Gehirnfunktionen aufrechterhalten zu können.

Kalorie bedeutet nicht Fettpolster

Kilokalorien (kcal) sind die internationale Maßeinheit für Energie und definieren den Brennwert eines Nahrungsmittels. Eine Kilokalorie ist jene Energiemenge, die nötig ist, um Wasser von 14,5 auf 15,5 Grad Celsius, also um einen Grad zu erwärmen.

Schränken Sie die Kalorienzufuhr ein, so könnten Sie eine jener Patientinnen sein, die uns folgendes erzählen: »Obwohl ich darauf achte mich gesund zu ernähren, im Wesentlichen ausreichend schlafe und nicht mehr Stress als alle anderen habe, fühle ich mich ständig müde und erschöpft, antriebslos und abgekämpft. Früher habe ich gerne Sport betrieben, heute habe ich keine Kraft dazu. Außerdem ist mir ständig kalt.«

Viele Patienten sind über diese Beschwerden so besorgt, dass sie ärztliche Hilfe suchen und Ärzte eine Reihe von Untersuchungen veranlassen. In der Regel zeigen die Befunde keine pathologischen Auffälligkeiten, was unsere Patient/innen meist noch mehr beunruhigt. Aus Sicht der konventionellen Medizin ist der oder die Patient/in gesund, fühlt sich aber nicht so.

Inspizieren Sie doch einmal eine Produktpackung aus dem Supermarkt genauer. Sie finden auf der Rückseite eine bestimmte Kalorienangabe, meist pro 100 Gramm des Nahrungsmittels. Diese gibt lediglich Auskunft, wie viel Wärmeenergie wir von diesem Nahrungsmittel erhalten.

Unsere oben genannte Patientin arbeitet den ganzen Tag mit dem Computer. Im Laufe des Vormittags verspürt sie ein leichtes Hungergefühl. Da sie sich mit gesunder Ernährung beschäftigt, weiß sie von der Nahrungsmittelpyramide, dass sie fünfmal pro Tag Obst essen sollte. Daher beginnt sie jetzt wie jeden Vormittag mit einer Obstmahlzeit. Der Fruchtzuckergehalt des Obsts gibt ihr kurzfristig einen Energieschub. Eine Stunde später ist sie müde und hungrig, eine Tasse grüner Tee mit 2–3 Stücken Keks überbrücken die Zeit bis zum Mittagessen. Dort genießt sie ihre Salatschüssel, denn sie isst kalorienbewusst und möchte nicht an Gewicht zunehmen. Warum also ist sie müde und kraftlos?

Ganz egal, ob wir den Energiegehalt in Kilokalorien (kcal) oder Kilojoule (kJ) definieren, rohes Obst und Gemüse ist bekanntlich kalorienarm und liefert somit weder Wärme noch Kraft. Im Gegenteil, der Körper wendet für die Verdauung mehr Energie auf, als er Kraft und Wärme aus der Nahrung erhält. Dies signalisiert er, indem er müde und antriebslos ist und leicht friert. Unser Verdauungstrakt benötigt alleine 25 % der aufgenommenen Tagesenergie, unser Gehirn weitere 25 %. Bekommt unser Gehirn diese Energie nicht, so zeigt sich das deutlich durch Konzentrationsschwäche, Müdigkeit und leichte Stimmungsschwankungen. Kleine Anforderungen werden bereits als sehr belastend empfunden. Das ist der Moment, in dem im Allgemeinen die »Schoko-Lade« geplündert wird. Dieses Phänomen, das wir von jedem Patienten und jeder Patientin hören, ist nicht immer vom komplizierten Serotonin-Stoffwechsel verursacht, sondern zeigt die chronische Unterversorgung des Körpers mit Energie.

Wir empfehlen der Patientin ihre Obstmahlzeiten in Kompott umzuwandeln: Obst in kleine Stücke schneiden und 4 Minuten

---

1 Joule (J) ist jene Energie, die nötig ist, um 1 Kilogramm mit einer Kraft von einem Newton um einen Meter zu bewegen. (1 kcal = 4,18 kJ) Die Bezeichnung Joule erinnert an James Joule, der bewiesen hat, dass Arbeit, Energie und Wärmemenge als gleiche Größen anzusehen sind.

Energieverbrauch:
Unser Verdauungstrakt benötigt alleine 25 % der aufgenommenen Tagesenergie, unser Gehirn weitere 25 %.

mit wärmenden Gewürzen wie Nelken und Zimt in Wasser kochen. Dabei braucht sie nicht zu fürchten, dass wertvolle Vitamine verloren gehen. Mittags in der Kantine sollte sie wenigstens eine warme Suppe essen, wenn sie auf ihren Salat nicht verzichten will. Noch besser wäre es für sie den Salatkonsum auf zwei Mal pro Woche einzuschränken und sich die restliche Woche ein warmes Mittagessen zu gönnen. Ihre Bedenken, ein zu hoher Kaloriengehalt würde sie dick machen, können wir leicht entkräften. Rechnet sie nämlich zu ihrem Salatteller noch die Kalorien der Schokolade hinzu, kann sie genauso gut etwas Warmes zu Mittag essen. Dafür ist der Energiebedarf gedeckt und der Heißhunger auf Süßes fällt aus.

Der Energiebegriff in der TCM

Das Qi (气) des Menschen

Das ursprüngliche Schriftzeichen des Qi, wie es auf Orakelknochen aus dem 2. Jahrtausend vor unserer Zeitrechnung zu sehen ist, besteht aus drei übereinander stehenden Strichen: 三. Diese stellen Wolken, Wind, also atmosphärische Zustände dar, von denen man annimmt, dass sie Wolken- und Windgötter symbolisieren. Ein weiteres Schriftzeichen (乞), auch wie Qi ausgesprochen, bedeutet erbitten, flehen. Erst viel später in der Geschichte wurde auch das Zeichen für Reis (米) zugefügt, das nach der letzten Schreibreform wieder verschwunden ist, aber noch häufig in Abbildungen und Kalligrafien (氣) zu finden ist.

   Qi bedeutet also Energie, die sich aus zwei Komponenten zusammensetzt: einem unsichtbaren Anteil, wie Wettereinflüsse (Sonne, Wind, Regen), und einem sichtbaren Anteil, der Nahrung.

Nahrung als wichtigster Energielieferant

Nehmen wir diese zu uns, verwandelt sich durch die Verdauung dieser sichtbare Anteil wieder in das unsichtbare, energetische Qi, das wir als Wärme und Kraft spüren.

Auch der Geruch und Geschmack von Speisen wird als Qi verstanden. Beide sind nicht sichtbar, aber dennoch wahrnehmbar und sind dadurch ganz wesentlich für die *Qualität* von Speisen. Das erklärt auch, warum in asiatischen Ländern sehr viel Wert auf die Frische und Qualität der Speisen gelegt wird, während bei uns die *Quantität* im Vordergrund steht: Es muss viel auf dem Teller sein.

Qi hat aber auch andere Eigenschaften. Als dynamisches Prinzip bringt es Leben hervor, fördert Wachsen und Reifen, transportiert Blut und steuert alle Lebensprozesse.

In den daoistischen Klassikern heißt es: »Alle Wesen, die leben und atmen, sterben dann, wenn das Qi abbricht«.

Die Energie des Menschen wird von zwei Formen des Qi beeinflusst:

- dem Vorhimmels-Qi, das wir von unseren Vorfahren erben (genetisches Material) und
- dem Nachhimmels-Qi, das wir aus der Nahrung erhalten.

Das Vorhimmels-Qi bildet die Grundlage unserer Konstitution und soll von uns durch eine harmonische Lebensführung bewahrt werden. Gebrechlicher Körperbau, schütteres Haar, schlechtes Zahnmaterial, Erbkrankheiten oder Krankheitsanfälligkeit sind einige Zeichen eines schwachen Vorhimmels-Qi. Auf das Qi unserer Vorfahren haben wir keinen Einfluss. Deshalb hat man in allen Kulturkreisen versucht, durch Opfergaben und diverse Rituale die Ahnen günstig zu stimmen. Diese als Schamanismus bezeichnete Tradition war der Vorläufer der Medizin. Die Ahnen sollten uns unterstützen, unser Leben positiv zu bewältigen, und uns vor Krankheiten schützen, also unser Vorhimmels-Qi optimieren.

Aus Laozi: »Dao de Jing«:
Zum Formen knetet man
den Ton –
der leere Raum darin jedoch
macht erst die Vase.
Tür und Fenster
muss man brechen,
um ein Haus zu bilden.
Der Stoff macht den Besitz daran,
das Nichts jedoch
das Wesen.
So entsteht aus Nichtsein
Sein.

Qi bedeutet Dampf, Atem, Lebensgeist, Energie, Wärme

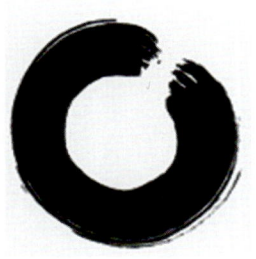

Daoistisches Symbol des Kreises

Die Nahrung als Quelle des Nachhimmels-Qi

Das Qi, welches wir durch unsere Ernährung erhalten, wird »Nachhimmels-Qi« genannt. Diese für uns lebenswichtige Energiequelle sollte nach Ansicht der alten Meister mit besonderer Sorgfalt gepflegt werden. Im Gegensatz zum Vorhimmels-Qi können wir es selbst beeinflussen und bestimmen.

Qi 气 hat mehrere Bedeutungen: Wasserdampf, Atem, Gas, Lebensgeist, Lebenskraft, Energie, Wärme, Atmosphäre u. a. m. Es steht in Bezug zum Yang-Begriff, der Sonnenseite eines Berges. Das griechische Pendant des Qi ist *Pneuma*, der Atem, Hauch, Seele; ähnlich das Sanskrit-Wort *Prana* mit ebendiesen Bedeutungen. Qi wird als treibende Kraft für unser Leben, als Wärme, als Dynamik, als Abwehrkraft, als Stabilisator gesehen und wenn es aus unserem Körper entweicht, sind wir vergangen.

In einem der ältesten klassischen Texte, dem »Klassiker der Schwierigkeiten« *(Nan Jing)* (30) heißt es: »Die Bewegung des Qi gleicht dem Fließen des Wassers, es kommt nie zur Ruhe. In den Yin-Meridianen fließt es zu den Vollorganen, in den Yang-Meridianen zu den Hohlorganen. Dies ist wie bei einem Kreis, ohne Anfang und Ende. Keiner kennt die Unterbrechung. Es endet und beginnt von Neuem. Das Qi des Menschen wärmt die Organe von innen, und von außen befeuchtet es die Eingeweide« (durch das Blut).

Jeder von uns kann Qi spüren, z. B. indem wir uns wohl fühlen, kreativ und leistungsfähig sind und Lebensfreude verspüren, kurz, wenn wir sagen »Ich hätte Bäume ausreißen können.« Kalte Hände und Füße hingegen sind ein Zeichen von Qi-Mangel und weisen unter anderem auf Ernährungsfehler hin.

Den nicht sichtbaren Anteil der Nahrung, also das Qi, spüren wir als Geschmack und nehmen wir als Geruch wahr. Der süße Geschmack bildet dabei die Basis, es ist der Geschmack des

Erde-Elements. Allerdings ist mit »süß« der natürliche Geschmack der Kohlenhydrate gemeint. Diese sind in allen Getreidesorten wie Hirse, Hafer, Reis, Roggen, Weizen, Quinoa, Amarant, Buchweizen und Gerste, aber auch in Kartoffeln, Mais und in Gemüse enthalten. Im Huang Di Nei Jing (2) heißt es: »Der süße Geschmack geht zu den Muskeln.« Damit ist gemeint, dass unsere Muskelkraft von den Kohlenhydraten abhängt. Enthält die Nahrung zu wenig Qi, sind wir bewegungsfaul, müde und erschöpft. Auch das ist ein Beispiel dafür, wie sinnvoll unser Körper funktioniert. Bekommt er wenig Energie, spart er an Bewegung ein, damit ausreichend Kraft für lebenswichtige Funktionen bleibt. Hält der Qi-Mangel länger an, sind auch alle anderen Organe davon betroffen. Der Magen wird verdauungsschwach, die Nahrung stagniert, wird dadurch schlechter verdaut und nur langsam weitertransportiert. Wir spüren Völlegefühl, Druckschmerz in der Magengegend, »als ob ein Stein im Magen läge«, üblen Geschmack im Mund und Mundgeruch. Der Darm verdaut nur sehr halbherzig und transportiert nur mühsam den Speisebrei weiter. Wir spüren Blähungen, Verstopfung und teilweise weiche Stühle mit unverdauten Nahrungsmitteln. In der Praxis hören wir oft: »Ich laufe unrund, ich fühle mich nicht in meiner Mitte« – dafür ist die Qi-Leere des Erde-Elements verantwortlich »Oft bin ich so gereizt, das bin einfach nicht ich« – die Qi-Schwäche des Holz-Elements (Leber/Gallenblase) zeigt sich u. a. auf diese Weise.

Unsere **Muskelkraft** hängt von den Kohlenhydraten ab

> Für die Bildung des Qi sind unterschiedliche Verdauungsorgane zuständig. An erster Stelle stehen Magen und Dickdarm. Diese als Yang Ming (strahlendes Yang) bezeichneten Organe bilden den Sitz des »Verdauungsfeuers«, das im antiken Griechenland als Pepsis bezeichnet wurde.

> Galen von Pergamon (siehe Kapitel I) beschreibt in seiner Pepsis (Verdauungslehre): Die erste Digestion (Verdauung) vollzieht sich im Magen. Der daraus entstehende Brei (chylus) wird in minderwertige schwarze Galle getrennt und über Magen und Darm ausgeschieden. Die reinen Essenzen gelangen zur Leber, die daraus Blut bildet sowie gelbe und schwarze Galle.

Wie funktioniert unsere Verdauung?

Bereits beim Kauen der Nahrung beginnen Enzyme Kohlenhydrate und Fette aufzuspalten (alpha-Amylase, Zungengrund-Lipase). Die Magensäure ist unser wichtigstes Desinfektionsmittel, denn nicht alles, was wir zu uns nehmen, dient unserer Gesundheit. Gleichzeitig beginnt im Magen die Aufspaltung von Eiweiß und zusammen mit der im Speichel zugeführten Lipase auch die Fettverdauung. In kleinen Portionen gibt der Magen den angedauten Nahrungsbrei an den Zwölffingerdarm weiter (seine Länge entspricht ungefähr 12 aneinander gelegten Männerfingern). Zu diesem Teil des Darmes gelangen die Ausführungsgänge von Galle und Bauchspeicheldrüse (Pankreas). Beide Verdauungssäfte sind basisch und puffern die Salzsäure des Magens ab. Gallensalze spalten Fett in kleine Tröpfchen auf, die aus Fettsäuren, Zucker (Monoglyceriden), Cholesterin sowie fettlöslichen Vitaminen bestehen. Die Bauchspeicheldrüse stellt Enzyme her, die Eiweiß in kleinere Anteile (Peptide, Polypeptide, Elastase) zerlegen. Die Lipase des Pankreas spaltet Fette in freie Fettsäuren und Zucker, und auch die Kohlenhydratverdauung setzt hier erst richtig ein. Die alpha-Amylase trennt Pflanzenstärke in Glukose (Traubenzucker) und Maltose (Malzzucker). Die weiteren Anteile des Dünndarms sind durch viele, in der Darminnenwand befindliche Schleimhautzotten so stark vergrößert, dass die Gesamtoberfläche des Darms zwischen 200–400 Quadratmeter beträgt. Diese Darmzotten vollenden die Aufspaltung der Nahrungsbestandteile und sorgen für den Transport der Nährstoffe ins Blut.

Unser Darm

Das Multitalent Darm arbeitet mit verschiedenen Transportmechanismen, um die Nahrungsbestandteile in das Blut und die Lymphflüssigkeit zu bringen. Dies ist die Basis unserer Energiezufuhr.

Die Darmschleimhaut funktioniert ähnlich wie ein Sieb. Über kleine Poren können Teilchen bestimmter Größe hindurchtreten, andere nicht. Dieser Übertritt unterliegt einer strengen Kontrolle: ähnlich wie an Staatsgrenzen soll nichts ins Blut gelangen, was uns schaden könnte (tight junctions).

Multitalent Darm

Diese Transportmechanismen können auf unterschiedliche Weise gestört werden, wodurch sich Darmprobleme wie Reizdarmsyndrom (RDS) und Nahrungsmittel-Unverträglichkeiten bis hin zum »leaky-gut syndrome« entwickeln (siehe dazu Kapitel IV).

Die Muskulatur in der Darmwand durchmischt den Speisebrei und transportiert ihn in Richtung Enddarm weiter. Diese Muskelbewegungen funktionieren ohne willentliche Kontrolle unseres Gehirns. Dafür sorgt ein Netzwerk von mehr als 100 Millionen Nervenzellen, mehr als unser Rückenmark enthält. Diese Nervenzellen laufen zu 90 % in Richtung Gehirn, umgekehrt von oben nach unten gibt es kaum Zugriff auf das Organ. Ab dem Magen bis zum Enddarm haben wir keine Kontrolle über die Aktivität unseres Verdauungstraktes.

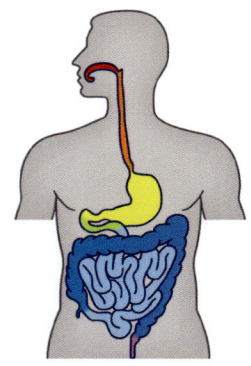

Das Ende des Verdauungsprozesses wird vom Dickdarm bewerkstelligt. In diesem Abschnitt verweilt der Nahrungsbrei am längsten (bis zu 30 Stunden), denn hier findet die letzte Verwertung von Nährstoffen statt. Dabei wirken Millionen von Bakterien mit, die unverdauliche Anteile wie z. B. Zellulose verwerten, Vitamin K bilden, Mineralien und Flüssigkeit zurück in den Körper pumpen. Diese physiologischen Darmbakterien sind die Basis einer gesunden Darmflora. Gleichzeitig verursachen sie auch die für uns so unliebsamen Darmgase, die bei den Fäulnisprozessen entstehen. Je nach Nahrungsmittel sind sie geruchlos oder nach Fleischgenuss auch durch Methangas und Schwefel-Wasserstoff-Verbindungen geruchsintensiv (Flatulenz).

Die gesamte Verweildauer der Nahrung im Körper vom Mund bis zum Anus hängt von ihrer Zusammensetzung ab. Diese als Transit time bezeichnete Zeit kann zwischen 30 und 120 Stunden dauern. Zum Beispiel verlängern Ballaststoffe und Fette die Transit time.

Unser Darm ist in der menschlichen Embryonalentwicklung eines der ersten Organe, die gebildet werden. Im Laufe der Evolution haben bereits primitive Lebensformen ihre Nahrung mittels Urdarm gleichzeitig aufgenommen und ausgeschieden. Dieses Schicksal blieb uns glücklicherweise erspart, die Natur hat uns mit zwei Körperöffnungen ausgestattet. Das Verhältnis der Menschen zu ihrem Darm war schon immer äußerst ambivalent. Der Ekel vor den eigenen Exkrementen und die persönliche Beleidigung, sich als »geistiges Wesen« in diese Niederungen der Körperlichkeit herablassen zu müssen (Platon), wechselt mit der Erfahrung grausamer Leibespein und geistigen Stillstands, wenn unsere Verdauung streikt.

Wir tun unserem Darm wirklich unrecht, wenn wir ihn so missachten.

Dieses Wunderwerk an komplexen Funktionen besteht aus einer sich immerfort regenerierenden Schleimhaut, zwei Muskelschichten, Drüsenzellen, die sehr selektiv funktionieren, einem Netzwerk von Nervenzellen (siehe weiter unten), sowie einem hervorragend ausgestatteten Blutgefäßsystem, das die gefilterten Nährstoffe in den gesamten Körper transportiert. Damit nicht genug, er beherbergt auch ungefähr 70 % unserer Abwehrzellen. Feine Lymphkapillaren durchziehen seine Darmzotten, die Lymphknoten sind Stützpunkte der Immunzellen. Ihre Aufgabe ist es, uns von unliebsamen Giftstoffen und schädlichen Mikroorganismen zu befreien. Diese Abwehrreaktion findet in Form von Entzündungen statt, die auch dem körpereigenen Darmgewebe schaden. Auch spezielle Antikörper werden von der Darmschleimhaut gebildet, um uns vor Infektionen zu schützen. Die Abwehrfunktion des Darms ist so komplex, dass sie wissenschaftlich noch nicht zur Gänze geklärt ist.

Wir besitzen zirka 10 Billionen Darmbakterien, ohne die der Mensch eigentlich nicht lebensfähig ist. Eine gesunde Darmflora besteht aus zirka 400 verschiedenen Bakterienstämmen, die in einer Art Symbiose mit uns leben und für unsere Gesundheit sehr wichtig sind. (Symbiose bedeutet gemeinsames Leben in gegenseitigem Nutzen und Abhängigkeit, d. h. ein Leben ist ohne den anderen nicht möglich).

Diese Darmbakterien benötigen wir für eine gesunde Verdauung, da sie wichtige Verdauungsenzyme produzieren. Eine gesunde Verdauung verbessert die Bioverfügbarkeit vieler Vitalstoffe, die wir mit der Nahrung aufnehmen. Diese sind zum Beispiel bestimmte Mineralstoffe wie Kalzium, Kalium, Magnesium, Eisen und Vitamine, die teilweise auch von der Darmflora selbst gebildet werden. Das Gleichgewicht unserer Darmflora ist auch für unser Abwehrsystem von großer Bedeutung. Täglich haben wir es mit unerwünschten Stoffen zu tun, die in unseren Körper gelangen.

Unser Darm ist ein immunologisches Kraftwerk.

Ökosystem Darm

Viele dieser Stoffe werden im Darm neutralisiert und hier sind es vor allem die Milchsäurebakterien, die unser Immunsystem stärken. Eine gesunde Darmflora kann verhindern, dass sich Krankheitserreger im Darm ausbreiten. Außerdem unterstützt sie die Darmschleimhaut, die verhindert, dass diverse Gifte oder allergen wirkende Stoffe vom Darm über das Blut in den Körper wandern und dort den Zellstoffwechsel beeinflussen.

Übersäuerung

Durch Fehlernährung (zum Beispiel Lebensmittel-Zusatzstoffe, weißer Zucker, Light-Produkte), aber auch durch Stress, Einnahme von Antibiotika, Hormonpräparaten und Schmerzmitteln (NSAR) kann sich das gesunde Milieu der Darmflora verändern. Es können sich dann solche Bakterien übermäßig vermehren, die in ihrem Stoffwechsel gärende und saure Stoffe produzieren. Im Volksmund spricht man auch von »Übersäuerung«.

Unsere gesunde Darmschleimhaut ist vergleichbar mit einem Maschennetz, das so dicht ist, dass große Giftstoffmoleküle nicht durchdringen können. Durch eine über Wochen und Monate bestehende Dysbiose (gestörte, krankmachende Darmflora) verändern sich die Darmflora und damit auch die Darmwand. Die Maschen werden infolge der ständigen Schleimhautbelastung immer größer, sodass Giftstoffe die Darmwand durchdringen und über das Blut in den Körper gelangen. Dies begünstigt Antikörperbildung, wie eine allergische Reaktion, oder aber die Giftstoffe werden im Gewebe abgelagert, wo sie Entzündungsreaktionen hervorrufen (siehe Kapitel IV).

Die Verdauung in der TCM

Xiao hua 消化, die Schriftzeichen für Verdauung, bedeuten Verteilen und Umwandeln (Transformieren). Die Yang-Organe des Verdauungstrakts – Magen, Dünn- und Dickdarm – haben die Aufgabe der Umwandlung, die Yin-Organe Milz und Lunge haben die Aufgabe der Verteilung und teilweise auch der Speicherung der Nahrungsessenzen.

Die Rolle der Organe in der chinesischen Medizin bezieht sich, anders als im Westen, nur zum Teil auf ihre Funktion im medizinischen Sinn. Ihre komplexen Aufgaben werden als Organfunktionen beschrieben, die sowohl physische als auch psychische Aspekte beinhalten. Dabei sind die über Jahrtausende entstandenen »Bilder« (engl. pattern = Muster) der Organe Ergebnis der Beobachtung der Natur des Menschen und seiner Reaktionsmuster, sowohl in Gesundheit als auch bei Erkrankungen. Diese Erkenntnis durch Beobachtung (Empirie) ist keineswegs eine Domäne der TCM. Auch die westliche Medizin, obwohl sie es ungern zugibt, bezieht ihr Wissen auf diese Weise: die höchste Form wissenschaftlicher Beweisführung wird den sogenannten randomisierten kontrollierten Studien (RCT) zugesprochen. Dabei handelt es sich letztendlich auch nur um die Beobachtung einer Gruppe von Menschen, zum Beispiel bei Gabe eines Medikaments, im Vergleich zu einer anderen Gruppe ohne Medikament. Die Unterschiede zwischen beiden Gruppen werden miteinander verglichen und statistisch ausgewertet.

Verdauung ist Verteilen und Umwandeln

Das Feuer-Element

Fallbeispiel

Der gestresste Werbefachmann, selbstständig, Nachtarbeiter, erzählt mir von seinen in den letzten Wochen immer lästiger werdenden Schlafstörungen. Er fühlt sich deshalb extrem müde, doch kaum legt er sich abends ins Bett, ist er hellwach. Damit er diese Müdigkeit bei der Arbeit verdrängen kann, trinkt er viel Kaffee. Dadurch, so glaubt er, spürt er in letzter Zeit auch seinen Magen, phasenweise hat er auch Durchfall. Er würde gerne seinen Magen untersuchen lassen, eventuell auch den Darm, wenn ich der Meinung sei, das wäre sinnvoll. Auch dass sein Geist nicht zur Ruhe kommt, er immer wieder ganz wirre Bilder im Kopf hat, er nicht klar denken und deshalb nicht einschlafen kann, macht ihn verrückt. Zu Unruhe und Müdigkeit gesellten sich in den letzen Tagen auch Kopfschmerzen, sein Nacken ist verspannt, so kann er einfach nicht mehr arbeiten.

Wo würde die TCM nach der Lösung des Problems suchen?

Der **Dünndarm** ist als Yang-Organ (Hohlorgan) Partner des Yin-Organs Herz und steht mit ihm durch eine Außen-Innen-Verbindung in Kontakt. Beide zählen zum Feuer-Element. Der Dünndarm ist der Yang-(Außen-)Aspekt des Herzens. Über die Körperöffnungen Mund und Anus und durch den Kontakt mit den Speisen, die durch ihn hindurch wandern, hat er mehr Verbindung zur Außenwelt als das Herz. Mit dieser Verbindung nach außen haben die Yang-Organe des Verdauungstrakts eine wichtige Aufgabe in der Entlastung ihrer Yin-Partnerinnen, wenn diese aus dem Gleichgewicht geraten. In gewisser Weise hat der Dünndarm als »männlicher« Teil dieser Partnerschaft auch die Aufgabe das Herz zu schützen. Das Herz ist aus Sicht der TCM der Regent aller Organe, die er mit Blut versorgt wie der gute König seine Untertanen. Der Dünndarm ist sein »Leibwächter« nach draußen.

Betrachten wir die Aufnahme von Speisen und Getränken, so wird vom Moment des Schluckens bis zur Ausscheidung der Nahrungsbrei entlang eines langen »Rohres« durch unseren Körper geleitet. Dabei entscheidet dieses autonom, was davon überhaupt in unseren Körper gelangen darf und was nicht. Der Darm bildet so etwas wie eine Grenze, einen Schutzwall vor Vergiftungen und Verunreinigung des Körpers im Allgemeinen und des Regenten Herz im Speziellen. Der Dünndarm steht aber noch in Verbindung mit einem weiteren Organ, der Blase. Diese als Tai-Yang-Achse bezeichnete Verbindung stellt auf muskulärer Ebene ebenfalls die äußerste Grenze zwischen Mensch und Umwelt dar. In dieser Partnerschaft ist es seine Aufgabe, das Eindringen von Kälte, Wind und Feuchtigkeit besonders in der Nackenregion und im Bereich der Nieren zu verhindern. Beide Meridiane haben auch einen engen Bezug zum Geist (Shen 神).

Nach der Nahrungsaufnahme übernimmt der Dünndarm den Speisebrei vom Magen und beginnt eine genaue Analyse der brauchbaren und weniger brauchbaren Anteile. Die wertvollen Anteile gelangen zur Milz, die daraus wiederum jene Essenzen herausfiltert und an das Herz entsendet, aus denen Blut gebildet werden kann. Die reinen Flüssigkeiten werden an den Dickdarm gesendet, unreine Flüssigkeiten über die Blase ausgeschieden. Der Dünndarm braucht für seine Funktion eine gute Urteilskraft, denn von seiner Entscheidung hängt es ab, wieweit der Körper mit verwertbaren Anteilen versorgt wird. Allerdings ist diese Urteilskraft auch vom Qi des Herzens abhängig.

Im Übrigen sind alle Yang-Organe des Körpers vom Qi ihrer zugehörigen Yin-Organe abhängig. Die Redewendung »Hinter einem erfolgreichen Mann steht eine Frau« bekommt damit einen zusätzlichen Aspekt in der Regelung dieser Partnerschaften!

Der Dünndarm filtert Brauchbares aus der Nahrung.

»Die besten Herrscher sind die, über die das Volk nichts weiß, außer dass sie existieren«.
LAO ZI

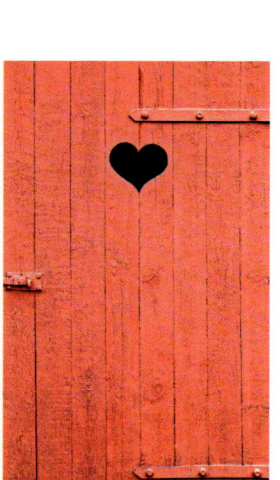

Das Herz als Yin-Partnerin des Dünndarms

Die Bedeutung des Dünndarms lässt sich nur dann verstehen, wenn man ihn im Zusammenhang mit seiner Yin-Partnerin Herz betrachtet. Das Herz beherbergt den Geist, Shen 神. Wie ein guter Regent garantiert es schöpferische Kraft und klare Einsicht, um seinen Staat (alle anderen Organe) in Harmonie und positivem Wirken zu unterstützen.

Dieser Geist-Begriff Shen beinhaltet Synonyme wie Kreativität, Inspiration, Verstand, Bewusstsein, Empathie, Genialität, Optimismus. Dies lässt sich nur dadurch erreichen, dass das Herz durchlässig (tong 通), also ohne Einwirken des Egos, sich auf die Welt, sein Gegenüber und sich selbst einstellen kann. Ein »offenherziger« Mensch ist in der Lage sich dem Leben zu stellen, ohne auf den Lauf der Dinge absichtsvoll einwirken zu wollen. Dazu braucht es optimale Bedingungen, ausreichende Versorgung mit Qi und Blut, was durch die Ernährung und die Funktion der Verdauungsorgane gewährleistet wird. Ist der Dünndarm als Partner des Herzens nicht bei voller Urteilskraft, bringt er seinen Regenten Herz in Gefahr und damit auch den Geist. Ist er bei der Trennung der brauchbaren Anteile überfordert, lässt er möglicherweise Schadstoffe durchdringen, die dann den Geist beeinträchtigen können. Der Geist wird durch trübe Gedanken förmlich vergiftet. Kreativität und Inspiration gehen verloren, Empathie schlägt in Hass und Berechnung um, die dem Herzen eigene soziale Kompetenz geht verloren, Selbstüberschätzung oder depressive Zustände können die Folge sein.

Mozarts viel zitierter Satz »wenn's Arscherl brummt, ist's Herzerl g'sund« könnte ebenso als chinesische Lebensweisheit gelten.

Somit ist nicht egal, was wir essen, denn wer wünscht sich schon trübe Gedanken und eine vergiftete innere Atmosphäre?

Die **Emotion** des Herzens ist die Freude, sie drückt sich aus durch Lachen. Menschen mit Darmbeschwerden können ebenso wenig lachen wie Menschen, denen die Lebensfreude abhanden gekommen ist. Manchmal entwickelt sich jedoch das eine aus dem anderen.

In der Praxis beobachten wir zum Beispiel Menschen mit Histamin-Intoleranz. Ein Bier zu viel am Abend, Rotwein und Käse führen zu Schlafstörungen, innerer Unruhe, Herzrasen und damit zu Angstzuständen. Da der Körper den Störfaktor so schnell wie möglich aus dem System bringen will, folgt oftmals nach schmerzhaften Bauchkrämpfen der erlösende Durchfall, der alle Symptome wieder beendet. Aber auch emotionaler Stress wie Angst, Unsicherheit, zu viel der positiven Emotion bei frisch Verliebten oder die Erwartung einer lang ersehnten Reise können Herzklopfen (Palpitation), verstärktes Schwitzen, innere Unruhe, Schlafstörungen und Durchfall auslösen.

Ist also das Herz durch Emotionen irritiert, versucht der Dünndarm diese störenden Irritationen auszuleiten oder über die Blase loszuwerden (»nervöse Blase«) und damit den Regenten Herz zu entlasten. Dies ist ein sehr sinnvoller physiologischer Prozess zur Befreiung von Störfaktoren.

Der Dünndarm ist also mehr als nur das Organ, das Nahrungsmittel zerlegt. Er ist Garant für ein »unvergiftetes« inneres Klima.

Beispiel

Ein Team der Medizinischen Universität Wien entdeckte die sog. »Herz-Hirn-Bauch-Achse«. Dieser Informationsaustausch funktioniert über ein vom Herzen gebildetes Hormon (BNP), das bei Herzschwäche den Appetit verringert, um die Gewichtsabnahme zu erleichtern. (Clodi M. et al., Diabetes, June 14, 2012)

Die Beziehung zur Körperoberfläche

Wenn uns die Angst oder das Gruseln packt, »stellt es uns die Nackenhaare auf«, oder es »rieselt uns kalt über den Rücken«. Diese Reaktion spezieller Muskelgruppen und Hautareale betrifft die Meridiane Dünndarm und Blase. Abwehrhaltung, Scham,

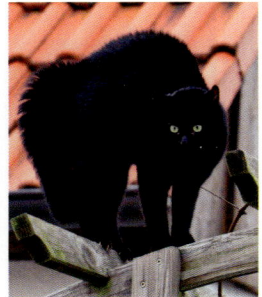

Schrecken und Angst machen uns ähnliche Beschwerden wie eine verkrampfte Sitzposition am Computer.

Sind wir also emotional betroffen, reagiert auch die dazugehörige Muskelfunktionskette, die in der chinesischen Medizin als Meridian beschrieben ist. Besonders auffallend an Patient/innen ist die Region der Schulterblätter, des Trapeziusmuskels und der seitlichen Halsregion. Verkrampfungen, Verhärtungen (Myogelosen) und Schmerzen verweisen auf die Region Dünndarm als Organbezug und auch als emotionale Region. Die Aufgabe des Arztes ist herauszufinden, ob ausschließlich somatische (körperliche) oder psycho-somatische, also durch Emotionen ausgelöste Störungen des Organs, die Ursache der Symptome sind. Diese Frage gleicht ein wenig der berühmten »Henne-Ei-Problematik«: Ganz gleich, wo die Beschwerden beginnen, letztendlich betreffen sie sowohl Körper als auch Geist. Diese Beobachtung der chinesischen Meister ist deshalb so genial, da sie lange vor der konventionellen Medizin (ab 1935 ist Psychosomatik ein eigenes Fachgebiet) den psychosomatischen Bezug von Erkrankungen erkannt hat. Gerade bei unserer Arbeit mit Akupunktur, deren Domäne die Behandlung von Schmerzen im Bewegungsapparat ist, sehen wir häufig, dass Schmerzen im Nacken-Schulter-Bereich nicht nur von schlechter Haltung und Bewegungsmangel herrühren, sondern auch organische und psychische Ursachen haben.

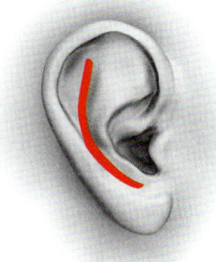

Entspannungstipp:
Bei Nackenschmerzen und Schmerzen in Schulter oder Arm wird das Ohr auf der entsprechenden Seite entlang der markierten Linie massiert (z. B. rechtes Ohr bei Schmerzen in der rechten Schulter).

Jede Yin-Yang-Beziehung von Organen kann auch als Innen-Außen-Beziehung in Erscheinung treten. Probleme im Körperinneren zeigen sich an den dazugehörigen Körperarealen der Muskulatur (Meridiane), des Bindegewebes und der Haut. Aus medizinischer Sicht handelt es sich um die Versorgung der Nerven, die über das Rückenmark zum Organ, aber auch zur Haut, Muskulatur und Bindegewebe ziehen und daher die gesamte Information einer Region an das Gehirn weiterleiten (Head'sche Zonen). Das perfekte Netzwerk Körper benutzt seine Yang-Anteile (Bewegungsapparat, Haut, Bindegewebe), um Information über seine Yin-Anteile (innere Organe) zu geben. Umgekehrt nützen wir diese Innen-Außen-Beziehung auch zur Therapie. Wenn Sie bei Bauchschmerzen eine Wärmflasche auflegen, so leiten sie damit Wärme von der Körperoberfläche in die Tiefe ihrer Eingeweide.

Es kann uns vor Schreck »das Herz stehenbleiben«, und wir »erstarren wie das Kaninchen vor der Schlange«. Die Emotion setzt sich nach außen in der Muskulatur fort und gibt unserem Gegenüber gleichzeitig die Information Angst.

Lernen wir wieder auf unseren Körper zu hören und erkennen wir diese Zusammenhänge, so ist dies der erste Schritt zur Selbstheilung.

Der Daoist Zhuang Zi schreibt dazu: »Das Wirken der Natur zu kennen und zu erkennen, in welcher Beziehung das menschliche Wirken dazu stehen muss: das ist das Ziel. Die Erkenntnis des Wirkens der Natur wird über die Natur erzeugt und die Erkenntnis des menschlichen Wesens wird dadurch erlangt, dass man das Erkennbare erkennt und das, was dem Erkennen unzugänglich ist, dankbar genießt. Seines Lebens Jahre zu vollenden und nicht auf halbem Wege eines frühen Todes zu sterben: das ist die Fülle der Erkenntnis.«

Als ich den Werbegrafiker eingehend untersuche, fällt mir neben der verkrampften Nackenmuskulatur durch Zungen- und

> Jede Yin-Yang-Beziehung im Körper ist auch eine Innen-Außen-Beziehung.

Fallbeispiel

Pulsdiagnostik eine ungeheure Anspannung und Stress auf. Das ist einerseits klar, da er nicht schlafen kann und zu viel Kaffee trinkt, aber die Körpersignale zeigen Panik. Ich spreche ihn darauf an und erkläre ihm, dass meiner Ansicht nach weniger der Magen oder Darm als vielmehr die Psyche sein Problem sein könnte. Nach einer längeren Schweigepause erhalte ich eine sehr offenherzige Erklärung. Vor einem Jahr hätte er sich verliebt, eine tolle Beziehung, allerdings lebt die Dame seines Herzens im Ausland. Nach einem Jahr der Beziehung auf Distanz hätten sie beschlossen zusammenzuleben, und sie zieht in den nächsten Wochen endgültig zu ihm. Einerseits würde ihn das freuen, aber andererseits sei er in unglaublicher Panik. Er hätte noch nie mit einer Frau permanent zusammengelebt, hat Bedenken es nicht zu schaffen und Angst zu versagen, denn schließlich wollte sie, wie er meint, »Nägel mit Köpfen machen«. Schon beim bloßen Erzählen seiner Situation spürt er wieder diese Unruhe, leichte Krämpfe im Bauch und seine Hände beginnen zu schwitzen.

Stress erzeugt innere Hitze.

Seine Beschwerden sind ganz klassische Störungen des Feuer-Elements. Stress und Panik erzeugen innere Hitze, die das Feuer des Herzens so sehr entfacht, dass der Geist unruhig wird, es entsteht Schlaflosigkeit. Dadurch kommt es zu Müdigkeit, sie wird mit Kaffee bekämpft, ein Genussmittel, das wieder energetisch Hitze erzeugt und den Geist antreibt. Ab einer gewissen Zeit der Beschwerden gesellt sich zu diesem Kreislauf noch die Angst, schwer krank zu sein, Symptome dafür gibt es ja genug. Die Angst erzeugt aber noch mehr Druck und Hitze, der Dünndarm versucht dieses Problem einfach loszuwerden. Nicht die Behandlung des Magen-Darm-Trakts ist die Lösung, sondern die Beruhigung des Feuers im Herzen.

Das Metall-Element

Der **Dickdarm** ist die letzte Instanz in der Rückresorption von Körperflüssigkeiten und der Ausscheidung von nicht brauchbaren Stoffen. Die Kraft (Qi) dafür kommt von der Lunge. Als Yang-Organ wird der Dickdarm zusammen mit seiner Yin-Partnerin Lunge dem Element Metall zugeordnet. Beide Organe haben auch die Aufgabe den Körper mit Flüssigkeiten zu versorgen. Während die Lunge für deren Verteilung zuständig ist, kümmert sich der Dickdarm um die optimale Auswertung der Körperflüssigkeiten, indem er jeden brauchbaren Milliliter vor der Ausscheidung bewahrt. Da der Dickdarm als Yang-Organ einen Bezug zum Außen hat (Anus), zeigen sich seine Störungen häufig an der Haut (Akne, trockene juckende Ekzeme). Auch die Lunge steht mit der Haut in Verbindung. Sie befeuchtet, ihr Qi reguliert das Öffnen und Schließen der Poren und ernährt die Körperhaare.

Im Zyklus der fünf Wandlungsphasen (Wu Xing 五行) bringt das Erde-Element das Metall hervor. Magen und Milz als Erde-Element sind die »Mutter« des Metalls, Metall das Salz der Erde (Kind). Metall ist hart und unnachgiebig, aber andererseits sehr wandlungsfähig. Durch Feuer geschmolzen und in Form gegossen, kann es jegliche Gestalt annehmen. Diese Flexibilität bestimmt unser Leben. Ein- und Ausatmen, Aufnehmen oder Ausscheiden, Halten und Loslassen entscheiden über unsere Versorgung mit Qi aus der Atemluft und mit Körperflüssigkeiten und Nährstoffen aus dem Darm. Ständig muss geklärt werden, was dem Körper schaden könnte, um über Atemluft oder Stuhl ausgeschieden zu werden. Dieses Klären und Reinigen ist entscheidend für unser Überleben.

Klären und Reinigen

Metall in unserem Körper

Unser Körper braucht Metalle als Mineralstoffe zur Aufrechterhaltung wichtiger Körperfunktionen. Allen voran das Eisen als Bestandteil der roten Blutkörperchen (Erythrozyten), aber auch Kupfer als Bestandteil von Binde-und Nervengewebe, Zink als Enzymaktivator, Kobalt als Zentralatom von Vitamin B12 etc. Ihre Aufnahme (Resorption) geschieht im Darm. Zu hohe Anteile an Ballaststoffen können die Aufnahmen behindern, ebenso stehen die Mineralstoffe selbst in ständiger Wechselwirkung. Zu hohe Mengen an Zink beispielsweise behindern die Aufnahme von Eisen und Kupfer. Aber auch zu hohe Mengen jeder Art künstlich zugeführter Mineralstoffe vermindern die Aufnahme im Darm – eine äußerst sinnvolle Selbstregulation zur Bewahrung des Körpers vor unliebsamen Nebeneffekten bis hin zur Vergiftung. Gleichzeitig ist dies auch ein praktisches Beispiel für die ständigen Wechselwirkungen, die in der TCM als Yin-Yang-Theorie sowie in der Theorie der Wandlungsphasen beschrieben sind.

Psychische Aspekte des Elements Metall

Im Herbst, der dazugehörenden Jahreszeit, erfreuen wir uns an den bunten Blättern und tragen gleichzeitig die Trauer der Trennung von der belebten Natur vor dem kalten Winter in uns. Wir haben Kenntnis von der Vergänglichkeit. Trennen und Loslassen gibt aber auch Neuem die Möglichkeit zu entstehen. So sollte der Herbst unseres Lebens in heiterer Gelassenheit gelebt werden, die Freude an der bunten Vielfalt sollte uns zum Genießen verleiten.

Ordnen und Trennen

Metall ist auch das Symbol von Geld und Waffen. Gerechtigkeit und Pflichtgefühl sollten es verwalten. Waffen sollen nur für die Aufrechterhaltung der Ordnung sorgen und nicht als Vernichtungsobjekte dienen. Die Gefahr einer Störung des harmonischen Flusses von Halten und Loslassen ist die Raffgier. Sammelleidenschaft,

d. h. nicht loslassen können, führt zu Verstopfung, kann aber auch bedeuten, Geld als Machtmittel einzusetzen. Investment Banking, Madoff-Persönlichkeiten, Spielsucht und Drogenkonsum können als Störungen des Metall-Elements gesehen werden.

Metall ist hart und weich zugleich, es kann schmelzen, und seine Härte kann uns Struktur verleihen oder uns verhärten, uns rigide und unflexibel machen. Sind wir zu weich, so können wir uns nicht abgrenzen, ein Problem vieler Menschen in Sozialberufen und unserer Beobachtung nach von vielen Frauen. Die Bedürftigkeit anderer Menschen so weit an sich herankommen zu lassen, eine »dünne Haut« zu entwickeln, durchlässig zu sein, sodass man selber dabei erkrankt, erschöpft und wie Eisen im Hochofen schmilzt und verglüht, sehen wir häufiger bei unseren weiblichen Patientinnen als bei männlichen Patienten. Ich nenne das eine Folge von »Qi-Vampiren«, die sich an den mütterlichen Erde-Aspekt des Versorgt- und Genährtwerdens klammern.

Das Metall-Element bestimmt demnach unsere Beziehungsfähigkeit. Das Trennen von Brauchbarem und Unbrauchbarem entscheidet über unsere Bereitschaft zu Freundschaft, Liebe und dem Umgang mit Menschen. Und wieder spielt unser Darm dabei eine entscheidende Rolle!

Erde: Versorgt- und Genährtwerden

Einatmen ist Inspiration

Um inspiriert zu sein oder sich inspirieren zu lassen, braucht es Flexibilität und Freiheit von Angst und Vorurteilen. Die Lunge als Organ wird vom Brustkorb umgeben wie ein Vogel von seinem Käfig. Ist die Atmung flach, bewegen sich die Rippen nicht, die Lunge ist eingeengt. Aber auch ein Übermaß an Essen behindert die Bewegung des Zwerchfells nach unten, das Einatmen (Inspiration) ist behindert. Wer oder was auch immer uns »die Luft zum Atmen nimmt«, schränkt uns ein, verhindert den Austausch, stört die Kommunikation mit unserer Umwelt und unser Streben nach Weisheit.

Qigong

Praktische Übung

Der Vorteil an Atemübungen ist, dass man sie immer in den Alltag integrieren kann. Ob Sie im Supermarkt an der Warteschlange stehen, im Auto unterwegs sind oder den Hund spazieren führen, es gibt immer eine Möglichkeit. Wichtig dabei ist nur, dass Sie die Wirbelsäule gerade halten und beim Einatmen die Schultern nicht hochziehen. Atmen Sie ein und aus, so ruhig Sie können. Versuchen Sie zu spüren, wie sich Ihr Brustkorb weitet, wenn Sie einatmen, und sich beim Ausatmen wieder zusammenzieht. Blasen Sie dabei jedoch nicht den Bauch auf.

Wenn Sie dies einige Male geübt haben, stellen Sie sich Folgendes vor: jedes Ihrer inneren Organe arbeitet für Sie Tag für Tag unermüdlich und unbemerkt. Schicken Sie jedem Ihrer Organe beim Einatmen ein Lächeln: Herz – Lunge – Leber – Gallenblase – Magen – Dünndarm – Dickdarm – Milz – Niere – Blase. Bedanken Sie sich für die Arbeit und atmen Sie ruhig wieder aus. Wenn Sie die Übung richtiggemacht haben, werden Sie etwas bemerken. – Wir verraten Ihnen am Ende des Kapitels, was Sie spüren sollten, um die gesundheitsfördernde Wirkung bestmöglich zu erzielen.

Über unsere Seele

Bemerkenswerterweise scheinen »zwei Seelen, die ach in unserer Brust wohnen«, Teil unseres kulturellen Urgedächtnisses zu sein.

Galenos von Pergamon schreibt in seiner Pneuma-Lehre (32): »Das Pneuma zootikon, Lebenspneuma (spiritus vitalis), ist die Luft. Sie gelangt über die Lunge zum Herzen. Unter dem Einfluss des

Herzfeuers wird es in Pneuma animalis, Seelenpneuma (spiritus animalis) verwandelt.«

Etwa zur Zeit der Zhou-Dynastie (11.–7. Jh. vor unserer Zeitrechnung) entwickelte sich die Vorstellung von zwei unterschiedlichen Seelen im Menschen, einer Yin- und einer Yang-Seele. In dieser Zeit wurden Krankheiten als negative Einflüsse von Geistern und Dämonen gesehen, Medizinmänner (Schamanen) und Priester sollten sie mit magischen Ritualen, Opfergaben und Zauber günstig stimmen oder verbannen.

Die beiden Seelen werden *Po,* Körperseele (Yin) und *Hun,* Geistseele (Yang) genannt. Po (白 鬼) hat ihren Sitz in der Lunge und ist nicht vom Körper trennbar. Wenn der Körper stirbt, geht Po mit in die Erde ein, Hun hingegen steigt zum Himmel auf. Die rhythmische Bewegung der Atmung lässt Po schwingen, sie bewegt sich mit dem Atem-Qi und verhindert das Eindringen negativer Schwingungen durch die Haut (Poren). Ist die Atmung flach, die Lunge kraftlos, fühlt sich Po eingeengt und wird sehr böse, sie verwandelt sich in Dämonen (Gui 鬼). Krankmachende Leidenschaften wie Freude, Ärger, Kummer, Begierde, Schrecken, Furcht oder Nachdenklichkeit plagen unsere Existenz und machen uns krank.

Noch heute ist in den Tempeln und Palästen ein architektonisches Zeugnis dieser Vorstellung zu betrachten. Böse Geister konnten die Beine nicht hochheben. Daher sind die Eingänge der Tore mit erhöhten Türschwellen gebaut worden, so wurde das Eintreten der Dämonen verhindert.

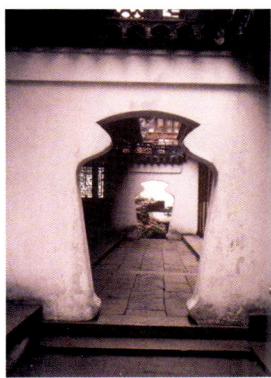

Qi Gong – Arbeiten mit Qi
An dieser Stelle setzt die rhythmische Bewegung im Einklang mit der Atmung ein. Ziel ist die Flexibilität zu erhalten, die Lunge nicht einzusperren und damit dem Fließen des Qi keine Hindernisse zu bieten.

Die Lunge als Sitz der Körperseele Po braucht genug Freiraum für die Atmung und zur Kontrolle unserer Leidenschaften. Verlieren wir diesen, so ist die Fähigkeit zur sinnlichen Wahrnehmung blockiert. Das größte Organ unseres Körpers, das uns sinnliche Wahrnehmung vermittelt, ist die Haut.

Die Beziehung zur Körperoberfläche

>»Der Schweiß, der vom Körper ausgeschieden wird, ist von der Nahrung gebildet.«
>
>HUANG DI NEI JING

Das Metall-Element regiert die Haut. Ähnlich wie der Darm enthält sie Millionen kleiner Poren, die den Körper vor schädlichen Stoffen schützen und durch Schwitzen entgiften.

Beobachten Sie einmal Menschen im Restaurant. Viele beginnen an Oberlippe und Nasenregion zu schwitzen, ein Zeichen, dass sie ihre Verdauung überlasten.

Die Haut bildet die physische Grenze zwischen uns und der Umwelt. Sie ist Sitz einer Vielzahl von sensiblen Strukturen, die uns permanent Informationen liefern. Sinnliche Gefühle reagieren mit jedem Körperhaar: Wenn wir jemanden nicht mögen, »stellen sich die Haare auf«. Die Elastizität der Haut ist Sinnbild für unsere Flexibilität als Mensch. Das ständige Öffnen und Schließen der Poren entscheidet über das Eindringen schädigender Einflüsse in unser Inneres. Dies können Wind oder Kälte sein, ebenso aber emotionale Schwingungen. Ob uns Musik oder ein Schicksal unter die Haut geht, entscheidet das Metall-Element. Auch unser Darm verhindert über die Durchlässigkeit seiner Poren das Eindringen von schädlichen Substanzen.

Die Nase ist das Sinnesorgan der Lunge. Durch sie strömt Atemluft, das himmlische Qi. Ist das Qi der Lunge intakt, kann sie Duft von Gestank unterscheiden. Unser Geruchsinn unterstützt uns bei der Beurteilung von brauchbarer Nahrung: ekelt uns vor dem Geruch, sollten wir lieber die Finger davon lassen. Herrlich duftende Speisen regen uns an, die Speichelbildung beginnt, wir sind bereit zur Verdauung. Angenehmer Geruch vermittelt uns Wohlgefühl und hat auch mit Liebesbereitschaft zu tun (Pheromone).

Auch das Gesicht erzählt uns über den Zustand der Lunge. Ist es Ihnen schon einmal passiert, dass Sie morgens Ihr Gesicht im Spiegel sehen und die Augen sind verschwollen, besonders die Region

Pheromone sind Substanzen, die von einem Individuum nach außen abgegeben werden und bei einem anderen Individuum der gleichen Art spezifische Reaktionen auslösen.

Nahrung als wichtigster Energielieferant

unter den Augenlidern? Sehr wahrscheinlich waren Sie tags zuvor kaltem Wind oder Klimaanlagen ausgesetzt. Wind-Kälte dringt über die Haut (Poren) ein und blockiert das Lungen-Qi. Die Folge davon ist die Ansammlung von Feuchtigkeit, die von der Lunge nicht mehr richtig verteilt werden kann. Im Laufe des Tages, durch die bei Bewegung entstehende Aktivierung von Qi, verschwinden Ihre »Tränensäcke« wieder. Aber auch üppiges Abendessen und eine »durchzechte« Nacht lassen sich am nächsten Morgen am Gesicht ablesen.

An den Nasenflügeln trifft sich der Dickdarm mit dem Magen-Meridian. Diese Zone und der Bereich der Nasolabialfalte ist häufig Ort von Hautunreinheiten, trockenen und schuppenden Hautveränderungen, die auf eine Störung der Dickdarm- oder auch der Magenfunktion verweisen. Diese Zeichen sind so gut wie immer auf Ernährungsfehler zurückzuführen.

Fallbeispiel

Diesen Hinweis gebe ich einer Kunsthistorikerin, Anfang 30, die mich ungläubig ansieht. Sie hat mehrere Hautarztkonsultationen, unterschiedliche Salben, Cremes und Antibiotikakuren hinter sich. Am besten hilft ihr eine Kortisonsalbe, aber sobald sie mit der Anwendung aufhört, sind die Beulen wieder da. Sie zeigt dabei auf die nicht übersehbaren Stellen am Kinn, tiefrote Akne, im Bereich der Nasolabialfalte zieht sich eine rote schuppige Spur durch ein ansonsten blasses, zartes Gesicht. Nein, über ihre Ernährung hat sie noch nie nachgedacht, sie kocht nie, isst mehr oder weniger zwischendurch Pizza, Sandwiches, Kebab und was sie an anderen Buden kauft. Ihre Hauptnahrungsquelle ist Schokolade. Davon braucht sie täglich Unmengen, aber sie achtet dabei auf Qualität. Auf Schokolade zu verzichten ist unmöglich, so meint sie, alles andere könnte sie gerne versuchen wegzulassen. Ich lege ihr nahe, wenigstens eine warme Mahlzeit am Tag zu versuchen, diverse asiatische »take-away« oder Suppenläden hätten durchaus auch etwas Schmackhaftes anzubieten, sie sollte sich einmal trauen ihren Routine-Speiseplan zu erweitern. Von mir bekommt sie eine chinesische Kräuterrezeptur gegen »Feuchte-Hitze«, so nennen wir das Akne-Problem in der TCM. Nach einigen Wochen kehrt die Patientin wieder, sie hat zu meiner Verblüffung eine nahezu reine Haut. Was ist passiert? Sie erzählt mir lachend, dass kurz nach ihrem letzten Besuch in meiner Ordination ein schrecklich heftiger Magen-Darm-Virus, der zu dieser Zeit an ihrem Arbeitsplatz von einem zum anderen ging, auch vor ihr nicht Halt machte. Die Folge: Eine Woche keine Schokolade, denn sie konnte bei dieser Übelkeit beim besten Willen nicht ein Stück davon hinunterbringen. Die Durchfälle hat sie wie eine Reinigung erlebt, die Haut war sehr rasch deutlich besser. Scherzend habe ich ihr erzählt, dass es ein Teil meiner Therapie war, ihr das Virus zu senden, damit sie merkt, wie sie sich selbst in Zukunft weiter helfen könnte. Nach diesem eindrucksvollen Erleben ihrer Hautregeneration war sie überzeugt, ihre Ernährung sei mindestens eine Ursache ihrer Akne gewesen, sie würde auch schon brav eine warme Mahlzeit am Tag essen – und siehe da, seit sie damit begonnen hatte, war der Heißhunger auf Süßes auch nicht mehr so schlimm.

Die zum Dickdarm gehörende Muskelfunktionskette (Meridian) verläuft über den Zeigefinger entlang des Unterarms zur Schulter. Besonders der Bereich Schulter mit Schmerzen beim Heben des Armes über die Horizontale, also bei Bewegungen wie Pullover anziehen oder Kämmen, sollten an den Dickdarm denken lassen. Auch der äußere Ellenbogenbereich, oft als »Tennisellbogen« bezeichnet, kann einen Hinweis auf Darmprobleme geben. Dies erleben wir in der Praxis besonders dann, wenn länger andauernde Behandlungen wie Schmerzmittel, Infiltrationen und physikalische Therapie nicht den gewünschten Erfolg zeigen.

> Entlang des Zeigefingers besteht eine besonders hohe mikrobielle Vielfalt.

Der Bauch als Zentrum sinnlicher Wahrnehmung

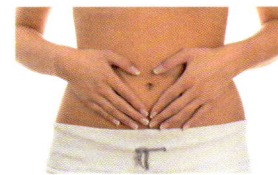

In allen asiatischen Meditationstechniken kommt dem Bauch eine wichtige Rolle als Sitz der Lebensenergie zu. Das Bauchgefühl, die Intuition (Yin), steht als Gegengewicht zu den klaren Gedanken, der Ratio (Yang). Dem entspricht auch die entgegengesetzte Lage im Körper: ein Teil – das Gehirn – befindet sich oben, der andere – der Darm – unten. Beide stehen durch Meridiane in Verbindung, die vor und hinter der Wirbelsäule vom Anus zum Gehirn ziehen und einander am Gaumen treffen, um ihre Yin- und Yang-Energie austauschen. Die Sitzhaltung mit gekreuzten Beinen (Lotossitz) lässt unwillkürlich eine Körperhaltung entstehen, bei der die Lendenwirbelsäule gerade gehalten wird. Das Becken kippt leicht nach vorne, sodass man am Beckenboden, dem Ursprung der beiden Meridiane, zu sitzen kommt: man ist geerdet. So kann das Qi optimal entlang der Meridiane von unten nach oben und zurück fließen. Der höchste Punkt des Kopfes (baihui) ist jener Ort, von dem aus wir Verbindung mit der Yang-Energie des Himmels aufnehmen. Der Mensch als Mitte zwischen Himmel und Erde nützt beide Energien, indem er sich bei ruhiger Atmung darauf konzentriert, diese Energien entlang der Wirbelsäule auf- und abwärts fließen zu lassen. Dadurch entsteht Harmonie zwischen Innenwelt und Außenwelt, zwischen Geist und Körper. Diese Energien werden in zwei Punkte eingespeist: der eine befindet sich 2 Querfinger unterhalb des Nabels und wird *Dantien* (Zinnoberfeld) genannt. Sein Pendant am Rücken, im Bereich des 4. Lendenwirbels, nennt sich *Mingmen*, das Tor der Vitalität (siehe Kapitel I). Im Prinzip handelt es sich um ein einziges Kraftfeld, das im Indischen das Bauch-Chakra genannt wird. Sinn dieser Meditation ist es, die Kraft der Nieren, unser Lebensfeuer, und die Energiegewinnung aus der Verdauung, das Nachhimmels-Qi, zu optimieren. Gelingt dies, so ist langes Leben garantiert.

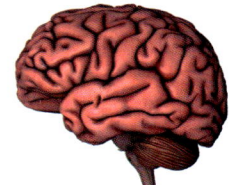

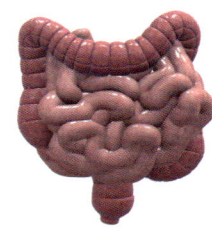

Der Darm ist unser Gehirn im Bauch

Fallbeispiel

Ebenso verblüfft die optische Ähnlichkeit.

Das Bauchhirn wirkt mit seinen Darmschlingen wie eine überdimensionierte Form des Gehirns. Die Nervenzellen des Darms bilden 40 unterschiedliche Botenstoffe, sogenannte Neurotransmitter, darunter Serotonin, Dopamin, Opiate und Benzodiazepine (als »Valium« zur psychischen Beruhigung eingesetzt). Der Darm ist laut dem amerikanischen Zellbiologen Michael Gershon unser Gehirn im Bauch. Was er fühlt, meldet er dem Gehirn, wobei diese Signale nur dann spürbar werden, wenn Gefahr für uns eintritt und wir deshalb bewusst spüren sollen. Schmerzen, Krämpfe, Durchfälle etc. sollen uns als Warnung dienen, unser Verhalten zu verändern. Gerade Stress und unliebsame Aufgaben, vor denen wir uns fürchten (Vorträge, Prüfungen), lösen allerlei Gefühle in unseren Eingeweiden aus.

Ich erinnere mich an eine Patientin, Mutter einer kleinen Tochter. Sie kommt zu mir wegen attackenartig auftretender Durchfälle am Morgen, die sie daran hindern das Haus zu verlassen. Alle Untersuchungen inklusive Darmspiegelung haben keine Ergebnisse gebracht. Sie freut sich aber nicht darüber, denn so wie sie sagt, hat sie das Gefühl nicht ganz normal zu sein, niemand könne ihr helfen, denn es gäbe keinen Anhaltspunkt. Sie hat versucht, eine Erklärung für diese Beschwerden zu finden, mehrfach ihre Ernährung umgestellt, ohne dass eine Veränderung eingetreten wäre. Durch die Unregelmäßigkeit des Auftretens – tagelange normale Verdauung, dann wieder einige Tage Beschwerden – ist sie noch zu keiner für sie nachvollziehbaren Ursache gekommen. Wir besprechen ihren Tagesablauf, dabei erfahre ich ihren Beruf. Sie ist Geigerin und hat kürzlich nach der Karenz wieder zu spielen und proben begonnen. Natürlich fühlt sie sich gestresster als früher, als sie kein Kind hatte, gibt sie zu, aber ihr Beruf macht ihr große Freude, der Stress kann nicht die Ursache sein. Dann fällt ihr ein, dass sie in einem vor einigen Wochen verbrachten Urlaub keinen einzigen Tag von den Durchfallattacken geplagt wurde. Also vielleicht doch der Alltag mit seinen vielen Anforderungen, frage ich nach? Auch meine Untersuchungen nach TCM-Kriterien mit Zungen- und Pulsdiagnostik zeigten eindeutig Anzeichen von Stress. Allein die Patientin weigerte sich zu glauben, dass eine so »banale« Erklärung Ursache ihrer heftigen Beschwerden sein sollte. Ich verschreibe ihr eine chinesische Kräuterrezeptur, die sie 14 Tage lang als Tee trinken soll. Was ich ihr nicht sage, ist, dass diese Kräuter nicht den Darm, sondern nur ihren Stress behandeln. Das Bauchhirn hat voll zugeschlagen.

> Moderne Diagnoseverfahren belegen eindeutig die Wege der Impulse vom Darm in die emotionalen Zentren des Gehirns (limbisches System, frontaler Hirnlappen). Die Impulsverarbeitung im Gehirn kann sich quasi verselbständigen, Krankheitssymptome manifestieren sich. Aber nicht nur Emotionen lösen Darmprobleme aus, auch mit unserer Ernährung können wir über die Darm-Hirn-Achse emotionale Probleme förmlich züchten. (33)

Nach 14 Tagen kommt meine Patientin wieder, es geht ihr besser, meint sie, eine heftige Durchfallattacke trat nur an einem Tag auf, die restliche Zeit war erträglich, sie konnte wenigstens das Haus verlassen. Nur beschwerdefrei sei sie noch nicht. Auch sei sie trotz langer Überlegungen noch immer nicht auf eine Ursache gestoßen. Noch einmal versuche ich mit ihr über ihre derzeitige Lebenssituation zu sprechen. Dabei erzählt sie mir, dass sie seit einigen Wochen für ein Musikstück viele Stunden täglich probt. Dieses Stück liegt ihr künstlerisch eigentlich nicht, aber ihr Vater, ebenfalls

Fallbeispiel

Die Studie »Dietary pattern and depressive symptoms in middle age« (34) zeigt: Bei 3.500 Londoner Beamten mittleren Alters, von denen sich ein Teil vor allem mit gesüßten Desserts, fettreichen Milchprodukten, Frittiertem und verarbeitetem Fleisch ernährte, der andere Teil ausgewogene Nahrung zu sich nahm, lag das Risiko, an Depression zu erkranken, bei der Gruppe der ungesund Ernährten um 58 % höher. Bei den Beamten mit ausgewogener Ernährung sank das Risiko hingegen um 26 %.

Unser Bauch als Indikator für unser Gefühlsleben

Eine 2011 veröffentlichte Studie konnte zeigen, dass probiotische Bakterien (Lactobacillus rhamnosus) direkten Effekt auf Botenstoffe haben, die Angst und Depression auslösen (GABA). Ebenso reduzieren sie die durch Stress erhöhte Cortisol-Ausschüttung. Diese Wechselwirkung zwischen Darmflora und Gehirn ist ein weiterer Hinweis für die Bauch-Hirn-Achse. (36 a)

Musiker und auch der Leiter des Ensembles, in dem sie spielt, hätte es ihr aufgezwungen, wobei sie lacht und meint, dies wäre von ihrem Vater liebevoll und als Ansporn gemeint. Sie soll dabei einen Soloauftritt absolvieren, dem sie sich nicht gewachsen fühlt. Wegen ihrer kleinen Tochter hatte sie in den vergangenen Monaten doch nicht so viel Zeit zu üben wie früher. Damit waren wir am Punkt. Je mehr sie sich in die Angst vor den Proben und einem möglichen Versagen hineingesteigert hatte, desto heftiger waren ihre Bauchbeschwerden. Nun konnten wir auch über Ängste in Bezug auf die Heftigkeit ihrer Attacken sprechen, die ihr das Gefühl gaben, unheilbar krank zu sein und kein Arzt würde es entdecken. Dass dieses Bauchgefühl ihre Symptome verstärkt hat, wurde ihr nicht bewusst. So kann eben das Bauchhirn unser Gehirn austricksen.

Unser Bauch ist ein verlässlicher Indikator für unser Gefühlsleben. Erziehung, die uns antrainiert, dass wir belohnt werden, wenn wir »brav« sind, prägt sich schon im frühkindlichen Stadium über die Darm-Hirn-Achse ein. Dieses Norm- und Sanktionsverhalten wird sehr häufig über Süßigkeiten ausgedrückt. Wer von uns kennt nicht die im Supermarkt tobenden Kinder mit ihren dementsprechend genervten Müttern, die um Eis, Schokolade oder andere optisch anregend präsentierte Verheißungen kämpfen. Der süße Geschmack wirkt auf uns beruhigend, harmonisierend und erzeugt über den Einfluss auf Insulin (Zucker abbauendes Hormon) ein ständiges Verlangen nach mehr. Experten sehen Zucker als erste »Droge« bei Kindern. Besonders wenn Süßigkeiten als Ersatz für Zuwendung oder Belohnung gegeben werden, sind Kinder und Jugendliche besonders gefährdet auch im Erwachsenenalter ständig nach rascher Bedürfnisbefriedigung zu suchen. Findet diese nicht sofort statt, kommt es zu erhöhter Bereitschaft zu aggressivem Verhalten.

Nicht nur unser Gehirn, auch unser Bauch hat seine Merkfähigkeit. Entscheidungen, die wir »aus dem Bauch heraus« treffen, sind demnach nicht willkürlich oder unüberlegt, sondern folgen einem uns nicht zugänglichen emotionalen Profil unserer Vergangenheit.

W. E. Whitehead schreibt dazu: »Etwa die Hälfte der Patienten mit Reizdarmsyndrom leidet an einem oder mehreren nicht gastrointestinalen Krankheitsbildern. Darunter fällt eine besonders hohe Gemeinsamkeit mit psychischen Krankheitsbildern auf, die von insgesamt über 90 % angegeben wird. Am häufigsten sind hierbei depressive Störungen, generalisierte Angststörungen und Somatisierungsstörungen vertreten, aber auch posttraumatische Belastungsstörungen und Panikstörungen werden diagnostiziert«.

In allen asiatischen Kampfkünsten kommt die Kraft aus der Mitte! Der Grund dafür liegt einfach darin, dass die Körpermitte mit der Verdauung unser Kraftzentrum ist. Zum Beispiel nehmen unsere Organe geschlechterabhängig zwischen 60 und 70 % unseres täglichen Energiebedarfs auf. Allein das Gehirn nimmt 25 % in Anspruch, dazu vergleichsweise unsere gesamte Muskulatur nur 18 %. Je höher unsere geistigen und körperlichen Anforderungen sind, umso mehr müssen wir darauf achten uns dementsprechend zu ernähren. Damit wir gesund bleiben, ist es wichtig zwischen aufgenommener und verbrauchter Energie ein Gleichgewicht zu halten. Ist dieses Gleichgewicht gestört, sendet der Körper Signale aus. Besteht ein Energiedefizit, stellt sich ein quälendes Hungerfühl mit Bauchkrämpfen und leichter Übelkeit ein. Haben wir zu viel gegessen, können Völlegefühl, Sodbrennen und Druckschmerz in der Magengegend auftreten. Patient/innen beschreiben dieses Gefühl oft so, »als ob ein Stein im Magen läge«. In unserer täglichen Praxis fällt uns auf, dass unsere Patient/innen diese Signale ignorieren und viel lieber mit Kalorienzählen und Nährwerttabellen beschäftigt sind.

Forscher rund um Simon Moore von der Cardiff University haben im Rahmen der »1970 British Cohort Study« Essgewohnheiten und Verhaltensweisen von 17.500 jugendlichen Teilnehmern analysiert. Dabei stellte Moore fest, dass Kinder mit schweren psychischen Problemen die größte Aggressionstendenz haben. Bei ihnen fiel auf, dass sie sehr schlechte Ernährungsgewohnheiten hatten. Ihr Frühstück bestand durchwegs aus Cola und einem Paket Chips. (35)

Laut einer IMAS-Umfrage an 2000 Österrreichern hat jeder Vierte chronische Darmprobleme.

Es ist daher nicht egal was wir essen, denn wir können uns damit gesund erhalten oder aber auch krank machen.

Ist es wirklich sinnvoll Kalorien einzusparen? Schließlich sind Lebensmittel unsere einzige Energiequelle. Wir beziehen unsere Nahrungsenergie aus drei Komponenten: Kohlenhydraten, Eiweiß und Fett.

Kohlenhydrate als Energiequelle

Unter diesem Begriff verstehen wir biochemisch unterschiedlich aufgebaute Zuckerarten. Sie kommen in Gemüse, Getreide und Obst in unterschiedlicher Form vor.

Zuckerarten

Glukose = Traubenzucker = Dextrose ist unser wichtigster Energielieferant und einzige Energiequelle für Gehirn, Nebennierenhormone und rote Blutkörperchen. Glukose zirkuliert frei im Blut und ist in den Körperzellen an Phosphor gebunden.

Fruktose = Fruchtzucker = Laevulose ist der süßeste Zucker und kann unabhängig von Insulin in die Körperzellen gelangen. Fruktose kommt in allen Obstsorten, Honig etc. vor. Für Diabetiker dient sie als Zuckerersatz, weil sie für die Aufnahme in die Zellen kein Insulin braucht.

Saccharose = Rübenzucker = Rohrzucker ist »der« Zucker schlechthin, also unser Haushaltszucker. Er ist allen Süßwaren, Getränken und auch vielen Nahrungsmitteln im Sinne des »Convenience-Food« zugesetzt. Die USA sind diesbezüglich ein Negativvorbild, Sie finden dort kaum eine Brotsorte, die keinen Zuckerzusatz enthält (siehe Kapitel III).

Laktose = Milchzucker ist vor allem für den Säugling wichtig, da sie dessen einzige Kohlenhydratquelle ist. Zu diesem Zeitpunkt hilft der Milchzucker mit, die für die Darmflora wichtigen Darmbakterien

(Lactobazillen) aufzubauen, und unterstützt die Aufnahme von Kalzium. Zum Abbau der Laktose brauchen wir ein Enzym im Dünndarm, die Lactase, die sich zwischen dem 3. und 5. Lebensjahr fast gänzlich zurückbildet. Durch den Enzymverlust kann bei zu viel aufgenommener Laktose Durchfall entstehen. Dies ist der Grund dafür, dass Laktose als Abführmittel verwendet wird (Laevolac).

Stärke ist Bestandteil aller pflanzlichen Kohlenhydrate und wichtigster Glukoselieferant. Im Darm wird Stärke über Amylasen abgebaut, wobei dies bei Rohkost nur unvollständig passiert. Daher kann die in der Stärke enthaltene Glukose nur dann ausgenützt werden, wenn durch »vorverdauende« Maßnahmen wie Garen, Rösten oder Braten die Stärkemoleküle schon gespalten werden, sodass die Glukosegewinnung möglich wird.

Zellulose und Pektine (Ballaststoffe) sind für uns unverdauliche Anteile der Pflanzen. Sie sind jene Bestandteile der Nahrung, die uns als Ballaststoffe angepriesen werden. Dabei ist zu bedenken, dass sie unsere Dickdarmflora belasten, denn diese versucht daraus noch brauchbare Restbestände zu verwerten. Unverwertbares wird als Methangas, also Blähungen, für uns spürbar.

Energiereserven durch Kohlenhydrate. Die vom Darm in Glukose aufgespaltenen Kohlenhydrate werden in den Zellen zur Energiegewinnung herangezogen, zu Aminosäuren (Bausteine der Proteine) und zu Fettsäuren umgebaut. Dieser Mechanismus des Anlegens von Reserven ist besonders bei Frauen unbeliebt, denn es entstehen jene Fettpölsterchen an Bauch, Oberarmen und Hüften, die auf verschiedene Weise »bekämpft« werden.

Diese Fettsäurebildung findet im Körper nur unter zwei Bedingungen statt:
- wenn eine fettarme Diät und zu viele Kohlenhydrate gegessen werden
- wenn die Glykogenspeicher voll sind

Glykogen ist ein Reservedepot der Glukose, das in der Leber und im Muskel gespeichert wird. Wird bei Sport oder schwerer Muskelarbeit, nachts oder nach langen Hungerphasen Glukose dringend gebraucht, greift der Körper auf seine Speicher zurück. Damit ist das Überleben unserer wichtigsten Funktionen Gehirn, rote Blutkörperchen und Nebennieren garantiert (im Kapitel Fasten kommen wir auf diese Mechanismen nochmals zu sprechen).

Glukose dient auch als Grundlage für viele lebensnotwendige Bausteine im Körper. In Verbindung mit Aminosäuren, Schwefelverbindungen u. a. bildet sie Binde-und Stützgewebe, Knorpel und ist Anteil der Sehnen und Gelenke.

Verbindungen zwischen Glukose und Proteinen (Glykoproteine) bilden die Grundlage zum Bau von Blutplasma, Hormonen, Schleimstoffen (Mucine) der Haut und Schleimhäute.

Reserveanlage als Überlebensprinzip

Obwohl wir uns im 21. Jahrhundert befinden, im Internet surfen, den Mond »erobert« haben und uns die Pizza am Abend in der Mikrowelle aufwärmen, kann und will unser Körper biologische Prozesse, die ihn über die letzten Jahrtausende gerettet haben, nicht aufgeben. Dazu gehört, dass er sich als wichtiges Überlebensprinzip gemerkt hat, Reserven anzulegen.

Zucker als Droge

In den USA steigt die Anzahl der fettleibigen Kinder (derzeit bereits ca. 20 Millionen) dramatisch an. Forscher fanden heraus, dass Zucker im Belohnungssystem des Gehirns dieselben Reaktionen erzeugt wie süchtig machende Drogen. (Antony Sclafany, New York)

Mit diesem sinnvollen Überlebensprinzip spielt auch die Werbung, wenn uns Versicherungen Vorsorgeprodukte und Banken Zukunftspakete anpreisen. Auch wenn wir in den westlichen Industrieländern glücklicherweise nichts mehr vom täglichen Kampf um die Nahrungszufuhr wissen, weil sie uns im Überfluss in jedem Supermarkt zur Verfügung steht, ist dieses Überlebensprinzip eingeprägt. Lange Hungerphasen oder Diäten versetzen den Körper in Panik, so als wären wir heute noch Bewohner der Savanne, die tagelang keine Tiere erlegen.

Proteine

Proteine sind Eiweiße, die im Körper in kleine Bausteine, zu Aminosäuren, zerlegt werden. Die *essenziellen* Aminosäuren können vom Körper nicht gebildet werden, brauchen also die Nahrungsmittel als Zufuhr. Die *nicht essenziellen* Aminosäuren kann der Körper aus Kohlenstoff und Stickstoff selbst aufbauen (synthetisieren).

Essenzielle Aminosäuren kommen ausreichend in Milchprodukten, Fleisch, Fisch, Eiern, Blattgemüse, Gemüse, Nüssen und Sojabohnen vor, mit einer Ausnahme, der Aminosäure Methionin. Diese ist Bestandteil von Vollkorngetreide, Sonnenblumen und Sesam.

Proteine in Kombination mit Glukose (Glykoproteine) oder mit Fettsäuren (Lipoproteine) sind wichtige Bausteine für Blut (Gammaglobulin), Kollagen des Bindegewebes, Muskel- und Organgewebe, Transportproteine für Blutbestandteile (Hämoglobin), Hormone und Metalle. Weiter werden alle Botenstoffe (Neurotransmitter), Enzyme, Immunproteine, die biogenen Amine wie Dopamin und Histamin sowie die Grundbausteine der Zellen aus Aminosäuren gebildet und wir benötigen sie zu Zellneubildungen in der Schwangerschaft und zur Zellreparation.

Durch diese überaus komplexen und lebenswichtigen Aufgaben nimmt der Körper Proteine nur in geringem Ausmaß als Energiequelle in Anspruch. Wird jedoch bei Hunger oder Diäten wenig Kohlenhydrate zugeführt, muss der Körper seine Proteine in Energie umbauen. Dabei bedient er sich der Muskelmasse. Sie freuen sich vielleicht über einen Gewichtsverlust bei Ihrer Diät, den sie über den Abbau der Muskulatur und nicht über den Abbau der Fettpölsterchen erreichen. Als Folge davon verlieren Sie die Halte- und Stützfunktion der Muskulatur, und die Immunabwehr wird geschwächt.

Basen ?

Achtung bei Diäten

Proteine und Fette können ohne Kohlenhydrate nicht richtig abgebaut werden. Die Fettspeicherung nimmt zwar ab, allerdings auf Kosten einer Erhöhung der Fettwerte im Blut, mit all den bekannten Konsequenzen wie Arteriosklerose und Infarktrisiko. Auf Dauer kann es zu einem gefährlichen Ungleichgewicht im Säure-Basen-Haushalt kommen (Ketonkörper), was Stoffwechselstörungen wie Gicht begünstigt. Die erhöhte Zufuhr von Proteinen führt auf die Dauer zur Schädigung der Nieren.

Anhand einer deutschen Studie zeigte sich, dass das Risiko für Kinder übergewichtig zu werden nicht nur am Bewegungsmangel liegt, sondern auch an zu hoher Proteinzufuhr in den frühen Lebensmonaten. Erhöhte Proteinzufuhr stimuliert im Körper die Insulinbildung und den »Insulin-like growth factor«. Das könnte die Ursache für eine vermehrte Bildung von Fettzellen sein.

Fette

Fette werden aus tierischen Produkten oder aus Pflanzen, immer häufiger auch in der chemischen Industrie gewonnen. Neben Eiweiß, Kohlenhydraten, Vitaminen und Mineralstoffen sind auch Fette für unsere Gesundheit unentbehrlich und lebensnotwendig für unseren Körper.

Fette sind wichtige Energielieferanten. Die gleiche Menge an Proteinen oder Kohlenhydraten liefert nur halb so viel Energie wie die Fette. Fette kommen in der Natur und in unserem Körper in unterschiedlicher biochemischer Form vor. Je nachdem, ob ein Fett bei Raumtemperatur fest oder flüssig ist, spricht man von Fett oder fettem Öl. Fette und Öle werden sowohl als Nahrungsmittel – in Form von Speisefetten und Speiseölen – als auch technisch zum Beispiel als Schmierstoff (Schmierfette, Schmieröle) eingesetzt. Tierische Fette werden meist direkt aus dem Fettgewebe geschmolzen (Schmalz, Tran, Talg) oder auch aus Milch gewonnen.

Pflanzliche Öle und Fette werden durch Pressung oder Extraktion mit Dampf oder Lösungsmitteln aus Ölpflanzen oder Ölsaat gewonnen. Durch die Raffination zur Entfernung unerwünschter Inhaltsstoffe werden die Fette für den Menschen nutzbar gemacht.

Nahrungsfette haben folgende Aufgaben zu erfüllen:
1. Energielieferant: Fett ist unser größter Energielieferant. 1 Gramm Fett liefert 9 kcal/37 kJ, das ist mehr als doppelt so viel Energie wie aus Eiweiß oder Kohlenhydraten gewonnen werden kann.
2. Lieferant der essenziellen Fettsäuren: diese lebensnotwendigen Fettsäuren können vom Körper nicht selbst gebildet werden und müssen daher mit der Nahrung zugeführt werden. Eine der wichtigsten von ihnen ist die Linolsäure, welche vorwiegend in Sonnenblumen-, Maiskeim- und Distelöl vorkommt.
3. Träger fettlöslicher Vitamine (A, D, E, K): einerseits enthalten pflanzliche Fette (z. B. Sonnenblumen- oder Maiskeimöle) diese Vitamine, andererseits sind Fette notwendig, damit diese Vitamine aus anderen Nahrungsmitteln (z. B. Vitamin A aus Karotten, Vitamin K aus Kohlgemüse usw.) vom Körper optimal aufgenommen werden können.

Körperfette kann der Körper selber aufbauen, sie dienen ihm als
▶ Stütze und Polster für innere Organe und das Nervensystem.
▶ Wärmeisolierung – Fett als Isolierschicht ist wichtig zur Regulierung und Konstanthaltung der Körpertemperatur.

Depotfett als Energiespeicher

▸ Energiedepot – Körperfette dienen als Energiereserven, die bei Bedarf vom Körper genutzt werden können.

Das Depotfett als Energiespeicher im menschlichen Körper stammt aus dem mit der Nahrung aufgenommenen Fett, oder aus in anderer Form dem Körper zugeführter Energie (Zucker und Eiweiß), die in Fett umgewandelt wird.

Während einer Hungerperiode oder anderen körperlichen Mangelzuständen (z. B. einer chronischen Erkrankung) greift der Körper auf seine Energiereserven zurück. In den sogenannten »guten Zeiten« werden diese Depots entsprechend aufgefüllt. Der Mensch ist von Urzeit an so programmiert, dass er mit jeder Nahrungsaufnahme diese Nahrung in Form von Energie speichert, um für schlechte Zeiten gewappnet zu sein. Schließlich weiß er ja nicht, wann die nächste Nahrungszufuhr stattfinden wird, zum Beispiel noch am selben Tag oder erst in einer Woche. Diese Energiespeicherform ist sehr gewichts- und platzsparend. Würde zum Beispiel ein Vogel seinen Energievorrat in Kohlenhydraten statt in Depotfett anlegen, könnte er nicht vom Boden abheben.

Dieses Verhalten hat sich bis heute, trotz unserer Wohlstandsgesellschaft, nicht geändert.

Die Deutsche Gesellschaft für Ernährung (DGE) empfiehlt eine tägliche Fettzufuhr von 60–80 g, was 25 % der zugeführten Kalorienmenge entspricht. Dabei darf es laut DGE durchaus zu kleineren Überschreitungen kommen, sofern in den folgenden Tagen die Fettzufuhr wieder etwas reduziert wird.

Neben ihrer Rolle als Energielieferant sorgen die Nahrungsfette auch dafür, dass die fettlöslichen Vitamine A, D, E und K vom Organismus resorbiert (aufgenommen) werden können. Daher sollten bestimmte Gemüse wie Karotten, Karfiol, Feldsalat, Paprikaschoten und Tomaten immer mit etwas Fett verspeist werden.

Das können ein paar Tropfen Öl im Karottensaft, etwas Öl auf dem Salat oder ein wenig Butter zum Dünsten sein.

Im Körper werden die fettlöslichen Vitamine meist in der Leber gespeichert. Daher ist die unkontrollierte Einnahme dieser Vitamine, zum Beispiel als Nahrungsergänzungsmittel in Form von Kapseln, nicht nur sinnlos, sondern auch gefährlich, da es zu einer Überdosierung kommen kann.

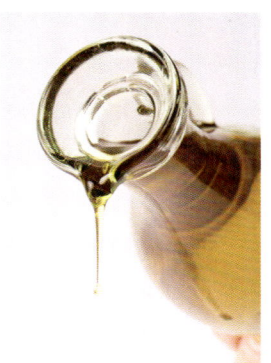

Was heißt gesättigte und ungesättigte Fettsäure?
Gerade in Werbeslogans wird immer wieder damit geworben. Diese Unterscheidungsmerkmale bezeichnen die chemischen Verbindungen der Fettsäuren miteinander. Je mehr Fettsäuren miteinander verbunden sind, desto höher ungesättigt sind sie.

Etwas einfacher ist es, wenn man sich die Konsistenz des Fettes ansieht.

Je mehr ungesättigte Fettsäuren enthalten sind, desto flüssiger ist das Fett und umso gesünder ist es für den menschlichen Körper. In diese Kategorie gehören alle pflanzlichen Öle, die bei Zimmertemperatur flüssig sind. So bestehen tierische Fette größtenteils aus gesättigten Fettsäuren und pflanzliche aus einfach und mehrfach ungesättigten Fettsäuren.

Es gibt keine guten und schlechten Fette – allein die Dosis macht das Gift.

Mehrfach ungesättigte Fettsäuren
Sie sind unersetzlich als Vorstufe für die Bildung bestimmter Hormone und als Baustoff von Zellmembranen. In der Gruppe der mehrfach ungesättigten Fettsäuren sind vor allem die Omega-3- und die Omega-6-Fettsäuren interessant. Für den Stoffwechsel zeigen diese Fettsäuren einen positiven Effekt auf den Cholesterinspiegel und somit auf die Gesundheit. Sie erhöhen das

HDL-Cholesterin, also das »gute« Cholesterin, und senken das LDL-Cholesterin, das sogenannte »böse« Cholesterin.

Omega-3- und Omega-6-Fettsäuren

Omega-3-Fettsäure ist in Pflanzenölen aus Leinsamen, Raps, Walnüssen und Soja enthalten. Eine ausreichende Versorgung mit Omega-3-Fettsäuren ist deshalb so wichtig, weil etwa 30 % der Fettmasse des Gehirns aus der Omega-3-Fettsäure DHA besteht. Daher sind sie in jeder Lebensphase notwendig: egal ob Babys, Jugendliche, Erwachsene oder Senioren – alle benötigen diese Fettsäuren. Omega-3-Fettsäuren sind derzeit ein großer Werbeträger, sogar Fischstäbchen für Kinder werden damit angereichert.

Omega-6-Fettsäuren sind in Sonnenblumenöl, Maiskeimöl, Sojaöl oder Distelöl enthalten. Die Omega-3- und Omega-6-Fettsäuren spielen bei der Entzündungsbekämpfung eine bedeutende Rolle. Während Omega-6-Fettsäuren das Entzündungsgeschehen verstärken, wird es von Omega-3-Fettsäuren ausgebremst. Ein Zuviel an Omega-6-Fettsäuren behindert die günstige Wirkung von Omega-3-Fettsäuren. Laut der Deutschen Gesellschaft für Ernährung (DGE) sollte das ideale Verhältnis von Omega 3 zu Omega 6 bei einer ausgewogenen Ernährung 1:5 betragen.

Vereinfacht gesagt: Mehr Abwechslung bei Ihren Speiseölen, weniger Sonnenblumenöl oder Maiskeimöl zugunsten von mehr Rapsöl, Leinöl, Walnussöl oder fettreichem Seefisch.

Omega-3-Fettsäuren sind wegen ihrer gefäßerweiternden Wirkung und wegen ihrer Gerinnungshemmung (das Blut wird dadurch flüssiger) wichtig für die Prävention von Herz-Kreislauf-Erkrankungen. Zusätzlich fördern sie die Hirnleistung, da sie die allgemeine Durchblutung steigern und so die Sauerstoffversorgung des Gehirns verbessern. Sie fördern die Gehirnentwicklung und haben eine positive Wirkung auf das Immunsystem.

Eine Studie zeigt, dass Omega-3-Fettsäuren keinen eindeutig positiven Einfluss auf Arteriosklerose und Herzinfarktrisiko haben. (38)

Aus dem aktuellen Ernährungsbericht des Gesundheitsministeriums geht u. a. hervor: Die österreichische Bevölkerung ist ausreichend mit Omega-Fettsäuren versorgt. Eine zusätzliche Aufnahme ist nicht erforderlich.

Die entzündungshemmende Wirkung könnte bei entzündlichen Erkrankungen wie zum Beispiel bei Rheuma von Nutzen sein. Omega-6-Fettsäuren dagegen sind stark gefäßverengend und fördern die Blutgerinnung, wodurch das Blut dickflüssiger wird. Das Zusammenspiel beider in der richtigen Menge gewährleistet die Balance, wie sie in der Yin/Yang-Theorie beschrieben wird. Ein Zuviel an Omega-3-Fettsäuren kann genauso schädigend wirken wie ein Zuviel an Omega-6-Fettsäuren. Das Risiko der Überdosierung bei einseitiger intensiver Zufuhr in Form von Nahrungsergänzungen ist daher nicht abschätzbar.

Fettsäuren, die Sie meiden sollten

Gesättigte Fettsäuren können im Übermaß den Fettstoffwechsel belasten. Sie kommen vorwiegend in tierischen Nahrungsmitteln wie Schmalz, Butter, Fleisch und Wurstwaren vor. Erkennen kann man die gesättigten Fettsäuren an ihrem vergleichsweise hohen Schmelzpunkt, d. h. sie liegen vor allem in fester Form vor. Eine erhöhte Aufnahme von gesättigten Fettsäuren sowie auch von Transfettsäuren erhöht das Risiko für Entzündungsprozesse in den Gefäßen. Diese können Vorläufer für Herz- und Kreislauf-Erkrankungen sein.

Gesättigte Fettsäuren

Transfettsäuren kommen von Natur aus in Milch und Körperfetten von Rindern vor. Diese Fettsäuren entstehen bei der industriellen Fetthärtung sowie beim Erhitzen von mehrfach ungesättigten Fetten ab etwa 130 °C, was beim Braten und Frittieren rasch erreicht wird. Die Nahrungsmittelindustrie verwendet minderwertige Fettträger, um billig Convenience-Produkte und Fast Food herzustellen.

Transfettsäuren

Die durchschnittliche Aufnahme von Transfettsäuren pro Kopf und Tag beträgt zirka 3 bis 4 g. Diese Menge reicht aus heutiger

Sicht nicht aus, um den Cholesterinspiegel signifikant zu erhöhen. Entwarnung kann dennoch nicht gegeben werden, da es je nach individueller Ernährungsweise deutliche Unterschiede in der Aufnahme geben kann. In den USA beispielsweise werden bis zu 15 g dieser Fettsäuren täglich aufgenommen.

Die größte Risikogruppe stellen Kinder und Jugendliche der Fast-Food-Generation dar. Sogar Säuglinge scheinen eine große Risikogruppe zu sein. Die Menge von Transfettsäuren in der Muttermilch korrelieren stark mit der Menge, die die Mutter ca. zwei Tage vorher aufgenommen hat. So kann das Neugeborene über die Muttermilch häufig beträchtliche Mengen aufnehmen. Diese Fettsäuren werden gerade beim Säugling in großen Mengen in Membranen (z. B. des Gehirns) eingebaut.

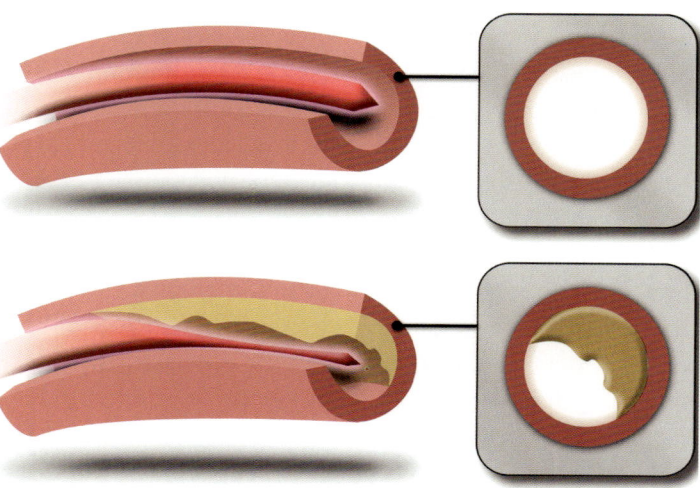

Gefäßverengende Wirkung von Omega-6-Fettsäuren

Für diese Produkte werden feste und hitzebeständige Fette benötigt, somit muss pflanzliches Öl gehärtet werden. Die Folge ist, dass Pommes Frites, Chips, Margarine, Wurstwaren, Croissants, Donuts, Nuss-Nougat-Aufstriche, eingedoste Fleischwaren, Fertigmenüs, Suppenwürfel, Soßenpulver, Wurst, Käse, Light-Produkte usw. oft einen hohen Anteil an Transfetten enthalten (siehe auch Convenience Food).

Die Cholesterin-Hysterie

Cholesterin wird heute als Fettbegleitstoff bezeichnet, ähnlich wie Vitamin A und E. Es wird als Vorläufer der Produktion von lebenswichtigen Hormonen der Nebennierenrinde, wie Cortisol und Sexualhormonen, sowie den Gallensäuren gebraucht und ist ein wichtiger Baustein für Gehirn und Nervengewebe. Es kommt in allen unseren Körpermembranen als Stützsubstanz vor.

Unser Körper kann sich nicht darauf verlassen, eine so wichtige Substanz wie Cholesterin eventuell zu vermissen, daher produziert die Leber zirka 50 % des benötigten Anteils selbst. Den Rest holt er sich aus tierischen Fetten und Eidotter aus der Nahrung. Schränken wir also die Zufuhr von Cholesterin ein, weil wir einen zu hohen Plasmaspiegel im Blut haben, so produziert der Körper einfach nach, es ändert sich also gar nichts. Inwieweit die Höhe des Cholesterinspiegels im Blut mit dem Risiko an Arteriosklerose zu erkranken korreliert, ist nicht eindeutig geklärt. Völker wie die Inuit, die nahezu ausschließlich tierische Fette und Trane als Nahrungsgrundlage haben, zeigen keine erhöhten Cholesterinwerte im Blut.

Schilddrüsenhormone und Östrogene senken die Konzentration von Cholesterin. Das ist zum Beispiel der Grund dafür, dass im Klimakterium die Cholesterinwerte ansteigen können.

> Gäbe es das Cholesterin nicht, so würden wir förmlich auseinanderfallen.

Eine kleine Geschichte zur Cholesterin-Hysterie

In den letzten Jahren ist es gelungen uns soweit zu manipulieren, dass die Worte »fettarm« und »fettfrei« als Synonym für weniger Fettpolster und ein gesundes Herz gesehen werden. Den Herstellern von weiter verarbeiteten Nahrungsmitteln ist dieser Gedanke überaus angenehm, können sie doch den Eindruck vermitteln, Nahrungsmittel-Imitate könnten bei intelligenter Anwendung der Lebensmitteltechnik noch besser sein als ihr Ausgangsprodukt. Am Beispiel Margarine ist dies deutlich zu sehen. Margarine galt im 19. Jahrhundert als minderwertiger Ersatz für Butter. Als um 1950 durch wissenschaftliche Forschung die Hypothese aufkam, dass Fette zu Arteriosklerose und erhöhtem Herzinfarktrisiko führen, war den Margarineherstellern klar, dass sie ihr Produkt intelligent vermarkten konnten. Sie entfernten die »schlechten Nährstoffe« wie Cholesterin und gesättigte Fettsäuren und fügten »gute Nährstoffe« wie mehrfach ungesättigte Fettsäuren und Vitamine hinzu. Das Geniale an ihrem Kunstprodukt war, dass je nach neuen wissenschaftlichen Erkenntnissen neue »gute Nährstoffe« zugesetzt werden konnten. In diesem Zusammenhang wurde übersehen, dass die an sich gesunden Pflanzenöle, die mit Wasserstoff ruiniert wurden, um bei Raumtemperatur fest zu werden, durch ihre Transfette genau das verursachten, was sie vorgaben zu verhindern, nämlich erhöhtes Herzinfarkt- und Krebsrisiko. (36)

Arteriosklerose ist überdies offenbar keine typisch neuzeitliche Erkrankung: Ägyptische Forscher haben 22 bis zu 3.500 Jahre alte Mumien per Computertomografie untersucht. Neun hatten gefährliche Gefäßverengungen. (37)

Forscher der Medizinischen Universität Wien konnten zeigen, dass das »gute« HDL-Cholesterin nicht zwangsläufig »gut« ist, sondern unterschiedliche Qualitäten hat. So kann es u. a. auch zu chronischen Entzündungen der Gefäßwände führen und damit das Risiko einer Herz-Kreislauf-Erkrankung erhöhen. (36a)

> **Herz-Kreislauf-Erkrankungen** sind die Todesursache Nummer 1 in den Industrieländern. Immer mehr Studien befassen sich daher derzeit mit der Möglichkeit, den Cholesterinwert auf natürliche Weise zu senken. Neueste Ergebnisse beschreiben Artischockenextrakt, Bergamotten-Öl, Koriandersamen, Kümmel, Austernpilze als wirksam.
> **Achtung Statine** (Cholesterinsenker)! – In Kombination mit anderen Medikamenten, z. B. bestimmten Antibiotika (Makrolide, Ciprofloxacin) und Antipilzmitteln (Itraconazol) können unliebsame Nebenwirkungen an der Muskulatur auftreten. Achten Sie daher auf Symptome wie Muskelschmerzen.

Auflösung der Qigong-Übung

Haben Sie bemerkt, dass Sie, sobald Sie beim Atmen lächeln, viel tiefer und entspannter atmen als davor? Sehr gut! Das ist der Sinn dieser Übung. Das Zwerchfell bewegt sich freier, damit wird durch die Sogwirkung das Venenblut in seinem Rückfluss zum Herzen unterstützt, und die gesamte Blutzirkulation wird angeregt. Die Durchblutung der Organe verbessert Ihre Leistung, die Haut wird durch die bessere Durchblutung rosig und strahlend. Sie fühlen sich energetisch, kraftvoller und attraktiver. Allerdings nur bei regelmäßiger Übung!

Kapitel III

Fast Food, Nahrungsergänzung und »the modern way of life«

Keine Liebe ist aufrichtiger, als die Liebe zu gutem Essen.
(G. B. SHAW)

Wenn Sie Fast Food hören – woran denken Sie? An Pizza, Burger, Pommes und McDonald's?

Ist nicht auch der gute alte Würstelstand mit seinen verschiedenen Angeboten von Frankfurter Würstel bis Debreziner Fast Food?

Was ist so »magisch« an diesem Hamburger? Wohl vor allem seine Werbekampagne und sein Management! Das geniale weltweite Werbekonzept wirkt speziell auf Kinder und Jugendliche beinahe suggestiv. Aber auch wir Erwachsene können uns dieser Magie kaum entziehen.

Was ist Fast Food eigentlich?

Unter Fast Food versteht man schnelles Essen oder schnell zubereitete Speisen, die für einen raschen Verzehr produziert werden. Sie finden Definitionen wie »Essen aus der Hand«, »Häppchen beim Small Talk« oder »Junk Food – außen hui, innen pfui«, »Abfall- oder Müll-Essen«, so die Bedeutung des amerikanischen Ausdrucks Junk Food.

Das Oxford Dictionary definiert Junk Food etwas vornehmer als »Nahrungsmittel, das sich an einem populären, vor allem jugendlichen Geschmack orientiert und wenig ernährungsphysiologischen Wert hat.«

Die Zeitspanne zwischen Bestellung und Erhalt des Produktes beträgt meist weniger als 10 Minuten. Aus heutiger Sicht sind das einfache Schnellgerichte, Imbisse oder Snacks. Ausgangsprodukte sind oft Fertignahrung oder Zubereitungen aus Halbfertigprodukten, Kühl- oder Tiefkühlware wie vorgeschnittene Pommes frites, vorgebackene Fertigpizzen, tiefgefrorene Hamburger oder Frühlingsrollen. Häufige Zutaten sind z. B. Weizenmehl, Zucker und gehärtetes Pflanzenfett. Die letzte Stufe der Zubereitung soll so wenig Zeit wie nur möglich kosten und findet zumeist im Mikrowellenherd statt.

Als Verpackung wird bevorzugt Wegwerfgeschirr verwendet, damit auch der Verkauf über die Straße möglich ist und der Abwasch wegfällt. Der sogenannte Speisengenuss findet dann meist innerhalb weniger Minuten, im Stehen oder gar im Gehen statt. Die Grundidee ist rein wirtschaftlich: je schneller die Gäste eines Fast-Food-Restaurants bedient werden können und je schneller sie den Laden wieder verlassen, umso höher ist der Umsatz des Anbieters, weil wesentlich mehr Menschen in kurzer Zeit verköstigt werden können. Fast-Food-Ketten garantieren dafür eine gleichbleibende Qualität in Zusammenstellung und Geschmack zu nur wenig differierenden Preisen. Auf traditionelle Essensriten und Tischmanieren wird verzichtet. Fast Food galt oder gilt immer noch als die Verkörperung des American Way of Life. So »fast« wie seine Ideologie verbreitet sich seine Anhängerschaft rund um den Globus.

> Rasch zubereitetes Essen für unterwegs

Wer ist die Zielgruppe?

Ein neunjähriger Schüler, leicht übergewichtig, unsportlich, blass und ständig müde, leidet an Pollenallergie und häufigen Durchfällen. Die besorgte Mutter erhofft sich von der TCM eine Besserung der Allergie und der Schulleistung. Im Frühjahr leidet er unter ständig rinnender Nase, Lungenprobleme hat er keine. Seine Schulkameraden machen sich gerne über seinen Bauchspeck lustig, wobei er damit nicht der Einzige in seiner Klasse ist, wie er gleich betont. Seine berufstätige Mutter erzählt mit leicht gequältem Gesichtsausdruck, dass ihr Sohn nahezu täglich am Heimweg von der Schule einen Zwischenaufenthalt im Burger-Lokal einlegt. Das Schulessen schmeckt ihm nicht. Der Knabe verteidigt sich selbstbewusst, dass

Fallbeispiel

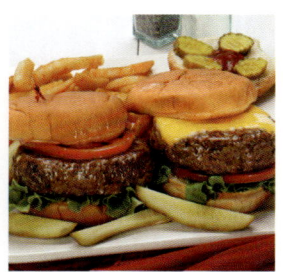

viele Klassenkameraden das ebenfalls tun. Neben Burgern, Pommes und Muffins gehört Cola zu seiner täglichen Ernährung.

In Österreich besuchen ca. 100 Millionen Gäste pro Jahr ein Fast-Food-Restaurant, in Deutschland sind es über 900 Millionen (2008). 90 % der amerikanischen Kinder zwischen 3 und 9 Jahren besuchen zumindest einmal im Monat ein Fast-Food-Restaurant.

Schulkinder sind sicher die Hauptzielgruppe, die von den Fast-Food-Ketten umworben wird. Ein zehnjähriger Knabe stellt den idealen Konsumenten dar, da, wenn er sich daran gewöhnt, vor ihm noch etwa 60 Jahre »McFood«-Konsum liegen. Kinder bringen außerdem immer mindestens eine Begleitperson mit, die dann ebenfalls konsumiert.

Mit Kinderclubs werden die ganz speziellen Vorlieben der Kids umgesetzt. Werbegags wie leuchtende Farben, Clown Ronald als Maskottchen, Spielzeug und Essen, das wie ein Geschenk verpackt wird, wirken fast magisch auf die Kleinen.

Auch die Farben des Logos sind nicht zufällig so gewählt. Rot bedeutet Lebensfreude, es ist die Farbe des Herzens, Gelb als Farbe des Erde-Elements (Magen/Milz) vermittelt Lust aufs Essen.

Konzerne versprechen sich auch von den Schulen einen großen Erfolg. Pizza Hut finanzierte das Lernprogramm »Book it!«, in dem die Prämien für bestandene Leistungen Pizzen sind. Und natürlich bleiben auch die Schulküchen vom Fast Food nicht verschont.

Fast Food wird nicht nur von großen multinationalen Konzernen angeboten, sondern auch von kleineren Betrieben wie Bäckereien, Fleischereien, Fischgeschäften und Tankstellen. Im Prinzip ist jeder von uns Fast-Food-Konsument: ein Butterbrot ist schnell gestrichen!

Doch der globale Siegeszug von Burger und Co. hat auch Schattenseiten. Er folgt ganz klassisch dem Yin/Yang-Prinzip: Fülle und Überfluss erzeugen Leere und Qualitätsminderung.

Fast Food, Nahrungsergänzung und »the modern way of life«

Es ist schon auffällig, dass sich Schulkinder immer weniger konzentrieren können, ständig müde sind und sich kaum bewegen wollen. Auch grippale Infekte und Allergien haben bei den Kindern gerade in den letzten Jahren rasant zugenommen. Eltern und Lehrer wenden sich sehr oft an den Schulpsychologen, um dieser Tatsache auf den Grund zu gehen. Wir möchten hier nicht die Kompetenz des Psychologen in Frage stellen, vielmehr geht es darum, dass energiearme Ernährung nichts anderes kann als müde und schlapp zu machen.

Was isst ein durchschnittliches Kind unter der Woche? Nehmen wir gleich unseren eingangs beschriebenen Knaben her: das Frühstück besteht aus einer Buttersemmel mit Nutella und einem Kakao, oft hat er aber keinen Hunger und nimmt sich die Semmel zur Jause mit. In der Schule gibt es seit zirka einem Jahr einen Getränke- und Snackautomaten. In der Pause dürfen sich die Kinder Getränke wie Cola oder Fanta kaufen oder auch einen Snack, meist ein gekühltes Sandwich oder einen Schokoriegel. Das Mittagessen fällt oft aus, weil unser kleiner Patient nach der Schule zirka dreimal pro Woche mit ein paar Freunden in das Fast-Food-Restaurant geht, das gleich um die Ecke liegt. Jetzt kommt die warme Mahlzeit mit Burger, Pommes und Apfeltasche. Die Kinder sind guter Dinge, die Müdigkeit ist wie weggeblasen. Zu Hause angekommen müssen die Hausaufgaben noch warten, denn schließlich ist noch ein Pflichttermin, die nächste »Star-Wars«-Serie, einzuhalten. Mit ein paar Gummibärli, Chips und Cola zero wird es jetzt so richtig gemütlich. Beim gemeinsamen Abendessen ist der Hunger nicht mehr sehr groß, ein paar Löffel Gemüse und Kartoffeln schmecken fad und müssen reichen, die Schokopalatschinken zur Nachspeise werden aber nicht ausgelassen.

In den aufgezählten Nahrungsmitteln befindet sich sehr viel Zucker, aber auch Zuckerersatzstoffe (Cola Zero) und eine Reihe

Fast-Food-Konsum steigert die Krankheitsanfälligkeit.

Wo liegt das Problem?

von Geschmacksverstärkern und Fett, damit es so richtig schmeckt. Diese vielen chemischen Zusatzstoffe kennt der Körper nicht und kann sie auch nur schwer verdauen. Das bedeutet, dass der Magen-Darm-Trakt die gesamte Energie zum Verdauen benötigt, und das macht müde. Unser Körper bezieht keine Energie aus diesen Nahrungsmitteln, im Gegenteil, er muss noch mehr Energie bereitstellen um diese Nahrung überhaupt verdauen zu können. Dadurch befindet er sich in einem ständigen energetischen Defizit. Wie soll man sich da in der Schule noch konzentrieren können? Auch für Sport oder Bewegung fehlt einfach die Kraft. Nur zum Fernsehen können sich die Kinder gerade noch aufraffen. Die Geschmacksverstärker sind so »designed«, dass sie uns praktisch süchtig machen und eine normal gewürzte Speise gar nicht mehr schmeckt. Durch die Zusatzstoffe wird ein Glücksgefühl ausgelöst, den Kindern läuft ständig das Wasser im Mund zusammen, sodass sie ein normales Sättigungsgefühl nicht mehr spüren. Dadurch essen sie auch wesentlich mehr als notwendig. Da Burger, Pommes und Chips auch sehr fett sind, kommt es bei den Kindern immer häufiger zu Übergewicht.

Wir sind überzeugt, dass schlechte Schulleistungen und Übergewicht oft im direkten Zusammenhang mit schlechter Ernährung stehen.

So sollten etwa in Schulen und Kindergärten nicht tiefgekühlte Fertigprodukte in der Früh geliefert und dann für das Mittagessen aufgewärmt werden, denn dadurch erhöht sich u. a. der Histamingehalt (siehe Kapitel IV). Um das Problem zu lösen, müssen auch die Institutionen selbst in die Diskussion mit einbezogen werden. Ein einfaches, aber dafür frisch gekochtes Mittagessen muss möglich sein. Einige Schulen und Kindergärten konnten das schon durchsetzen, der Großteil aber noch nicht.

Ein Fast Food-Restaurantbesuch ein oder zwei Mal im Monat ist sicher kein Problem, drei Mal pro Woche ist aber zu oft.

Fertigprodukte machen müde

Müde Menschen greifen verstärkt zu Junk Food. MRT-Bilder von gesunden Probanden zeigten, dass sie nach mehrtägigem Schlafentzug nicht mehr in der Lage waren, eine sinnvolle Ernährungsauswahl zu treffen. (SLEEP 2012)

Fast Food im Sinne von »schnell zubereitet« ist die viel bessere Lösung.

Frische und unbelastete Nahrungsmittel sind in der chinesischen Ernährungslehre von größter Bedeutung, da sie das meiste Qi enthalten und dadurch optimal ihre spezifische thermische Wirkung entfalten. Durch industrielle Verarbeitungsprozesse wie Konservieren, Tiefkühlen, Färben und Geschmacksverstärken etc. geht Qi verloren und die Nahrungsmittel verlieren an Qualität.

> F. P. Popp untersucht seit Jahren die Qualität von Lebensmitteln, indem er ihre Biophotonen-Ausstrahlung misst. Biophotonen sind Lichtquanten, die durch Stoffwechselprozesse in lebenden Organismen entstehen. Er verglich z. B. frische Tomaten, Tomaten aus dem Supermarkt und lange gelagerte Tomaten in einem Wochenmarkt. Je frischer geerntet das Gemüse, desto höher ist die Biophotonen-Strahlung. Das bedeutet, der Nährstoffgehalt ist im frischen Zustand am höchsten. (39)

Darauf sollten wir uns wieder besinnen und uns möglichst saisongerecht ernähren. Keine Angst, auch im Winter überfällt uns nicht der große Vitaminmangel. Wintergemüse wie verschiedene Kohlsorten, Rot- und Sauerkraut, Kürbis, Lauch und Zwiebeln sind reich an Vitaminen und Mineralstoffen. Richtig zubereitet wärmt uns dieses Gemüse auch. Es ist also wirklich nicht notwendig im Winter Zitrusfrüchte aus dem Süden in großen Mengen zu importieren und zu konsumieren. Zitrusfrüchte sind kühlend und befeuchtend und helfen uns im Sommer die große Hitze zu ertragen. Im Winter ist diese Wirkung kontraproduktiv.

»Schnelles Essen« muss nicht ungesund sein.

Man muss nicht Ernährungswissenschaften studiert haben um zu wissen, was einem gut tut. Vertrauen Sie wieder Ihrer Intuition, wir sind überzeugt, dass Sie zum richtigen Nahrungsmittel greifen. Viele Menschen zwingen sich im Winter Obst und Salat zu essen, weil es doch so gesund ist, und weil sie Angst haben, einen Nährstoffmangel zu erleiden. Diese Ängste werden durch gezieltes Marketing auch ständig geschürt. Es ist nur erstaunlich, dass trotz der Vitaminzufuhr mit dem ersten kalten Herbsttag eine Grippewelle einsetzt, die dann fast den ganzen Winter hindurch anhält!

> Fast Food oder Speisen, die schnell zubereitet werden, können durchaus gesund sein und gut schmecken.

Saisonale Nahrungsmittel haben hingegen genau die Thermik und Inhaltsstoffe, die zu dieser Jahreszeit vom Körper benötigt werden.

Jedes Gemüse kann schnell gegart, gedünstet oder gebraten werden, mit heimischen Küchenkräutern gewürzt wärmt es uns auch gleich. Dazu Kartoffeln oder Reis kochen – keine große Sache. Auch für Fisch und Fleisch gibt es viele schnelle und gute Rezepte (siehe Fast-Food-Rezepte im Anhang).

Biologische Lebensmittel

Biologische Lebensmittel sind prinzipiell zu empfehlen. Es ist nur zu bedenken, dass auch diese diverse Zusatzstoffe enthalten, wenn auch viele davon natürlicher Herkunft sind. So ist zum Beispiel Hefe ein natürlicher Zusatzstoff. Immer wieder besuchen uns Patientinnen mit Ausfluss (Fluor vaginalis), der durch Pilzinfektionen (Candida) entsteht. Candida ist ein Hefepilz, der sich sehr gern in der Dünndarmschleimhaut ansiedelt und oft sehr hartnäckig ist. Er ernährt sich besonders von Zucker und Weizenmehl. Mit Hefe angereicherte Produkte werden daher nicht gut vertragen und können Beschwerden wie Blähungen, Durchfall, Völlegefühl, chronische Müdigkeit und Heißhunger auf Süßes hervorrufen. Informieren Sie sich über die jeweiligen Zusätze auch in Bioprodukten, denn biologisch ist nicht immer gleichbedeutend mit gesundheitlich verträglich. Zusatzstoffe in Bioprodukten sind häufig verschleiert deklariert.

Bestehen Verdauungsprobleme über einen längeren Zeitraum, ist es wirklich verblüffend, wie lange diese Beschwerden ignoriert werden. Viele Menschen sind nicht bereit der Ursache auf den Grund zu gehen und einen Zusammenhang mit der Ernährung herzustellen. Jedem noch so kleinen »Wehwehchen« schenken wir mehr Aufmerksamkeit als unserem Darm. Wenn wir uns verletzen, wird alles Mögliche unternommen, um eine rasche Heilung zu erzielen. Schonung und eine Reihe von entlastenden Maßnahmen stehen an oberster Stelle. Geht es unserem Darm nicht gut, denken wir gar nicht daran ihn zu schonen: er ist die Tabuzone unseres Körpers. Bekanntlich kommt aber die »Kraft aus der Mitte«, weil unsere Körpermitte die Verdauung ist. Ist sie schwach, sind wir kraft- und energielos. Jetzt ist es wichtig auf Burger und Pommes zu verzichten und auf wärmende und gekochte Speisen umzusteigen. Suppen bieten sich besonders an. Überhaupt werden warm zubereitete Speisen gut verdaut und liefern die nötige Energie um die Verdauung wieder zu stärken. Möglicherweise reicht das noch nicht aus, um alle Beschwerden zu beseitigen, aber ohne Ernährungsumstellung wird eine Besserung nicht möglich sein.

Wann immer wir mit Patient/innen dieses Thema besprechen, erhalten wir die gleiche Reaktion: »Ja, aber ich habe keine Zeit zum Kochen«. Dabei muss Kochen nicht zeitaufwendig sein! (siehe Rezeptteil)

Fast Food ist keine Erfindung der Moderne.

Ist Fast Food wirklich »the modern way of life«?

Bereits in der Antike waren Vorläufer der Schnellrestaurants weit verbreitet. Schon bei den olympischen Spielen im antiken Griechenland (500–300 v. Chr.) wurde Fast Food angeboten.

Im römischen Circus Maximus wurden neben Souvenirs und Obst auch Pasteten, gebratene Fische, Fleischspießchen und Käse verkauft.

Außerdem gab es Würstchen, Kleingebäck wie Kuchen, Krapfen oder Waffeln in kleinen Schlemmerstuben und auf Märkten. In allen größeren Städten konnte man fast an jeder Ecke warmes Essen erwerben. Einige solcher Läden, die in ihrer Einrichtung modernen Fast-Food-Buden bereits erstaunlich ähnlich waren, wurden in Pompeji ausgegraben. Da zu dieser Zeit Häuser und Wohnungen häufig keine Feuerstelle besaßen, waren diese Läden oft die einzige Möglichkeit zu warmem Essen zu kommen.

Im Mittelalter, ab dem 12. Jahrhundert, verbreiteten sich Brotzeithütten für die ärmere Bevölkerung. In den höheren Schichten dagegen war Fast Food verpönt. Man pflegte in großen Gelagen zu speisen, während Fast Food der ärmeren Bevölkerung überlassen wurde. Vorläufer der modernen mobilen Esskultur lassen sich im 19. Jahrhundert beobachten, wo aus Russland heimgekehrte napoleonische Soldaten in Frankreich Schnellrestaurants mit dem Lehnwort Bistro (von russ.: bystro = schnell) versahen.

Mobile Händler und Würstelstände verkaufen an die Hungrigen und Durstigen schon seit sehr langer Zeit ihre Waren, z. B. an Bahnhöfen, Häfen oder Märkten. In England etwa bietet man seit langem »Fish and Chips« (früher in Zeitungspapier eingewickelt) der eiligen Laufkundschaft an. Im Prinzip ist der »Schnelle Imbiss« eine sehr bewährte und durchaus traditionelle Form der Gastronomie. Wie all die abwechslungsreichen Köstlichkeiten Asiens zeigen,

Fast Food, Nahrungsergänzung und »the modern way of life«

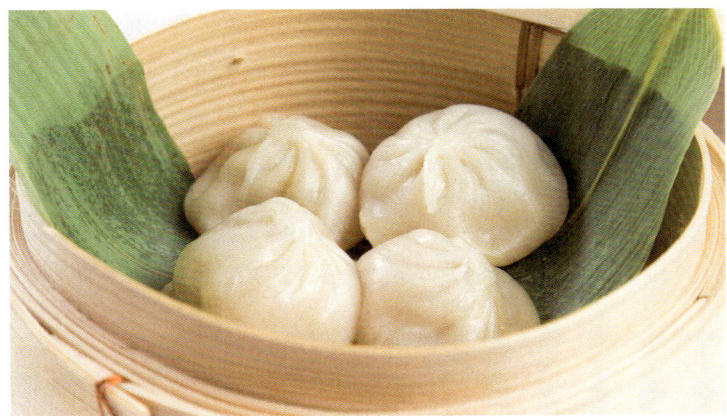

Dim Sum

kann sie ebenso vielfältig und schmackhaft sein wie unsere traditionellen Spezialitäten.

Ab dem 4. Jahrhundert wurde in China gebratenes Fleisch und Gemüse populär. Zu dieser Zeit wurden bereits Teigwaren (Dim Sum) hergestellt, die auf der Straße gehandelt und gegessen wurden.

So gibt es in vielen Ländern eine ausgeprägte, eigenständige Schnellessenskultur, seien es die spanischen Tapas, die deutsche Currywurst, das indische Panipuri und Dahi Vada, Döner Kebab oder japanisches Sushi. Frühlingsrolle und chinesische Nudeln kamen bei uns in den 70er-Jahren in Mode. Sie alle liefern auch einen Nährwert, das heißt, Fast Food muss nicht ungesund sein.

Wie sehr beeinflusst die Fast-Food-Welle unser Leben heute?

Unser Leben wird scheinbar immer schneller und schneller, speziell in den Bereichen Konsum, Technologie, Fortbewegung und Kommunikation. Ein typisches Beispiel dafür beschreibt uns eine Patientin sehr anschaulich:

Fallbeispiel

Unser Körper hat seinen eigenen Zeitplan.

»Täglich läutet mein Wecker um 6.30, spätestens um 7.00 muss ich das Haus verlassen. Um diese Zeit kann ich unmöglich frühstücken, ich bekomme keinen Bissen runter, brauche aber dringend einen Kaffee, um in die Gänge zu kommen. Auf dem Weg in meinen Job versorge ich mich schnell, je nach Lust und Laune, mit einem süßen oder salzigen Gebäck. Zumeist ist mein Vormittag so arbeitsintensiv, dass ich nur zwischendurch ein paar Bissen hinunterschlinge. Zeit für ein Mittagessen habe ich selten, Obst, Nüsse und Kekse retten mich dann über den Nachmittag. Als Energieschub brauche ich mindestens einen Kaffee oder Cola. Vor 19.00 komme ich nie nach Hause. Es ist doch klar, dass ich dann keine Lust mehr habe, mich noch in die Küche zu stellen um zu kochen. Tiefkühlgerichte habe ich immer zu Hause, immerhin besser als Pizza oder Burger.« – Die Patientin klagt über Druckschmerz in der Magengegend, Völlegefühl, Schwäche in der Muskulatur, Müdigkeit und Stuhlunregelmäßigkeiten.

Sie ist kein Einzelfall. Schnelles Essen, zwischendurch verspeist, um Zeit einzusparen, verursacht über einen längeren Zeitraum genau diese Beschwerden. Wir können uns noch so anstrengen, Dinge möglichst schnell zu erledigen, um anschließend mehr Zeit zu haben: unser Körper hat seinen eigenen Zeitplan, er lässt sich nicht bedrängen.

Schneller leben gibt uns nicht mehr Zeit zum Leben, aber vielleicht macht es uns schneller krank. Stress ist die eine Ursache, achtlose Ernährung die andere. Die sogenannte schnelllebige Gesellschaft überlässt das Kochen der Lebensmittelindustrie relativ kritiklos. Nahrungsmittelqualität wird nicht mehr hinterfragt, Esskultur ist ein Sonntagsvergnügen. Und genau das macht sich die Nahrungsmittelindustrie zunutze.

Grundsätzlich sollte der Bedarf an Kohlenhydraten nicht nur durch Brot und Gebäck abgedeckt werden. Der Grund dafür ist, dass wir dadurch wenig Energie erhalten, dafür eine Reihe von Zusatzstoffen. Diese dienen der Haltbarkeit, dem Geschmack und einer verführerischen Optik. Sie können Kartoffeln, Reis, Mais und Gemüse nicht ersetzen. In Ländern wie Frankreich und Italien wird sehr viel Wert auf frisches Brot gelegt, sogar am Sonntag wird gebacken. Dieses Brot ist deshalb völlig frei von Zusatzstoffen und wird daher viel besser vertragen. Auch wenn viele unserer Patient/innen der Meinung sind, sie hätten abends keine Zeit zum Kochen, so zeigen unsere genannten Beispiele, dass Kochen nicht gleichbedeutend ist mit stundenlang in der Küche stehen. Der große Vorteil der selbst gekochten Gerichte ist, dass wir die Kontrolle über die Inhaltsstoffe haben. Dies ist bei den ständig steigenden Fällen von Nahrungsmittelintoleranz ein entscheidender Faktor.

Unserer Bankangestellten raten wir die Tiefkühlkost durch frische Nahrungsmittel zu ersetzen. Diese 10 Minuten mehr Zeit, die sie braucht, um saisonales Gemüse zu schneiden, zu braten oder zu dünsten sowie nach eigenem Geschmack zu würzen, sollten gut in ihr Wohlbefinden investiert sein. Die angegebenen Beschwerden zeigen aus chinesischer Sicht Kälte und Nahrungsstagnation im Magen. Die Nahrungsmittel bleiben zum Teil unverdaut, liegen im Magen und liefern nicht ausreichend Energie. Dies macht sich in Müdigkeit und Schwächegefühl bemerkbar. Darum greift sie mehrmals täglich zu Kaffee, weil dieser kurzfristig das Qi bewegt, wärmt und damit aufputscht.

Essen Sie frische Nahrungsmittel!

Neben Junk Food müssen wir auch das **Convenience-Food** erwähnen, die englische Bezeichnung für »bequemes, erleichterndes Essen«. Für die schnelle Küche zu Hause eignet sich Tiefkühlnahrung (Pizza, Spinat oder Brot zum Aufbacken) besonders gut. Dazu zählen auch vorgefertigte Saucen, Nudel- und Fleischgerichte, deren Zusammensetzung uns häufig verborgen bleibt.

Fast Food, Nahrungsergänzung und »the modern way of life«

Um Nahrungsmittel billig nachbauen zu können und wenn mikrowellenfeste Fertiggerichte so schmecken sollen, als kämen sie direkt aus der Küche eines Haubenkochs, benötigt man wahrlich Hilfe aus dem Reich der Biochemie, Lebensmittelchemie und Technik.

In den letzten Jahren hat sich der internationale Fachausdruck »Systemgastronomie« durchgesetzt. Das bedeutet, dass der Food-Designer dem Haubenkoch immer mehr Konkurrenz macht. Wer das Food-Design beherrscht, kann nicht nur Tiefkühlkost, Suppen, Saucen, Wurst- und Fleischwaren etc. »nachpanschen«, sondern ist auch in der Lage unsere Verzehrfreude so zu beeinflussen, dass wir nicht mehr aufhören wollen zu essen. Bei diesen ausgefeilten Zusammenstellungen wird einfach nichts dem Zufall überlassen. Die meisten Grundnahrungsmittel wie Wurst, Käse oder Brot sowie Fertiggerichte sind ohne Zusatzstoffe kaum noch vorstellbar. Diese Stoffe werden eingesetzt um einerseits die Produkte an die speziellen Erwartungen der Kunden anzupassen, andererseits um die Haltbarkeit der Nahrungsmittel zu verlängern.

Zu diesen Zusatzstoffen oder »funktionalen Additiven«, wie sie auch bezeichnet werden, gehören Emulgatoren, Stabilisatoren, Gelbinder, Schaumbildner, Fettbinder und Fettersatzstoffe sowie der Mundgefühlregulator (z. B. ein Käse-Imitat, das sich anfühlt und schmeckt wie echter Käse). Direkt am Produkt sollten diese Zusätze mit einer bestimmten »E-Nummer« gekennzeichnet sein.

Funktionale Additive sind Zusatzstoffe, die angeblich aus einem typischen Lebensmittel gewonnen werden und sich häufig hinter dem Pseudonym Aroma oder Würze verstecken. Sie geben vor ganz natürlich zu sein und haben somit ein sauberes Etikett (*clean label*).

An dieser Stelle sollten wir endlich zwischen einem Lebensmittel und einem Nahrungsmittel unterscheiden. Lebensmittel sind von der Wortbedeutung her naturbelassenes Leben, ohne Zusatzstoffe zur Konservierung und Verlängerung der Haltbarkeit. So

Lebensmittel versus Nahrungsmittel

könnte man fast sagen: je schneller ein Lebensmittel verdirbt, umso wertvoller ist es. Wie oft legen wir im Supermarkt reifes Obst oder Gemüse wieder zurück, weil es uns verdorben erscheint!

Zu den Nahrungsmitteln zählen hingegen auch Genussmittel, Aromastoffe, Geschmacksverstärker und andere Zusatzstoffe, also alles, was der Mensch zu sich nimmt und so recht und schlecht verträgt.

> Die EU-Basis-Verordnung Lebensmittelrecht unterscheidet nicht zwischen Lebensmittel und Nahrungsmittel. Lebensmittel sind alle Stoffe oder Erzeugnisse, die dazu bestimmt sind oder von denen nach vernünftigem Ermessen erwartet werden kann, dass sie in verarbeitetem, teilweise verarbeitetem oder unverarbeitetem Zustand von Menschen aufgenommen werden (Artikel 2). Zu Lebensmitteln zählen auch Getränke, Kaugummi sowie alle Stoffe einschließlich Wasser, die dem Lebensmittel bei seiner Herstellung oder Be- oder Verarbeitung absichtlich zugesetzt werden. (40) Nicht dazu gehören Futtermittel, lebende Tiere, soweit sie nicht für das In-Verkehr-Bringen zum menschlichen Verzehr hergerichtet worden sind, Pflanzen vor dem Ernten, Arzneimittel, kosmetische Mittel, Tabak und Tabakerzeugnisse, Betäubungsmittel und psychotrope Stoffe, Rückstände und Kontaminanten.

Geschmacksverstärker

Sicher kennen Sie folgenden Werbespot: ein attraktiver junger Mann hört plötzlich ein Läuten an seiner Tür. Eine hübsche junge Frau wollte ihn mit ihrem Besuch überraschen. Der junge Mann kommt nicht in Verlegenheit, denn er kann in seiner Küche im

Handumdrehen ein köstliches Fertigmenü zaubern. Das strahlende Gesicht der jungen Frau deutet an, dass diese köstliche Fertigmahlzeit den Beginn einer glücklichen Beziehung verspricht.

Es könnte durchaus sein, dass diese junge Dame als Patientin zu uns kommt und über Kopfschmerzen und aufgedunsenes Gefühl der Finger (es passen ihre Ringe nicht mehr) klagt. Gurgelnde Darmgeräusche, leichte Übelkeit und phasenweise Schwindel treten unmittelbar nach dem Essen auf. Die Ursache dafür kann sie sich nicht erklären, denn sie ist überzeugt, sich gesund zu ernähren. Dies ist die klassische Form des »China-Restaurant-Syndroms«, zu dem auch noch Symptome wie Gelenksschmerzen, Durchfälle, Hautausschläge und chronische Müdigkeit zählen. In schweren Fällen kann es auch zu allergischen Reaktionen bis hin zum Schock kommen.

Der Grund dafür ist der Geschmacksverstärker **Glutamat**. Glutamat kommt im Körper in natürlicher Form als Bestandteil einer Aminosäure vor und ist ein wichtiger Botenstoff (Neurotransmitter) im Zentralnervensystem. Fast alle proteinhaltigen Lebensmittel enthalten Glutaminsäure, in relativ großen Mengen kommt es in Soja-Eiweiß, in kleineren Mengen im Getreide vor.

Als Geschmacksverstärker verzaubert Glutamat den Gaumen und macht es möglich, dass teure Naturstoffe wie Fleisch, Gemüse, Käse, Kräuter und Gewürze in Speisen eingespart werden können. Es gibt in der Mundschleimhaut auch für Glutamat ganz spezielle Geschmacksrezeptoren, wie wir sie bekanntermaßen für süß, salzig, sauer oder bitter kennen. Diese »Glutamat-Geschmacksrichtung« wird als pikant und würzig definiert und als »Umami« (Köstlichkeit) zum fünften Grundgeschmack gekürt.

Der japanische Forscher Kikunae Ikeda entdeckte die Glutaminsäure in den traditionellen Algenextrakten der japanischen Küche. Er konnte Glutamat extrahieren und nachweisen, dass es für den speziellen Umami-Geschmack verantwortlich ist. Bald danach wurde Glutamat in Japan großtechnisch aus billigem Weizeneiweiß hergestellt. (41)

> Herstellungsverfahren
> Weizeneiweiß wird in Salzsäure zerkocht, um es in seine Aminosäuren aufzuspalten. Erhöht man die Zugabe von Salzsäure, wird die Glutaminsäure aus der Lösung verdrängt und setzt sich am Boden ab. Sie wird abgetrennt und mit Natronlauge versetzt; so entsteht das Natriumglutamat. Um 1960 entdeckte man auch ein bestimmtes Bakterium, das Glutaminsäure produziert. Man züchtete diese Bakterien auf Melasse oder auf Glukosesirup. Die Zugabe von Harnstoff liefert den Mikroben den erforderlichen Stickstoff für die Bildung der Aminosäure. Die Zellen werden dann geerntet und die Aminosäure Glutamat abgetrennt und gereinigt (Produktion ca. 1,7 Mio. Tonnen pro Jahr).

Wie schädlich Glutamat wirklich ist, weiß man nicht. Kein anderer Zusatzstoff wird schon seit so vielen Jahren so heftig diskutiert. Es gibt aber auch fast keine anderen Zusatzstoffe, über die sich die Wissenschaft ebenso bedeckt hält.

Glutamat ist unter dem Kürzel »E 621« deklariert. Unter Bezeichnungen wie Würze und Aroma gibt es sich jedoch auf Etiketten oft kaum noch zu erkennen. Selbst in biologisch hergestellten Nahrungsmitteln wird Glutamat scheinheilig der Hefe zugesetzt und muss als »Hefeextrakt« und somit nicht als E 621 extra deklariert werden. In der Gastronomie kommt E 621 in fast beliebigen Mengen zum Einsatz. Genau hier dürfte das Problem liegen: unerwünschte Nebenwirkungen hängen von der Dosis, der Art der Zufuhr und der individuellen Empfindlichkeit ab. Ob wir zu viel Glutamat zu uns nehmen, lässt sich kaum kontrollieren, da E 621,

> Die EU sieht keine gesundheitlichen Probleme durch Glutamat. Daher gibt es auch keine festgelegten ADI-Werte (siehe Kasten ADI-Wert). Trotzdem wird besonders für Schwangere und Babys eine Höchstmenge von 10 g pro kg Körpergewicht empfohlen.

Aroma, Würze oder Ähnliches Hauptbestandteil vieler Produkte wie z. B. Suppenwürfel, Gewürzmischungen, Fertiggerichte, Tiefkühlkost oder Jogurt ist.

Schauen Sie einmal in Ihren Kühlschrank und lesen Sie nach, welche Zusatzstoffe in Ihren Produkten enthalten sind.

Es existieren zahlreiche Studien, die eine gesundheitliche Schädigung von Glutamat nachweisen, aber nicht beweisen können. Dabei gibt es immer wieder Hinweise, dass höhere Dosen Schädigungen im Gehirn hervorrufen können. Seitdem steht Glutamat im dringenden Verdacht an der Entstehung von Parkinson und Alzheimer beteiligt zu sein. In den USA erkranken jährlich ca. 200.000 Menschen an Alzheimer-Demenz. (42–45)

Einen letzten, sehr interessanten Tierversuch möchten wir hier noch erwähnen: Bei neugeborenen Versuchstieren führte Glutamat in hoher Dosierung zu Unfruchtbarkeit, Kleinwuchs und verstärktem Fettansatz. Diese vermehrten Fettpölsterchen sind nicht dadurch entstanden, dass diese Versuchstiere mehr gefressen hätten, sondern wie man inzwischen weiß, greift Glutamat auch in den Hormonstoffwechsel ein und kann zu einer vermehrten Ausschüttung von Stresshormonen führen.

Beispiel

Kommen wir zurück zu unserem Werbespot: Was hat der attraktive junge Mann wirklich serviert? Betrachten wir doch einmal diese köstlich duftende Suppe etwas näher.

Instant = sofort löslich

So sieht eine typische Instant-Rezeptur aus:

4 g Instant-Hühnerfleisch

2 g Fleisch-Trockenaroma

2 g Salz

2 g Trockengemüse

1 g Fettpulver

0,5 g Schaugewürze

Fast Food, Nahrungsergänzung und »the modern way of life«

0,1 g Suppengrün-Trockenaroma
1 g MSG (Mono-Sodium-Glutamat, E 621)
1 g Speisewürze (HVP, Hydrolysed Vegetable Protein)
0,02 g Inosinat (E 630)
0,02 g Guanylat (E 626)
18 g Instantnudeln
18 g Maltodextrin

All diese Bestandteile werden zu einem kleinen Würfel gepresst; durch Zugabe von kochendem Wasser entsteht innerhalb von etwa 10 Minuten eine löffelfähige Masse Marke »Klare Hühnersuppe«.

Instantnudeln sind ein wahres Wunderprodukt der modernen Technik: nach drei Minuten Ziehen sind sie bereits »gar«. Um das möglich zu machen, durchläuft dieser Nudelteig folgende Prozedur: Triebmittel wie Natrium und Kaliumcarbonat (E 500 und E 501) setzen im Teig Kohlendioxid frei und erzeugen damit eine poröse Struktur. Dadurch wird die Wasseraufnahme und damit das Aufquellen in der Suppe erleichtert. Die kleinen Gasbläschen steuern die Schwimmeigenschaften, und schon können sich die Nudeln zwischen Tellerboden und Oberfläche gleichmäßig verteilen. So sieht das Ganze nach mehr aus und man hat wieder ein paar Nudeln eingespart.

Instant-Fleisch besteht aus getrockneten Fleischkrümeln, kombiniert mit Geschmacksverstärkern wie Glutamat, sogenannten Reaktionsaromen, Puffersalzen und Ascorbinsäure (Vitamin C, E 300), wobei die Ascorbinsäure nicht der Vitaminanreicherung dient, sondern lediglich die Haltbarkeit verlängern soll. Der Zusatz von Natriumbicarbonat (E 500) verbessert die Zartheit der Fleischkrümel.

Fleisch symbolisiert »Kraft« in dieser Mischung, während das Trockengemüse für Natürlichkeit steht. Wichtig ist dabei, dass alle Gemüsekrümel, hergestellt aus Karotten, Erbsen oder Sellerie, gleichzeitig in wenigen Minuten gar sind.

Bei Karotten und Sellerie ist dazu eine Vorbehandlung mittels Explosions- oder Gefriertrocknung notwendig. Bei dieser Explosionstrocknung werden vorgewelkte Gemüsestücke unter hohem Druck auf 120 bis 180 Grad erhitzt und danach schnell abgekühlt. Dabei verdampft das überhitzte Restwasser und die Zellstruktur wird aufgelockert.

Es entsteht ein poröses Trockengemüse mit kurzer Garzeit.

Bei der Gefriertrocknung werden die Gemüsekrümel zunächst vakuumiert, die Temperatur sinkt schnell ab, und das im Gemüse enthaltene Wasser gefriert. Durch die Wärme, die von außen zugeführt wird, schmilzt das Eis nicht, sondern geht sofort in Dampf über. Übrig bleibt ein poröses Gebilde, das nach dem Garen in Geschmack, Form und Farbe tatsächlich an das Ausgangsprodukt erinnert.

Diese Herstellungsverfahren sind ziemlich teuer, werden aber durch den Einsatz von Mikrowellen kostengünstiger.

Vergessen wir nicht die Erbsen für die Suppe!

Wegen ihrer extrem langen Einweich- und Kochzeiten stellen Hülsenfrüchte eine besondere Herausforderung für die Industrie dar. Linsen, Erbsen und Bohnen werden mit einer Speziallösung aus Phosphaten, Citraten und EDTA (Ethylendiamintetraacetat) behandelt, um das Kalzium (verhindert in der Natur das Weichwerden von Hülsenfrüchten) zu binden. Die so behandelten Hülsenfrüchte bestehen zu etwa 10–20 % aus diesen Zusatzstoffen. Andere Anbieter behandeln die Hülsenfrüchte auch mit Enzymen wie Proteasen und Pektinasen, um das Gewebe aufzulockern. Eine Mixtur aus Zucker, Salz, Soda (E 500) und Natriumsulfat (E 221) gibt den Erbsen die wunderschöne grüne Farbe.

Eine große Anzahl an Aromen soll dem Kunden garantieren, dass alles das, was in seinem Teller schwimmt, auch so schmeckt, wie es aussieht.

HVP (Hydrolysed Vegetable Protein) oder auch Speisewürze hat mit dem Begriff »Gewürz« nicht mehr viel zu tun. Als Rohstoffe dienen Weizen-, Mais- oder Reiskleber, also jenes Eiweiß, das bei der Gewinnung von Zucker (Glukosesirup) oder Sojaöl übrig bleibt.

Normalerweise werden diese Rückstände zu Tierfutter verarbeitet.

Zum Abschluss unserer Suppenrezeptur müssen wir noch etwas für die gefällige Optik tun. Da dürfen die typischen Fettaugen als absolutes I-Tüpfelchen jeder klassischen Kraftbrühe nicht fehlen. Diese Fettaugen sind eine Herausforderung für jeden Food-Designer. Denn es könnte passieren, dass das ganze Fett zu einem einzigen großen »Auge« zusammenfließt. Wenn Sie also Instantsuppen kaufen, bekommen Sie ein wahres Wunderprodukt der modernen Nahrungsmitteltechnologie. Damit das alles auch möglich ist, wird fleißig gehärtet, fraktioniert, verflüssigt, gekühlt und kristallisiert. (46–53)

Wenn unsere junge Dame das wohl wüsste, würde sie dann noch glücklich strahlen? Oder anders gefragt, glauben Sie wirklich, dass diese Art von Alchimie in unserem Darm keine Spuren hinterlässt?

Glutamat regt den Speichelfluss an und so entsteht automatisch auch die Lust auf mehr zum Beißen. Interessanterweise ist dieses Verlangen so vorrangig, dass wir ein Sättigungsgefühl nicht bemerken.

> Glutamat steigert den Appetit.

Man isst rasch mehr als man möchte, und damit verdient die Nahrungsmittelindustrie viel Geld. Damit nicht genug, wird mit Hilfe von Experten auch das Kau- und Beißverhalten der Konsumenten genau analysiert. Überprüfen Sie all diese Phänomene selbst: denken Sie einfach beim nächsten Dragee-Keksi oder den nächsten Chips daran. Diese speziellen, unglaublich aufwändigen und gut durchdachten Geschmackskompositionen lösen beim Zerbeißen die passenden Kiefervibrationen aus. Diese erzeugen beim

Fett schmeckt

Konsumenten eine Art Glücksgefühl und Aggressionsabbau, welches unbewusst zum nächsten Bissen verleitet. Entscheidend ist, dass jeder Bissen neuen Speichel produziert, und solange uns das Wasser im Mund zusammenläuft, essen wir weiter.

Das gleiche gilt natürlich auch für Burger, Pommes, Hot Dogs und Tiefkühl-Pizzen. Selbst die meisten Grundnahrungsmittel wie Wurst, Käse oder Brot sowie Fertiggerichte sind ohne Zusatzstoffe kaum noch vorstellbar. Alle diese Convenience-Produkte schmecken uns nicht nur wegen des Glutamats, sondern sind auch fett, und Fett schmeckt!

Es ist die bevorzugte Trägersubstanz für Geschmacks- und Aromastoffe. Geschmackszellen (-knospen) auf der Zunge zusammen mit einem gut entwickelten Geruchssinn informieren Menschen und Tiere über die individuellen Vorlieben bei der Aufnahme und dem Verzehr. Die Lust auf Fett sitzt also auf der Zunge! Geschmacksverstärker tricksen unser instinktives Sättigungsgefühl so weit aus, dass wir unbewusst mehr essen als notwendig. Somit nehmen wir auch mehr Fett auf.

> Wenn also Statistiken dokumentieren, dass weltweit mittlerweile mehr fettleibige und übergewichtige als unterernährte Menschen leben, kann dafür Fast- und Convenience-Food eine entscheidende Ursache sein. (54)

Wie wird unser Geschmackssinn noch manipuliert?

Molke – ein Abfallprodukt

Lieben auch Sie Molke-Getränke? Warum auch nicht, werden sie doch als kalorienarm, erfrischend und gesund beworben.

Molke oder Käsewasser ist die wässrige grünlich-gelbe Restflüssigkeit, die bei der Käseherstellung entsteht. Sie besteht zu 94 %

Fast Food, Nahrungsergänzung und »the modern way of life«

aus Wasser, zu 4–5 % aus Milchzucker, ca. 1 % Molkenprotein und ist nahezu fettfrei. Der Eiweißgehalt ist deutlich geringer als in der Milch.

Molke fällt in gewaltigen Mengen an. Aus einem Liter Milch entstehen ca. 830 Gramm Molke und nur 170 Gramm Käse. Jährlich fallen weltweit etwa 100 Milliarden Liter Molke an. Darin enthalten sind 600.000 Tonnen Eiweiß.

Molke wurde früher hauptsächlich als Schweinefutter verwendet. Den Rest hat man in den Kanal oder Bach geschüttet. Da aber Molke die Gewässer stark belastet, haben Wasserschutzgesetze diese Art der Entsorgung verboten. Um die Lagerkosten zu senken, wurde die Flüssigkeit zunächst getrocknet. Lebensmittelchemiker suchten fieberhaft nach Möglichkeiten diese ungeliebten Rückstände zu verwerten.

Spezialdrinks aus Molke für Sportler und Bodybuilder waren rasch ein Hit. Aber auch das sogenannte »Muckipulver« reichte noch nicht aus, um diese Unmengen an Molke loszuwerden.

So kam man auf die brillante Idee, das, was Schweine und Sportler übrig ließen, als Zusatzstoff in Fertigprodukten einzusetzen. Als billiger Milch-Ersatz in Emulgatoren, zum Eindicken von Fertigsuppen und Saucen, in Backmitteln, für die bessere Bräunung von Brot und Semmeln, mehr Wasseraufnahme in der Wurst und für die Füllung von Konditorwaren, die damit streichfähiger werden sollte. Dieser wohlig cremige Geschmack beeinflusst unsere sinnliche Wahrnehmung und erzeugt ein Verlangen nach mehr.

Da aber Molke schnell sauer wird, muss sie konserviert werden. Das erfolgt speziell für die Lagerung und den Transport meist mit Formaldehyd (konserviert auch Leichen), Wasserstoffperoxid oder Schwefeldioxid.

Aus Molke lassen sich Milchprodukte sehr preiswert imitieren. Das Basisprodukt ist eine aus Molke hergestellte fettfreie Masse.

Aus dieser Basismasse entsteht dann der »imitierte« Käse, meist aus Säurecasein, Kalziumsalzen und Phosphaten. So entstehen Kunst-Cheddars und Mozzarellas, die dem Original dahingehend überlegen sind, dass sie kostensparend und besser lagerfähig sind. Das Verkaufsrezept lautet kalorienarm! (55–59)

Zusatzstoffe und ihre E-Nummern

Zusatzstoffe werden innerhalb der EU mit sogenannten E-Nummern bezeichnet. »E« steht für »edible«, also essbar, und für Europäische Union. Sie sind per Definition dazu bestimmt, Lebensmittel in ihrer Beschaffenheit oder ihren Wirkungen zu beeinflussen.

Die Verwendung von Zusatzstoffen ist im Lebensmittel- und Bedarfsgegenstände-Gesetz (LMBG) sowie in Rechtsverordnungen geregelt. Hierbei handelt es sich um sogenannte Positivlisten, d. h. prinzipiell ist die Verwendung verboten, außer sie ist ausdrücklich erlaubt!

Die gesundheitliche Unbedenklichkeit muss dazu angeblich nachgewiesen sein und es muss eine technologische Notwendigkeit für ihre Verwendung bestehen. So ein technologischer Zweck wäre zum Beispiel die Verbesserung der Verarbeitungseigenschaften wie der Streich-, Fließ- oder Backfähigkeit.

Seit Januar 2009 gibt es allerdings eine neue europaweite Gesetzgebung für die Verwendung von Zusatzstoffen in Lebensmitteln. Verboten sind zum Beispiel Süß- und Farbstoffe für Babys und Kleinkinder.

Seit mehr als einem Jahr gilt im EU-Lebensmittelrecht nur noch die Bezeichnung »Aroma/Aromen« oder »natürliches Aroma/natürliche Aromen«. Steht also auf Ihrem gekauften Produkt nur das Wort »Aroma«, so ist der Geschmacksstoff im Labor erzeugt

---

Nicht zu verwechseln mit der wohl bekanntesten E-Nummer »E 605«, einem hochgiftigen Pflanzenschutzmittel (Parathion)! Hier steht das E für Entwicklungsnummer. Es gibt keinen Nahrungsmittelzusatzstoff mit der Kennung E 605!

E 104 (gelber Farbstoff) ruft bei Kindern Hyperaktivität hervor. E 124 (roter Farbstoff) ist in den USA bereits verboten.

Praktischer Hinweis

worden. Natürliche Aromen müssen zu 95 % aus dem ausgewiesenen Produkt stammen. Natürliches Himbeeraroma muss also zu 95 % aus Himbeeren bestehen. Achtung Trick! Steht z. B. auf Ihrem Himbeersaft »natürliche Aromen«, so wurden auch andere natürliche Stoffe beigemischt (z. B. rote Rübe, Johannisbeere etc.). Grundsätzlich dürfen nur rechtmäßig zugelassene Lebensmittelzusatzstoffe in Nahrungsmitteln eingesetzt werden.

Die Zulassung erfolgt auf der Basis einer Bewertung durch die Europäische Behörde für Lebensmittelsicherheit (EFSA). Anschließend hat die EU-Kommission neun Monate Zeit, die neue Substanz

> ADI-Wert: diese Abkürzung steht für »acceptable daily intake«, die Menge, die wir an Zusatzstoffen täglich aufnehmen können, ohne akut daran zu versterben. Er wird in mg/kg Körpergewicht angegeben. Der ADI-Wert gibt sogar jene Menge eines Stoffes an, die über die gesamte Lebenszeit täglich gegessen werden kann, ohne dass dadurch gesundheitliche Schäden zu erwarten wären. Grundlage des ADI-Wertes sind spezielle Fütterungsversuche an Tieren. Dabei wird ein Zusatzstoff in unterschiedlichen Dosierungen verabreicht. Anschließend wird ermittelt, bei welcher Menge das Tier keine gesundheitsrelevanten Effekte aufweist, anders ausgedrückt, ab welcher Dosis das Tier schwer erkrankt oder stirbt. Da aber der Mensch, verglichen mit dem Tier, einen völlig anderen Stoffwechsel besitzt, wird dieser No-observed-effect-Level (NOEL) mit dem Sicherheitsfaktor 10 auf den Menschen übertragen. Um auch ganz sicher zu sein, dass auch nicht gesunde Menschen keine Schäden davontragen, wird an das Ergebnis häufig nochmals der Sicherheitsfaktor 10 angelegt. Nicht für alle Lebensmittelzusatzstoffe gibt es einen ADI-Wert!

in einer sogenannten Gemeinschaftsliste aufzuführen. Parallel zu neuen Anträgen werden die mehr als 300 in der EU bereits zugelassenen Zusatzstoffe nach und nach erneut überprüft. Als erste Gruppe stehen seit 2007 die Farbstoffe auf dem Prüfstand. Wissenschaftler sind fündig geworden: Der Farbstoff E 128 darf Nahrungsmitteln nicht mehr zugesetzt werden. (50)

Alle Zusatzstoffe sind in der E-Nummern-Liste angeführt:
- Farbstoffe
- chemische Konservierungsstoffe, Sulfit, Nitrat und Nitritpökelsalz
- Säuerungsmittel und Säureregulatoren
- Antioxidanzien
- Stabilisatoren: Dickungs- und Geliermittel, Emulgatoren
- Zuckeraustauschstoffe
- Süßstoffe
- Phosphate, Feuchthaltemittel, Geschmacksverstärker, Backtriebmittel, Schmelzsalze

Überblicksmäßig befinden sich in den Gruppen:
- E 100 – Farbstoffe
- E 200 – Konservierungsstoffe
- E 300 – Antioxidanzien und Säuerungsmittel
- E 400 – Emulgatoren und Verdickungsmittel
- E 900 – Süßungsmittel
- E 500 – Salze der Mineralstoffe
- E 600 – Geschmacksverstärker
- E 1400 – u. a. modifizierte Stärke

Diese grobe Einteilung ist häufig sehr ungenau, da die eindeutige Zuordnung einer Substanz zu einem bestimmten Zweck meist nicht möglich ist. So ist zum Beispiel eine einfache Verbindung wie Kalziumcarbonat (E 170) sowohl als Farbstoff, Füllstoff, Säureregulator, als auch als Mineralstoff verwendbar.

Farbstoffe

Unseren Nahrungsmitteln werden häufig Farbstoffe hinzugefügt – schließlich essen wir ja auch mit den Augen!

Farbstoffe sollen die natürliche Farbe eines Nahrungsmittels, welche durch verschiedene Behandlungsmethoden wie Kochen verloren gegangen ist, wieder herstellen. Es gibt natürliche und synthetische Farbstoffe.

Natürliche Farbstoffe werden größtenteils zur Gruppe der sekundären Pflanzenstoffe gezählt (siehe Kapitel IV).

Einige Farbstoffe sind Vitamine wie Riboflavin oder Vitamin B2 (E 101), Carotin und Provitamin A (E 160). Dem Futter von Legehennen wird Provitamin A (E 160) beigemengt, um sattgelbe Eidotter zu erhalten. Die Gelbfärbung von Butter, Margarine und ACE-Getränken ist ebenfalls dem E 160 zu verdanken.

Karamel (E 150 oder Zuckerkulör) färbt nicht nur Eistee und Cola dunkel, sondern auch Aceto balsamico, Malzbier, Weinbrand und Whiskey.

Aus Tieren gewinnt man nur einen Farbstoff: Karmin oder Cochenille (E 120) aus weiblichen Schildläusen färbt Campari oder Surimi (Krebsfleisch) rot.

Mineralische Farbstoffe wie Kalziumcarbonat, Kalk oder Kreide (E 170) werden häufig auch als Füllstoff für Kaugummi und als Trennmittel für Salz und Backpulver verwendet.

Eisenoxid (E 172) dient zum Schwarzfärben grüner Oliven.

»Patentblau« (E 131) zum Beispiel verleiht Smarties eine blaue Farbe, in der Medizin wird Patentblau zur Durchführung einer Lymphografie verwendet.

Brillantgrün (E142) lässt Pfefferminz grün erscheinen.

Sehr umstritten ist die Verwendung von Azofarbstoffen, die vor

Natürliche Farbstoffe

Synthetische Farbstoffe

allem in Erfrischungsgetränken, Speiseeis, Süßwaren und feinen Backwaren enthalten sind. Sie werden aus Erdöl gewonnen und dienten ursprünglich zum Färben von Benzin, Heizöl und Papier. Aufgrund ihrer erbgutschädigenden und krebserregenden Eigenschaften sind sie bereits in einigen Ländern verboten, nicht aber innerhalb der EU. Darüber hinaus können sie Atemnot und asthmatische Anfälle, Nesselsucht und Neurodermitis hervorrufen.

Häufig werden Azofarbstoffe zur Erzeugung sogenannter Aluminiumfarblacke mit Aluminium (E 173) kombiniert. Diese bilden bunte Überzüge auf Schokoladeostereiern und Smarties. Aluminium steht außerdem unter Verdacht, Demenzerkrankungen wie Alzheimer und Parkinson auszulösen, weil es die positive Wirkung von Antioxidanzien (Radikalfänger) hemmt.

Die bekanntesten Azofarbstoffe sind Tatrazin (E 102) für Pudding, Senf und Käserinde, Amaranth (E 123) für Bitter Soda, Brillantschwarz (E 151) für Lakritze und falschen Kaviar, Cochenillerot A (E 124) für Lachsersatz. Lebensmittel, die mit Azofarbstoffen angereichert sind, müssen angeblich ab dem 20. Juli 2010 vorsorglich den Aufdruck »kann Aktivität und Aufmerksamkeit bei Kindern beeinträchtigen« tragen.

Konservierungsstoffe

Seit Jahrtausenden ist das Haltbarmachen von Nahrungs- und Genussmitteln ein gängiges Verfahren. Trocknen, Räuchern, Einpicken, Einsalzen oder Einzuckern sowie das Einlegen in Alkohol oder Essig, das Einsäuern durch Milchsäuregärung als kontrollierte bakterielle Umwandlung und die Sterilisierung (Einkochen) werden dafür angewendet.

Das Tiefkühlen, die Pasteurisation (Hochdruckentkeimung) und die Bestrahlung durch Gammastrahlen zählen zu den neueren Konservierungsmethoden.

Konservierungsstoffe (E 200–299) hemmen das Wachstum von Mikroorganismen wie Schimmel- und Hefepilzen oder Fäulnisbakterien.

In früheren Zeiten wurden verderbliche Lebensmittel mit Salz und Zucker behandelt. Heute verwendet man die Sorbinsäure (E 200), die in natürlicher Form in Weintrauben und Vogelbeeren vorkommt, und die Benzoesäure (E 210), die als organische Säure in Heidelbeeren, Preiselbeeren und vielen anderen Früchten enthalten ist. Darüber hinaus ist sie auch in Jogurt, Sauermilch und Käse zu finden.

Sorbinsäure und Benzolsäure

Jedoch ist die in diesen Lebensmitteln enthaltene Menge an Benzoesäure nahezu unbedenklich verglichen mit jener Menge, die in Form von Konservierungsstoffen aufgenommen wird. Chemisch hergestellte Benzoesäure ist ein häufig eingesetzter Konservierungsstoff in Senf, Ketchup, Wurstwaren, Fertigsaucen, Margarine, Fischkonserven, alkoholfreiem Bier im Fass, Spirituosen, zuckerreduzierten Konfitüren, Marmeladen, Gelees und vielen anderen Produkten. Auch Früchtejogurt enthält häufig chemisch hergestellte Benzoesäure. Im menschlichen Organismus ist die Benzoesäure angeblich ungiftig, sie wird vom Darm aufgenommen und mit Hilfe eines bestimmten Eiweißbausteins über die Niere ausgeschieden.

Durch den Verzehr großer Mengen können allerdings allergische oder pseudoallergische Reaktionen ausgelöst werden. Auch ein Zusammenhang mit Konzentrationsproblemen und Hyperaktivität bei Kindern wird diskutiert. Für Tierfutter darf die Benzoesäure nicht verwendet werden, da sie für Hunde und Katzen bereits in geringer Dosis tödlich ist. Dieses pikante Detail ist umso beunruhigender, als doch die Gefährlichkeit vieler Nahrungszusätze in Tierversuchen geprüft wird (siehe ADI-Wert).

Schwefeldioxid

Schwefeldioxid oder schweflige Säure (E 220–228) gehört zu den ältesten Zusatzstoffen. Seit Jahrtausenden wird geschwefelt, einst um Räume und Speisen zu desinfizieren, heute um den Wein vor Fehlgärungen und Trübungen zu schützen. In erster Linie jedoch wird der Schwefel gegen das Bakterium Clostridium botulinum eingesetzt (Botulinusgift erzeugt Lebensmittelvergiftungen und tritt hauptsächlich bei Dosenfertignahrung auf).

Hohe Konzentrationen dieses Zusatzstoffes finden sich vor allem in Trockenfrüchten, Hamburgern und Fertiggerichten. In den Müslimischungen hält der Schwefel die Trockenfrüchte attraktiv und haltbar. Sulfit ist sehr reaktionsfreudig und geht mit einigen Nahrungsbestandteilen wie zum Beispiel Eiweiß neue Verbindungen ein, und es verursacht auf diese Weise die häufigsten allergischen Reaktionen unter den Lebensmittelzusätzen.

Allergikern ist das sogenannte Sulfitasthma ein bekanntes Problem: Neben Kopfschmerzen, Nesselsucht und Verdauungsproblemen kann es zu chronischen Darmerkrankungen bis hin zum allergischen Schock kommen. Da Sulfit im Körper mittels Enzymen, den sogenannten Sulfitoxidasen, aufgespalten und entgiftet werden muss, kann es bei einem Mangel dieses Enzyms zu einer Unverträglichkeit kommen. Die typischen Symptome sind Kopfschmerzen, Bauchkrämpfe oder Durchfälle. Gleichzeitig wäre auch eine allergieähnliche (pseudoallergische) Reaktion möglich.

Obstschalen werden gewachst

Bananenschalen und die Schalen von Zitrusfrüchten werden mit Biphenyl (E 230) bzw. Thiabendazol (E 233) gewachst. Im Tierversuch verursachten diese Stoffe verminderte Fruchtbarkeit, innere Blutungen und Blasenkrebs. Natamycin (E 235) wird in der Medizin als Pilzmittel (Mykotikum) gegen Fußpilz und Vaginalpilzerkrankung (Mykosen) eingesetzt, in der Lebensmittelindustrie werden damit Käserinden desinfiziert. Essen sie Käserinde lieber nicht, denn es könnte zu einer Resistenzbildung kommen, d. h. die Pilzmittel wirken nicht mehr.

Aus Nitraten (Überdünnung) und Nitriten (Pökelsalz, E 250) entstehen in Verbindung mit Eiweißbausteinen (Aminen) sogenannte Nitrosamine. Diese können durch Erhitzen, insbesondere zusammen mit Käse (z. B. Toast Hawaii, Pizza) entstehen. Sie zählen zu den stark krebserregenden Substanzen und zeigten sich im Tierversuch als schädlich für Leber und Erbgut.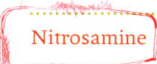

Propionsäure (E 280) ist in natürlicher Form im Emmentaler enthalten und ist für die Löcher im Schweizer Käse verantwortlich. Wir können nur hoffen, dass sie unseren Darm nicht auch durchlöchert.

Antioxidanzien oder Oxidationshemmer schützen Nahrungsmittel vor Verderb durch Luftsauerstoff, z. B. Ranzigwerden von Fett. Antioxidativ wirksame Substanzen kommen in der Nahrung und im menschlichen Organismus natürlich vor. Ob sie, wie oft behauptet und diskutiert, zum Schutz der Zellen vor Schädigungen (Radikalfänger) dienen und damit vor Krankheiten wie Arteriosklerose, Grauem Star oder Krebs schützen, bleibt umstritten. Krebspatienten wird sogar von der Einnahme abgeraten, da bei der Therapie von Tumoren freie Radikale entstehen sollen, um die Tumorzellen abzutöten. Antioxidanzien würden dadurch den Heilungserfolg mancher Krebstherapien verzögern.

Antioxidanzien (E 300–321)

Natürliche Antioxidanzien sind u. a. in Vitamin C (E 300, Ascorbinsäure), Vitamin E (E 306, Tocopherol), Knoblauch, roten Weintrauben, Preiselbeeren (Cranberries), Brokkoli, Süßholz, Ingwer, Kaffee, Petersilie, Zwiebel, Tomaten und Basilikum enthalten. Außerdem sind Antioxidanzien ein wichtiger Bestandteil der Muttermilch und helfen den Neugeborenen bei der Infektabwehr.

Gibt man etwas Zitronensaft auf einen frisch geschälten Apfel, so kann man erkennen, dass der Apfel an der behandelten Stelle nicht so schnell braun wird. Dies verdanken wir der Ascorbinsäure. Ascorbinsäure sollte nicht mit jener Zitronensäure verwechselt werden, welche zu den Säuerungsmitteln (E 325–375) gehört und im Eistee, in Limonaden und Fruchtsäften enthalten ist. Darüber hinaus dient die Zitronensäure als Entkalker für z. B. Kaffeemaschinen und Bügeleisen. Zitronensäure begünstigt die Entstehung von Karies, da sie nicht zwischen dem Kalkgehalt im Zahn und der Kaffeemaschine unterscheiden kann.

Eine antioxidative Wirkung haben auch das schon erwähnte Schwefeldioxid, sowie Lecithin (E 322), ein natürlicher Bestandteil aller Tier- und Pflanzenzellen. Industriell wird es hauptsächlich aus Soja hergestellt und ist ein wichtiger Emulgator (E 322–324). Emulgatoren mischen nicht mischbare Substanzen wie zum Beispiel Wasser und Öl in Margarine. Phosphorsäure und ihre Phosphate können Knochenschäden hervorrufen. Cola wird Phosphorsäure (E 338) zugesetzt, die Kalzium aus den Knochen löst.

Bio-Lebensmittel

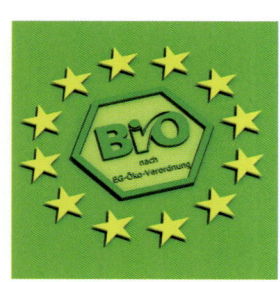

In der EG-Öko-Verordnung wird die Verwendung von Zusatzstoffen für Bio-Lebensmittel deutlich eingeschränkt. Nur wenige der über 300 in der EU zugelassenen Zusatzstoffe sind in der Erzeugung von Bio-Lebensmitteln erlaubt. Vollständig verboten sind angeblich Farbstoffe, Süßstoffe, Stabilisatoren und Geschmacksverstärker. Maßgeblich für das Bio-Siegel sind die Vorschriften der EG-Öko-Verordnung. Die Richtlinien der ökologischen Anbauverbände sind allerdings wesentlich strenger. Einige Substanzen, die in Bio-Lebensmitteln zulässig sind:

Pflanzenkohle (E 153), Schwefeldioxid (E 220), Natriumnitrit (E 250), Kaliumnitrat (E 252), Milchsäure (E 270), Kohlendioxid

(E 290), Ascorbinsäure (E 300), Zitronensäure (E 330), Lecithin (E 322), Natriumcitrat (E 331), Kalziumcitrat (E 333), Agar Agar (E 406), Johannesbrotkernmehl (E 410), Pektin (E 422), Ammoniumcarbonate (E 503), Natriumcarbonate (E 500), Kaliumcarbonate (E 501), Magnesiumcarbonate (E 504), Kalziumchlorid (E 509), Stickstoff (E 904), Sauerstoff (E 948) u. a. (61–67)

> Öko-Verordnungen in Ehren, aber wie kommt Dioxin ins Bio-Ei? Eine Schlagzeile in deutschen Zeitungen im Mai 2010 schockiert die Konsumenten: Auch biologische Nahrungsmittel in Massenproduktion kommen ohne Düngemittel und Zusatzfutter nicht aus. »Das Dioxin stammte aus ukrainischem Futtermais.«

Nahrungsergänzungsmittel

Nahrungsergänzungen werden entweder der Nahrung direkt beigefügt oder sind in Form von Kapseln, Tabletten, Granulaten oder Säften erhältlich. Ihre Zusammensetzung ist je nach Herkunftsort völlig unterschiedlich.

In den USA sind viele Nahrungsergänzungsmittel erhältlich, die innerhalb der EU zu den Arzneimitteln zählen und nur in Apotheken verkauft werden dürfen. Im EU-Recht ist diese Produktgruppe durch die Richtlinie 2002/46/EG (68) geregelt, denn in Europa dürfen Nahrungsergänzungen keinen therapeutischen Nutzen erfüllen.

Sie enthalten typische Inhaltsstoffe wie Vitamine, Mineralstoffe, Aminosäuren, essenzielle Fettsäuren, verschiedene Pflanzenstoffe und Kräuterextrakte. Auch Coenzym Q10, L-Carnitin und Phytoöstrogene haben ihre Zulassung. Der Großteil dieser Wirkstoffe wird im Chemielabor hergestellt. Es existiert eine sogenannte

»Positivliste« mit all jenen Inhaltsstoffen, die ganz genau, auch in der Dosierung, den nationalen Verordnungen entsprechen müssen. Bestimmte Höchstmengen dürfen nicht überschritten werden.

In Ländern wie Afrika oder Südamerika werden Grundnahrungsmittel ganz bewusst mit Nährstoffen angereichert mit dem Ziel, einen drohenden Nährstoffmangel zu verhindern oder bestehende Mangelzustände zu beheben. Zu diesen Grundnahrungsmitteln gehören vor allem Weißmehl, Zucker, Salz, Speisefette und Öle, denen eine Reihe von Vitaminen und Spurenelementen beigefügt werden. Auch unser Speisesalz ist mit Jod angereichert, um die früher endemisch auftretende Struma (Kropf) zu verhindern.

Ob diese Art von Nährstoffanreicherung auch in den westlichen Ländern tatsächlich notwendig ist, muss eher bezweifelt werden.

»Health sells!«

Doch bekanntlich kann man mit allem Geschäfte machen, und so gewinnt »Functional Food« immer mehr an Bedeutung. Als

> Orthorexia nervosa (griech. orthos = richtig, orexis = Appetit) definiert die Besessenheit, richtig zu essen. Steve Bratman, ein amerikanischer Arzt, hat im Jahr 1997 diesen Begriff erstmals eingeführt. Bei dieser Essstörung steht nicht die Quantität des Essens im Vordergrund, wie zum Beispiel bei der Magersucht oder Bulimie, sondern die Qualität der Nahrungsmittel. Die ständige Sorge um die Gesundheit führt zu einer krankhaften Fixierung auf gesundes Essen. Betroffene beziehen ihre Informationen aus Nährwerttabellen, Gesundheits-Magazinen, Werbung, dem Fitnesscenter etc. Ob ein Lebensmittel auch wirklich gesund ist, entscheidet jeder Einzelne ganz »individuell«, je nachdem, welchem Medium er glaubt. Junge Frauen im Durchschnittsalter von 35 Jahren sind mehr gefährdet als Männer.

Fast Food, Nahrungsergänzung und »the modern way of life«

»Functional Food« werden Produkte bezeichnet, die mit Nährstoffen, Milchsäurebakterien oder bioaktiven sekundären Pflanzenstoffen angereichert sind.

Damit wird versucht, bestimmte Körperfunktionen zu verbessern und die Gefahr von ernährungsbedingten Krankheiten zu reduzieren (so die offizielle Begründung). Mit »Functional Food« wird eine ganz bestimmte Gruppe von Menschen angesprochen, die zwar ausreichend mit Nährstoffen versorgt ist, sich aber durch den Verzehr bestimmter Präparate eine Optimierung einzelner Körperfunktionen erwartet. Dieses relativ neue Bild einer neurotischen Essstörung wird Orthorexia nervosa (Angst, nicht das Richtige zu essen) genannt. Immer häufiger suchen uns Menschen mit dieser Störung in der Praxis auf. Sie sind Opfer gezielter Werbestrategien.

Fallbeispiel

Erst kürzlich besuchte mich eine Patientin, die folgendes beeindruckend schilderte: Um fünf Uhr Früh steht sie täglich auf und beginnt ihren Tag mit einem Glas Wasser, zwei Obst- und Gemüsekapseln. Um 5.30 sperrt das Fitnesscenter auf und sie ist, wie jeden Tag, die erste Kundin. Sie trainiert zirka eineinhalb Stunden, um danach für das Frühstück noch genug Zeit zu haben. Dieses besteht wie jeden Tag aus einem warmen Müsli und einem grünen Tee. Um 8.30 beginnt ihr Job, sie ist Chemikerin und arbeitet in einem Forschungslabor für Waschmittel. Um 10.30 ist ihre erste Pause für eine Jause. Da sie sehr konzentriert arbeitet, stellt sie sich sicherheitshalber den Wecker, damit sie ihre Jause auch pünktlich einnehmen kann. Wie jeden Tag besteht diese aus einem Vollkornbrot und frischen Paprika. Um 13 Uhr ist Zeit für das Mittagessen, das sie sich, wie jeden Tag, am Abend davor gekocht und zubereitet hat. Vor dem Essen gibt es wieder zwei Obst- und Gemüsekapseln. In die Kantine geht sie nicht, denn wie sie findet, schmeckt dort alles nach Glutamat. Überhaupt besucht sie schon seit einem Jahr kein Restaurant mehr, weil Geschmacksverstärker und andere

Zusatzstoffe mit ihrer Gesundheit nicht zu vereinbaren sind. Auch ihrem Sohn verbietet sie in ein Fast-Food-Restaurant zu gehen. Diverse Einladungen in einem Lokal oder bei Freunden sind für sie beinahe unmöglich geworden. Entweder sie kann sich ihre eigenen Speisen mitnehmen oder sie sagt die Einladung einfach ab.

Um 15 Uhr beendet sie ihren Arbeitstag, jetzt stehen der Einkauf und andere Erledigungen auf dem Programm. Anschließend muss sie unbedingt laufen gehen, denn all die schlechten Dämpfe aus dem Labor hält sie für äußerst ungesund. Um 16 Uhr ist wie jeden Tag eine Stunde Yoga geplant, damit sie all den Stress erträgt. Zweimal pro Woche macht sie sogenannte »Body-Wickel«, um Körperfett zu reduzieren, die Massage danach entspannt sie ungemein. Wenn sich ein Termin einmal nicht ausgeht, ist sie, wie sie sagt, »unentspannt« und völlig unausgeglichen. Viel Zeit zum Lernen mit ihrem Sohn bleibt nicht mehr, schließlich darf das Abendessen nicht zu spät ausfallen, denn das wäre ungesund. Wenn sie sich die Ernährungsgewohnheiten ihrer Familie ansieht, die dann zu ihren frisch gekochten Speisen noch jede Menge Brot essen, oder wenn ihr Mann noch ein Glas Wein trinkt, wird sie wütend. Schließlich hat sie den Nährstoff- und Kalorienbedarf jedes Einzelnen ganz genau ausgerechnet. Stundenlang sitzt sie jeden Abend über dem Ernährungsplan für die ganze Familie. Sie möchte ja nur, dass alle gesund bleiben, und belehrt ihre Familie mit ausführlichen Ratschlägen. Alles zusammen kostet sie viel Kraft und sie bräuchte dringend einen Urlaub. Aber im Urlaub kann sie sich nicht mehr entspannen, sie hat Angst, dass ihr Ernährungsplan völlig durcheinander gerät. Sie hat jetzt einen ganz bestimmten Ernährungsrhythmus, von dem sie nicht abweichen will. Auch die Auswahl ihrer Nahrungsmittel hat sie stark reduziert. Im Urlaub schluckt sie dann noch mehr Obst- und Gemüsekapseln, um auf ihren Nährstoffgehalt zu kommen. Es ist ihr auch aufgefallen, dass sie, je mehr Freizeit sie hat, umso mehr Sport betreiben muss.

Unter fünf Stunden fühlt sie sich nicht wohl. Das Wort Genuss kennt sie gar nicht mehr, es ist ein Teufelskreis, ihre Zwänge beherrschen sie. Auch ihre Familie und Freunde ziehen sich langsam zurück, keiner will mehr mit ihr diskutieren. Ihr Mann ist der Meinung, sie sei psychisch krank und bräuchte dringend eine Therapie.

Jede Essstörung beginnt ja bekanntlich mit einer Diät. Die Patientin hat schon seit ihrer Kindheit mit Gewichtsproblemen zu kämpfen. Zahlreiche Diäten haben nichts gebracht, weshalb sie eines Tages beschlossen hat, sich ganz auf gesunde Ernährung zu konzentrieren. Dass sich daraus ein zwanghaftes Verhalten entwickelt, war ihr nicht bewusst.

Gesundheitliche Schäden sind bei dieser Essstörung eher selten, außer die Ernährung wird zu einseitig. Wirklich problematisch wird sehr oft das zwanghafte soziale Verhalten. Neben der TCM ist eine psychotherapeutische Behandlung unbedingt notwendig.

> Jede Essstörung beginnt mit einer Diät.

> Ernährungswissenschafter betrachten »Functional Food« äußerst kritisch: es existieren zu wenige wissenschaftliche Daten, die seinen Nutzen untermauern. Ernährungsfehler können auch nicht durch den Verzehr von Functional Food beseitigt werden. Functional Food gibt keine Garantie für ausgewogene Ernährung.

Der moderne Mensch unterscheidet sich in seinem Ernährungsverhalten grundlegend von seinen Vorfahren. Wie in diesem Kapitel ausführlich beschrieben, wurden Nahrungsmittel noch bis zum Ende des 19. Jahrhunderts im Wesentlichen ohne künstliche Zusatzstoffe verzehrt. Heutzutage dominieren Zucker und Salz im Übermaß, Obst und Gemüse aus Dosen, tiefgefrorener Fisch, gefärbtes Fleisch und pasteurisierte Milch unser tägliches Menü. Hinzu kommt noch, dass die neuzeitliche Bodenbearbeitung mit

Kunstdüngernitraten und Schädlingsbekämpfungsstoffen zu einer erheblichen Verringerung des Mineralgehaltes der Böden und somit der Nutzpflanzen geführt hat. Schädliche Umwelteinflüsse wie Autoabgase, Chemiefabriken etc. müssen wir nicht extra erwähnen. Auch hier versucht »Functional Food« mit Werbung zu überzeugen, dass die Zufuhr von diversen Mineralstoffen und Spurenelementen einem drohenden gesundheitlichen Schaden entgegenwirkt.

Mineralien wie Magnesium, Kalzium, Kalium, Selen, Zink und Kieselerde können kurzfristig eingenommen (ca. 4 Wochen) durchaus sinnvoll sein, eignen sich aber nicht zur Selbstmedikation über einen längeren Zeitraum.

Denn jedes Mittel, das eine Heilwirkung hat, kann auch Nebenwirkungen entwickeln (Yin/Yang-Prinzip).

Makroelemente

Es gibt Mineralstoffe, auch als Makroelemente bezeichnet, die im Körper in einer Konzentrationen von über 50 mg/kg Körpergewicht (KG) vorkommen und täglich in *Milligramm-Mengen* benötigt werden. Dazu zählen Kalzium, Natrium, Magnesium, Kalium, Phosphor, Schwefel und Chlor.

Spurenelemente

Zu den Spurenelementen, auch Mikroelemente genannt, zählen Kupfer, Eisen, Jod, Selen, Silizium, Zink, Kobalt, Arsen, Chrom, Mangan, Nickel etc. Ihr Gehalt im Körper beträgt weniger als 50 mg/kg KG (ausgenommen Eisen: 60 mg/kg KG). Sie werden täglich nur in *Mikrogramm-Mengen* benötigt und sind an zahlreichen Stoffwechselprozessen beteiligt.

Kalzium

99 % unseres Kalziums wird im Knochen und den Zähnen gespeichert und bewahrt deren Festigkeit. Für unsere Skelett- und Herzmuskulatur ist Kalzium der Auslöser der Muskelanspannung

(Kontraktion). Gelangt ein elektrischer Nervenimpuls an die Muskelzelle, so wird in der Zelle Kalzium ausgeschüttet und die mechanische Bewegung ausgelöst (elektro-mechanische Koppelung).

Die Kalziumaufnahme erfolgt im Dünndarm mit Hilfe von Vitamin D. Täglich wird ca. 1 g (1000 mg) Kalzium gegen neues im Knochen ausgetauscht, deshalb wird auch diese Menge als Tagesdosis angegeben. Dieser Austausch erfolgt über Einwirkung eines Hormons der Nebenschilddrüse, dem Parathormon, zusammen mit Vitamin D. Sinkt der Kalziumspiegel im Blut, fördert das Parathormon die Vitamin-D-Bildung in der Niere, Kalzium und Phosphat werden aus dem Knochen abgebaut und regulieren somit den Blutkalzium-Spiegel. Da unser Skelett über 99 % des Körperkalziums verfügt, können Kalziummangelsymptome über diesen Abbaumechanismus lange Zeit ausgeglichen werden. Erst im Alter, wo wir weniger Kalzium aufnehmen und gleichzeitig auch die Beweglichkeit verringert ist, kommt es unter Umständen zu Kalziummangel, dem Schreckgespenst Osteoporose (Knochendichteabbau). Dabei ist wichtig zu wissen, dass sich die höchste individuell erreichbare Knochenmasse bis zum 30. Lebensjahr aufbaut (peak bone mass). Dabei sind zwei Faktoren maßgeblich: Ernährung und Bewegung. Haben sich also in dieser Zeit hohe Werte aufgebaut, so wird sich altersbedingter Knochenabbau kaum bemerkbar machen. Osteoporosedaten beziehen sich auf Menschen, die kriegsbedingt dem Mangel an Nahrung generell ausgesetzt waren, nicht aber auf unsere Überflussgesellschaft!

Nichts schreckt unsere Patientinnen so sehr wie ihre Cholesterinwerte und ihre Knochendichtemessungen. Ein gutes Beispiel dafür, wie sehr wissenschaftliche Erkenntnisse von der Industrie verwertet werden, um Angst und Schrecken zu verbreiten.

Werbestrategen haben uns schon so gut beeinflusst, dass wir nicht mehr auf die Idee kommen, dass Kalzium nicht nur in

Wie die Industrie wissenschaftliche Erkenntnisse verwertet

Milchprodukten, sondern in vielen Lebensmitteln enthalten ist. Ein genialer Marketing-Schachzug. Die Milch- und Butterberge als Ausdruck einer fehlgeleiteten Agrarpolitik werden den Konsumentinnen als Prävention der Osteoporose verkauft. Interessanterweise ist die Osteoporoserate in Ländern wie China oder in Südeuropa gering, obwohl die Menschen dort keine Kuhmilchprodukte zu sich nehmen (zu Laktoseintoleranz siehe Kapitel IV).

Erhöhte Kalziumwerte führen zu einer vermehrten Ausscheidung von Magnesium.

> Vorkommen

Neben Milchprodukten ist Kalzium noch enthalten in Fenchel, Kohlrabi, Spinat, Schnittlauch, Petersilie, Gartenkresse, Sesam, Getreide, getrockneten Marillen (Aprikosen), Hagebutten, Rosinen, Feigen, Haselnüssen, Mandeln und Pistazien u. a. m.

Magnesium

> Magnesium ist der Gegenspieler von Kalzium.

Magnesium ist Gegenspieler von Kalzium, sowohl bei der Mineralisation des Knochens, als auch bei der Reizübertragung an der Muskulatur. Magnesium wird daher gerne zur Vorbeugung von vorzeitiger Wehentätigkeit und in der Sportmedizin als »Muskelrelaxans« verwendet.

Da Magnesium in und nicht außerhalb der Zellen vorhanden ist, kann der Plasmaspiegel (Blutabnahme) keine Auskunft über seinen Gehalt im Körper geben.

Es hat zahlreiche Funktionen und ist als Koenzym für über 300 Enzyme an zahlreichen Stoffwechselprozessen beteiligt. Auch bei der Erregungsleitung des Nervensystems und damit für die Muskelarbeit spielt es eine wichtige Rolle. Magnesium kommt in Haferflocken, Reis, grünem Gemüse, Sesam, Sonnenblumenkernen, Nüssen, Bohnen und Erbsen vor. Ein Mangel führt zu Muskel- und

Wadenkrämpfen, Unruhe, Nervosität und Konzentrationsschwäche bis hin zu Herzrhythmusstörungen. Eine Überdosierung kommt eher selten vor, denn zu viel aufgenommenes Magnesium wird ausgeschieden, wenn die Nierenfunktion intakt ist. Durchfall, Übelkeit und Erbrechen können allerdings nach übermäßiger Zufuhr von magnesiumhaltigen Arzneimitteln (z. B. Abführmitteln) auftreten.

Kalium

Kalium gehört zu den Elektrolyten im Körper und ist an der Regulation des Wasserhaushalts beteiligt. Außerdem aktiviert Kalium einige Enzyme und andere Eiweiße und ist auch im Kohlenhydratstoffwechsel wirksam. Gemeinsam mit Natrium und Kalzium wirkt Kalium auf die Herzmuskeltätigkeit ein und ist für die Erregbarkeit von Muskel- und Nervenzellen zuständig. Dieser Mechanismus wird auch für die Blutdruckregulation benötigt. Der Kaliumgehalt im Körper steht in enger Beziehung mit dem Natriumgehalt.

Je mehr Natrium über die Nahrung aufgenommen wird, zum Beispiel in Form von Kochsalz, desto mehr Kalium scheidet der Körper aus.

Hauptquellen für Kalium sind Kartoffeln, Spinat, Petersilie, Blattsalate, Getreide, Avocado, Feigen, Trockenobst, Honigmelonen, einige Beerensorten, Trauben, Nüsse, in geringen Mengen auch Fisch und Fleisch. Wenn das Gemüse länger in Wasser eingeweicht oder gekocht wird, geht das Kalium in die Flüssigkeit über. Wird diese weggeschüttet, geht auch Kalium verloren. Soll aus gesundheitlichen Gründen, wie zum Beispiel bei einer Nierenerkrankung, der Kaliumgehalt der täglichen Nahrung verringert werden, ist das Einweichen in Wasser oft eine hilfreiche Methode.

> Kalium ist der Gegenspieler von Natrium.

Kaliummangel führt zu Elektrolytstörungen und äußert sich in Krämpfen, Muskelschwäche und Herzrhythmusstörungen. Ursache für diesen Mangel sind Durchfall, Erbrechen, entzündliche Darmerkrankungen, entwässernde Medikamente, Essstörungen, körperliche Anstrengung und Schwitzen. Missbrauch von Abführmitteln über einen längeren Zeitraum führt zu Kaliummangel. Dieser kann wiederum die Ursache für hartnäckige Verstopfung sein. Werden wegen der Verstopfung weiterhin Abführmittel eingenommen, kann schnell ein Teufelskreis entstehen. Ein leichter Kaliummangel sollte durch kaliumreiche Kost ausgeglichen werden. Nahrungsergänzungsmittel in Form von Brausetabletten oder Kapseln sind hingegen nicht zu empfehlen, da es dabei sehr schnell zu einer Überdosierung kommen kann. Diese führt zu Durchfall, Muskelschwäche, Verwirrtheit, herabgesetzter Herzfrequenz bis hin zum Herzstillstand.

Selen

Selen spielt eine Rolle bei der Entgiftung des Körpers.

Selen ist Bestandteil einiger Enzyme und spielt eine wichtige Rolle bei der Entgiftung des Körpers. Selen geht mit einigen Schwermetallen wie Cadmium, Quecksilber, Arsen etc. stabile Verbindungen ein, die aus dem Magen-Darm-Trakt nicht aufgenommen und damit ausgeschieden werden. Selen schützt die Haut vor gefährlicher UV-Strahlung und beugt einer vorzeitigen Zellalterung vor. Auch der positive Einfluss für den Schutz vor Krebserkrankungen wird diskutiert.

Vorkommen

In der Nahrung kommt Selen hauptsächlich in Fisch, Fleisch, Leber, Getreideprodukten, Sesam, Gemüse und Nüssen vor. Bis heute kann einzig die in China auftretende »Keshan Disease« mit Selenmangel in Verbindung gebracht werden. Es handelt sich um eine Herzmuskelerkrankung, die in abgegrenzten Gebieten Chinas zahlreiche Todesfälle gefordert hat. Eine Selenzufuhr über einen längeren Zeitraum kann toxische Wirkungen haben. Die ersten Anzeichen einer Vergiftung sind unspezifisch, auffällig ist der knoblauchartige Geruch der Atemluft.

Natrium und Chlorid

Natrium und Chlorid sind die beiden Bestandteile von Koch- oder Speisesalz und sind vorwiegend in der Körperflüssigkeit außerhalb der Zellen (extrazellulär) vorhanden. Die wichtigsten Funktionen der beiden Elemente sind die Regulation des Säure-Basen- und des Wasserhaushalts. Natrium spielt auch eine wichtige Rolle bei der Weiterleitung von elektrischen Impulsen in Nerven und Muskelzellen sowie beim Zusammenziehen von Muskeln, einschließlich des Herzens. Natrium- und Chloridmangel führt zu Wasserverschiebungen ins Gewebe, vor allem ins Gehirn. Symptome wie Kopfschmerzen, Erbrechen, Bewusstseinsstörungen und generalisierte Krämpfe stehen im Vordergrund. Durch exzessive Durchfälle und Erbrechen kann eine auftretende Austrocknung (Dehydratation) auch zum Tod führen. Ob eine erhöhte Natriumzufuhr bei entsprechender Vorgeschichte einen Bluthochdruck (Hypertonie) auslösen kann, ist unter Wissenschaftlern nach wie vor umstritten.

Natrium und Chlorid regeln den Wasserhaushalt.

Erhöhter Konsum von Salz führt auch zu erhöhter Kalziumausscheidung. Experten sind der Meinung, dass Osteoporose in den Industrieländern kein Thema wäre, würde man den Konsum stark salzhaltiger Lebensmittel (etwa Wurstwaren) drastisch einschränken.

Jod

Jod ist ein lebensnotwendiges (essenzielles) Spurenelement und wird in der Medizin als Desinfektionsmittel, als Schilddrüsenmedikament und als Röntgenkontrastmittel eingesetzt. In Form von Kaliumjodat oder Kaliumjodid wird es als Nahrungsergänzung

Speisesalzen zugesetzt. Jod kommt in Meeresfischen, Algen, jodiertem Speisesalz und auch im Trinkwasser vor und wird im Körper in den Schilddrüsenhormonen gespeichert. Diese spielen eine entscheidende Rolle für Wachstum und Zellteilung. Jodmangel führt zu einer Vergrößerung der Schilddrüse (Kropf), in der Schwangerschaft zu Entwicklungsstörungen des Fötus. Jodmangel führt zu einer Unterfunktion der Schilddrüse (Hypothyreose). Die Symptome sind Müdigkeit, Antriebslosigkeit, Wachstumsstörungen bei Kindern, Konzentrationsstörungen, Kälteempfindlichkeit, Verstopfung, Übergewicht, trockene und oft teigige Haut als Folge einer vermehrten Flüssigkeitsansammlung im Unterhautfettgewebe. Bei einer Überfunktion der Schilddrüse (Hyperthyreose) sollten große Mengen an Jod vermieden werden. Bei einer Jodallergie ist Vorsicht geboten bei jodhaltigen Kontrastmitteln im Falle bevorstehender radiologischer Untersuchungen.

Allergien

Bei einer Überdosierung mit Jod kommt es zunächst zu Beschwerden im Magen-Darm-Bereich und zu Hautausschlägen. Eine extreme Überdosierung kann zu Brennen und Schmerzen im Mund und Rachen sowie zu einem metallischen Geschmack und Gewichtverlust führen.

Eisen

Eisen ist ein wichtiges Spurenelement und ist unentbehrlich für die Sauerstoffversorgung des Organismus. Es kommt im Körper an Eiweiße gebunden im Muskel und Blut vor (Hämoglobin, Myoglobin). Eisen ist in fast allen Nahrungsmitteln in geringen Mengen enthalten. Der Gehalt in Obst und Milchprodukten ist zu vernachlässigen, während einige Getreide und Gemüsesorten durchaus gute Quellen darstellen. Fleischprodukte sind nicht zwangsläufig die besseren Eisenquellen. Es kommt immer darauf an, wie gut das Eisen vom Darm resorbiert werden kann. Diese Aufnahmefähigkeit ist auch abhängig von anderen Nahrungsinhaltsstoffen. Ascorbinsäure etwa kann die Resorptionsquote um das Vierfache steigern, während große Mengen an Ballaststoffen die Verfügbarkeit verschlechtern. Im Unterschied zu anderen Mineralstoffen wie Kalzium oder Natrium kann der Eisenhaushalt nur über die Resorption reguliert werden. Bei Eisenmangel können Blutarmut, Abwehrschwäche, Müdigkeit, Konzentrationsschwäche und Gedeihstörungen bei Kindern auftreten.

Die Eisenmangelanämie ist weltweit die häufigste Mangelerkrankung. Eine Eisenüberladung kann zu einer Leberzirrhose, zu einer Bauchspeicheldrüsenzerstörung und anderen Organstörungen führen. Bei Kindern entwickelt sich Insulinresistenz und es kann ein Typ-2-Diabetes entstehen. Der Organismus besitzt für das Eisen keine Ausscheidungsmöglichkeit, außer über den Blutverlust. Es wird vermutet, dass Frauen aufgrund niedrigerer Eisenvorräte im Körper eine längere Lebenserwartung als Männer haben. Dafür verantwortlich sind die periodischen Menstruationsblutungen zwischen dem 15. und 50. Lebensjahr. Auch regelmäßige Blutspender können mit einer höheren Lebenserwartung rechnen. Schon früher waren viele Menschen überzeugt, dass eine enorme Selbstheilungskraft von einem Eisenverlust ausgehen kann. Daher dürfen Eisenpräparate nur mit größter Sorgfalt und nur unter ärztlicher Aufsicht eingenommen werden.

Wie viele Spurenelemente oder Mineralstoffe wir tatsächlich nach einer Mahlzeit aufnehmen, ist noch nicht ausreichend erforscht. Diese Aufnahme ist von der sogenannten Bioverfügbarkeit, also der Resorptionsrate des Körpers abhängig. Zahlreiche Spurenelemente konkurrieren auf noch recht unbekannte Art und Weise um die Aufnahme im Dünndarm. Wie schon erwähnt kann

Eisenmangelanämie

Bioverfügbarkeit von Spurenelementen

Eisen in Anwesenheit von Ascorbinsäure sehr gut aufgenommen werden, hingegen hemmen Ballaststoffe die Eisenresorption. Diese Interaktionen können sowohl Überschuss- als auch Mangelerscheinungen bewirken (siehe Tabelle). Zu bedenken ist auch, dass unser Körper nur sehr geringe Mengen an Spurenelementen benötigt. Durch eine regelmäßige Zufuhr in Form von Kapseln oder Brausetabletten können sich diese im Körper anreichern und ihre toxische Wirkung entfalten, so wie wir es bei den einzelnen Elementen beschrieben haben. Alle Mineralstoffe, die der Dünndarm nicht aufnehmen kann, die also eine schlechte Bioverfügbarkeit haben, gelangen in Form von unlöslichen Phosphaten in den Dickdarm. Dort beeinflussen sie das Wachstum der verschiedenen Bakterienstämme. Welche Auswirkungen das auf die Darmflora hat, ist noch kaum untersucht worden. Möglicherweise besteht ein Zusammenhang mit den immer häufiger auftretenden Darmerkrankungen.

Überschuss von	erzeugt ein Defizit von
Kalzium	Zink, Eisen, Magnesium
Eisen	Zink, Kupfer, Mangan
Kupfer	Eisen
Zink	Eisen, Kupfer
Mangan	Eisen, Magnesium

Man sollte darauf achten, dass bei der Produktion dieser Präparate auf synthetische Füllstoffe und Konservierungsmittel verzichtet wird und strikte Herstellungsprinzipien eingehalten werden, um Natur und Umwelt schonend zu begegnen. Es ist wichtig, sich über die einzelnen Präparate genau zu informieren und sie dann so zu dosieren und kombinieren, dass auch ein therapeutischer Nutzen erzielt werden kann. Speziell chronische oder immer wiederkehrende Erkrankungen, die aufgrund von Stress, Überarbeitung, falscher oder unregelmäßiger Ernährung entstehen, lassen sich sehr gut ergänzend mit solchen Natursubstanzen positiv beeinflussen. Heimische Naturprodukte oder solche aus Südostasien, Indien oder Afrika stehen zur Verfügung.

Das Wissen von Naturvölkern über Ernte und Heilkraft ihrer Pflanzen ist enorm. Diese Pflanzen werden in möglichst naturbelassenen Wäldern und Ebenen geerntet, also dort, wo sich noch kein Farmland breit gemacht hat, wo noch nicht künstlich gedüngt wird oder diverse Pflanzenschutzmittel den Boden verunreinigen und das Biotop zerstören. Auch das Behältnis zum Sammeln der Kräuter ist von großer Bedeutung. Plastiksäcke sind absolut ungeeignet, weil die Kräuter zu schwitzen beginnen und Fäulnisprozesse ihren Anfang nehmen können. In den meisten Regionen werden Reissäcke verwendet. Anschließend werden die Pflanzen schonend getrocknet, die getrockneten Früchte vermahlen und sauber abgefüllt. Es wird darauf geachtet, dass keine Verunreinigungen durch Fäulnisbakterien oder Pilze vorkommen. Viele Apotheken und angesehene Firmen achten beim Kauf und Verkauf natürlicher Nahrungsergänzungsmittel auf diese Kriterien. Oft befinden sich Wissenschaftler direkt vor Ort, um den gesamten Ablauf zu beobachten und zu überprüfen. All diese Kräuter müssen auch einer strengen hygienischen Kontrolle unterzogen werden, bevor sie in den Handel kommen.

Die natürliche Heilkraft von Pflanzen

Wissenswertes über Vitamine

Vitamine sind organische Bestandteile der Nahrung, die für viele Stoffwechselprozesse notwendig sind. Da sie nur zu einem geringen Teil oder gar nicht in unserem Körper selbst gebildet werden können, sind wir auf die Zufuhr aus unserer Nahrung angewiesen.

> Bei ausgewogener Ernährung ist Nahrungsergänzung nicht nötig.

Vitamine sind in unterschiedlichen biochemischen Stoffgruppen vorhanden, nicht alle entfalten im Körper die gleiche Wirksamkeit. Eines steht jedoch fest, Vitamine sind nur in geringen Mengen für unseren Körper notwendig. Das bedeutet, dass bei ausgewogener Ernährung kein Bedarf an zusätzlich zugeführten Vitaminen besteht. Die Bedarfsangaben für die tägliche Nahrungszufuhr sind zum Teil als Schätzwerte angenommen.

Grundsätzlich werden zwei Gruppen unterschieden:
- die fettlöslichen Vitamine A, D, E und K
- die wasserlöslichen Vitamine B1, B2, B6, B12, Biotin, Folsäure und Vitamin C

Fettlösliche Vitamine wirken in unterschiedlicher Form an Proteinbindungen mit. Vitamin A und D haben wie das Cholesterin eine Wirkung als Fettbegleitstoffe.

Vitamin A

Vitamin A (Retinol) bildet im Zusammenhang mit einem speziellen Protein den »Sehpurpur« Rhodopsin. Es ist also wesentlicher Bestandteil des Sehvorgangs. Außerdem ist es wichtig für den Aufbau von Haut und Schleimhäuten. Zum angeblich positiven Einfluss von Vitamin A auf die Zellen des Immunsystems zeigen Studien zum Teil widersprüchliche Ergebnisse.

Vorkommen

Vitamin A kommt in tierischen Produkten wie Ei, Leber, Butter und Käse als Retinol vor. In pflanzlichen Produkten wie Paprika, Karotten, Tomaten und Blattgemüse kommt es in Form von Karotinoiden vor. Diese und alle Vorstufen von Vitamin A werden als Retinol-Äquivalente bezeichnet.

Aufnahme

Die Aufnahme von Vitamin A erfolgt im Dünndarm und ist an das Vorhandensein von Fett und Gallensäuren gebunden. Das bedeutet, ein schnelles Glas Karottensaft allein versorgt uns nicht mit Vitamin A, denn es braucht dazu zumindest einige Tropfen Öl, damit im Darm das Vitamin aufgespalten werden kann.

Karotinoide sind nicht zur Gänze hitzebeständig. Beim Kochen können bis zu 10 % verloren gehen.

Hohe Dosen von Alkohol, Ballaststoffen und Diätfetten können die Aufnahme von Vitamin A behindern. Ebenso kann zu viel Vitamin E die Aufnahme von Vitamin A behindern.

Gespeichert wird das Vitamin in der Leber, Karotinoide auch in der Haut und dem Unterhautfettgewebe (»Bräunungscremes«).

Vitamin-A-Mangel bewirkt Nachtblindheit, Hornhautprobleme der Augen, Hautveränderungen besonders an den Schleimhäuten sowie Zahnbildungsstörungen.

Mangel

Retinol ist bei Überdosierung bereits in geringen Mengen toxisch, bei Schwangeren auch schädigend für den Fötus. Vor zusätzlicher Einnahme als Supplement sollte daher Abstand genommen werden.

Karotinoide sind erst in hohen Dosierungen toxisch, da nur etwa ein Sechstel bis ein Zwölftel vom Darm aufgenommen wird. Trinken wir etwa 2 l Karottensaft täglich über mehrere Wochen, könnten Leberfunktionsschäden entstehen.

Haben Sie trotzdem Angst vor Unterversorgung? Hier ein paar Beispiele zur Beruhigung:

Die Deutsche Gesellschaft für Ernährung (DGE) empfiehlt:

Beispiele

Die Tageszufuhr für Vitamin A bzw Retinol-Äquivalente entspricht für Frauen 0,8 mg, für Männer 1 mg.

100 g Käse enthalten je nach Sorte zwischen 0,15–0,40 mg.

Ein Eidotter deckt bereits den Tagesbedarf.

Eine Portion Broccoli gedünstet enthalten 0,87 mg.

Eine Schüssel Kopfsalat enthält bis zu 2,2 mg,

2 Scheiben gebratene Süßkartoffel 1,3 mg,

2 Leberwurstbrote 4,1 mg,

1 Portion gebratene Hühnerleber deckt den Bedarf von mehreren Tagen.

Karottensalat aus einem halben Kilo enthält 7,5 mg.

TCM — Aus Sicht der TCM stärkt Vitamin A durch seinen Bezug zu Leber und Milz das Blut und unterstützt die Augen.

Vitamin D

Vitamin D wird aktuell aufgrund seiner Aufgaben im Knochenstoffwechsel als Hormon gesehen, außerdem kann es wie diese im Körper selbst aus Cholesterin gebildet werden.

Vorkommen — Fische mit hohem Fettanteil, wie Makrele, Leber, Eidotter und Pilze enthalten Vitamin D.

Aufnahme — Über die Nahrung aufgenommenes Vitamin D sowie seine vom Körper selbst synthetisierten biochemischen Vorstufen werden zuerst in der Leber umgebaut (hydroxiliert). An Proteine gebunden werden sie zur Niere transportiert, wo sie in die aktivierte Form des Vitamins umgewandelt werden. (1,25-Dihydroxycholecalciferol). In dieser Form ist es biologisch aktiv und reguliert die Kalzium- und Phosphataufnahme durch den Darm und somit den Knochenstoffwechsel. Seine Aktivität steht in enger Zusammenarbeit mit den Hormonen der Nebenschilddrüse.

Vitamin D wird bei der Verarbeitung von Lebensmitteln nicht zerstört.

Mangel — Eine Vitamin-D-Mangelerscheinung nennt man Rachitis – es handelt sich um eine Störung der Mineralisierung der Knochen, wodurch es zu Deformationen kommt (O-Beine).

Überhöhte Aufnahme von Vitamin D wirkt toxisch, es ist daher von Supplementierung dringend abzuraten! (69)

> Derzeit ist es allerdings modern, den Vitamin-D-Spiegel (= 25(OH)D) zu bestimmen und bei niedrigen Werten das Vitamin zu ergänzen. Es gilt als vorbeugend gegen Krebs, das Metabolische Syndrom und Osteoporose. Liest man die Studien der letzten Jahre aufmerksam durch, so bekommt man sehr widersprüchliche Aussagen. Weder ist klar, ob der 25(OH)D-Spiegel im Blut wirklich Aufschluss über die biologische Aktivität im Körper gibt, noch ob das Vitamin wirklich die Krebsentstehung verhindert. Es scheint allerdings einen schützenden Effekt auf die Blutgefäße zu geben. Die Kombination von Vitamin D und Kalzium scheint Knochenbrüche bei älteren Frauen nicht zu verhindern.

Beispiele

Empfohlene Tagesmenge für Frauen und Männer: 5 µg/Tag
Ein Eidotter deckt bereits den Tagesbedarf.
1 Portion Lachs enthält ungefähr die 3-fache Tagesdosis.
Eine Portion Champignons enthalten etwa die halbe Tagesdosis.
Ziegen- und Schafmilchprodukte enthalten doppelt so viel Vitamin D wie Kuhmilchprodukte.
Aus Sicht der TCM stärkt Vitamin D das Nieren-Yang.

TCM

Vitamin E (Tocopherole)

Vitamin E existiert in unterschiedlichen biochemischen Varianten und wird im Zuge der Fettverdauung vom Körper aufgenommen. Langkettige ungesättigte Fettsäuren behindern die Aufnahme im Darm. Vitamin E wird in den Zellen gebraucht, um die Zellmembran zu schützen. Darüber hinaus stimuliert es die Bildung von T-Zellen, die ein Bestandteil der Immunabwehr sind.

Als Antioxidans schützt Vitamin E die Zellen vor dem Angriff der im Stoffwechsel entstehenden reaktionsfreudigen Sauerstoffradikale. Dabei wird es von Vitamin C und anderen Substanzen unterstützt.

Vorkommen

Vitamin E kommt in pflanzlichen Ölen, Nüssen und diversen Getreidesorten sowie Gemüsen vor.

Mangel

Ein Mangel an Vitamin E bewirkt, dass Zellen, vor allem auch rote Blutkörperchen (Erythrozyten), zerplatzen. Außerdem ist Vitamin E ein wichtiger Faktor im Zellstoffwechsel (Atmungskette).

Aufnahme

In westlichen Ländern steht ausreichend Vitamin E durch die Nahrung zur Verfügung, eine Supplementierung ist unnötig. Der Tagesbedarf kann derzeit nur geschätzt werden, es gilt eine Dosis von 12 mg für Frauen bzw. 14 mg für Männer.

Die Problematik, dass wir nicht einschätzen können, inwieweit biologische Substanzen in den vernetzten Regelsystemen des Organismus positive oder negative Effekte auslösen, ist am Beispiel von Vitamin E deutlich zu zeigen. Durch seine antioxidative Wirkung wurde es, wie auch Vitamin A, vor allem bei Krebspatient/innen höher dosiert eingesetzt. Studien, die sich mit dem Effekt dieser Therapien befassten, zeigten sehr unterschiedliche und fragwürdige Ergebnisse, die nicht unbedingt den Benefit der Therapien belegten. Einige Studien zeigen sogar eine erhöhte Sterblichkeitsrate unter Vitamin-E-Supplementierung. (70)

Eine Eigeninitiative in Sachen Selbstmedikation ist eindeutig nicht ratsam.

Beispiele

200 g Broccoli decken den Tagesbedarf.

Frische Petersilie enthält viel Vitamin E.

Vitamin E bleibt bei Kochvorgängen im Wesentlichen erhalten. Öle sollten aber nicht wiederholt erhitzt werden!

TCM

Aus Sicht der TCM stärkt Vitamin E das Blut und unterstützt das Lungen-Qi.

Vitamin K (Phyllochinon)

Vitamin K liegt in 100 verschiedenen bioaktiven Formen vor. Es wird mit pflanzlicher Nahrung aufgenommen, wird aber auch von Dickdarmbakterien gebildet. Da die Eigenproduktion nur unzureichend aufgenommen werden kann, brauchen wir auch die Zufuhr von außen. Vitamin K hat zwei wichtige Funktionen:
▸ Bildung der Blutgerinnungsfaktoren Prothrombin und Faktor VII in der Leber
▸ Bildung von Osteocalcin, einem Protein im Knochenstoffwechsel

Biochemisch ist die Funktion des Vitamin K an eine Verbindung mit Glutamin gebunden.

Aufnahme

Vitamin K ist enthalten in Blattgemüse, diversen Hülsenfrüchten und ihren Mehlen, Gemüsen wie Zucchini, Melanzani, Rettich.

Vorkommen

Bei Mangel kann es zu Blutgerinnungsstörungen und Störungen im Kalziumstoffwechsel kommen.

Mangel

Die empfohlene Zufuhr der DGE ist ein Schätzwert! Es gilt für Frauen 60 µg/Tag und für Männer 70 µg/Tag.

Blatt- und Kohlgemüse, insbesondere Blattspinat, sind sehr Vitamin-K-haltig.

Alle Hülsenfrüchte decken pro Portion mehr als den Tagesbedarf ab.

Beispiele

Vitamin K ist empfindlich gegen Tageslicht, beim Kochen gibt es kaum Verluste.

Aus TCM-Sicht stärkt Vitamin K Milz-Qi und Blut sowie das Nieren-Yang.

TCM

Wasserlösliche Vitamine

Wasserlösliche Vitamine werden im Körper vor allem als Co-Enzyme gebraucht, sie sind also Helfer der Enzyme im Stoffwechsel. Einzige Ausnahme davon bildet das Vitamin C.

Sie gelten im Gegensatz zu den fettlöslichen Vitaminen als unproblematisch, was die Dosierung betrifft, weil sie nicht in den Geweben gespeichert, sondern mit dem Harn ausgeschieden werden. Dies ist nur zum Teil richtig, wie wir anhand der folgenden Beispiele zeigen wollen.

Aufgrund ihrer Wasserlöslichkeit kann durch Auslaugen 15–20 % Verlust entstehen.

Deshalb ist es in der asiatischen Küche üblich, Gemüse sehr klein zu schneiden und nur einige Minuten anzubraten. So kann das Vitamin nicht mit dem Kochwasser ausgeschüttet werden.

Vitamin B1 (Thiamin)

Vorkommen

Vitamin B1 kommt in so gut wie allen tierischen Produkten, Fleisch, Milch, Milchprodukten, Fischen, sowie in Getreide und deren Mehlen vor.

Aufnahme

Eine Unterversorgung ist in der westlichen Welt kaum möglich. Allerdings gibt es einige Nahrungs- und Genussmittel, die die Aufnahme von Thiamin verringern. Dazu gehört exzessiver Alkoholkonsum, große Mengen an Tee und Kaffee sowie einige rote Obst- und Gemüsesorten. Dazu zählen Rotkraut, rote Rüben, Heidelbeeren etc. (Polyphenole).

Alkalisches Milieu im Magen reduziert ebenfalls die Aufnahme, z. B. bei Magenschutz durch magensäurereduzierende Medikamente (Antacida).

Auch beim Kochvorgang wird durch Hitze ein Teil (bis zu 30 %) des Thiamins zerstört.

Vitamin B1 ist ein wichtiges Co-Enzym im Kohlenhydratstoffwechsel und beeinflusst die Durchlässigkeit der Nervenzellmembrane für Natrium-Ionen. Diese wichtige Aufgabe ist bei chronischem Alkoholkonsum gestört und führt zu irreversiblen Schädigungen der Nerven (Polyneuropathie).

Empfohlene Tagesdosis:

Frauen: 1 mg; Männer: 1,2 mg

Nach Schätzung der DGE liegt die aufgenommene Tagesmenge etwas **höher** als der tatsächliche Bedarf!

2 Brote mit Schweineschinken gekocht

Ein Hühnerschnitzel

Ziegen- und Schafmilchprodukte enthalten doppelt so viel Vitamin B1 wie Kuhmilchprodukte.

Frischkäse enthält doppelt so viel wie Hartkäse.

Kartoffeln, Amarant, Mais, Hirse und Haferflocken sind reich an Vitamin B1.

Aus TCM-Sicht unterstützt Vitamin B1 die Leber und die Milz und aktiviert das Qi.

Beispiele

TCM

Vitamin B2 (Riboflavin)

Vitamin B2 kommt ebenso wie B1 in Milch und Milchprodukten, Getreide, aber auch in vielen Obst- und Gemüsesorten vor. Vitamin-B2-Mangel existiert daher so gut wie nicht. Allerdings können Medikamente wie Antikontrazeptiva (Pille), Antidepressiva und Alkoholmissbrauch die Aufnahme von Vitamin B2 verringern.

Riboflavin ist Co-Enzym im Energiestoffwechsel, zum Beispiel bei der Übertragung von Wasserstoff auf Sauerstoff-Ionen. Es

Vorkommen und Aufnahme

unterstützt die Wirkungen von Vitamin K, B6 und Folsäure sowie Niacin.

Empfohlene Tagesdosis:

Frauen: 1,2 mg, Männer: 1,4 mg

Nach Schätzung der DGE liegt die aufgenommene Tagesmenge etwas **höher** als der tatsächliche Bedarf!

Verluste durch Kochen und Lagerung betragen bis zu 20%.

> **Beispiele**

Eine Schüssel Salat, besonders Endivie, deckt den Tagesbedarf.
Milchprodukte wie Käse, Sauerrahm, Schlagobers.
Brot und Getreideprodukte enthalten reichlich B2.

> **TCM**

Aus Sicht der TCM wird durch Vitamin B2 das Qi gestärkt.

Vitamin B6 (Pyridoxin)

> **Vorkommen**

Vitamin B6 kommt in Fleisch, Gemüse und Getreide in unterschiedlichen biochemischen Varianten vor. Pyridoxin als Bestandteil pflanzlicher Lebensmittel ist relativ hitzebeständig, bei schonender Zubereitung ist der Verlust an Vitamin B6 bestenfalls 20%, während das an Phosphat gebundene tierische Vitamin B6 bis zu 40% Verlust beim Braten aufweist.

Vitamin B6 ist wichtiges Co-Enzym im Proteinstoffwechsel, sowohl bei der Bildung von Aminosäuren, als auch bei der Bildung sogenannter biogener Amine wie Histamin und Serotonin. Diese sind als Gewebshormone oder auch Neurotransmitter in unserem Körper aktiv.

> **Mangel**

Vitamin B6 kommt in der Nahrung in ausreichenden Mengen vor, sodass es kaum zu Mangelerscheinungen kommen kann. Bei langer Unterernährung können Hautprobleme wie seborrhoische Dermatitis, Zungenveränderungen und Geschmacksstörungen sowie neurologische Störungen auftreten, die aber auch bei chronischer Überdosierung entstehen können.

Empfohlene Tagesdosis: Frauen 1,2 mg, Männer: 1,5 mg

Nach Schätzung der DGE liegt die aufgenommene Tagesmenge etwas höher als der tatsächliche Bedarf!

Schafmilch enthält doppelt so viel Vitamin B6 wie Vollmilch.

200 g Rinderfilet, Schweinekotelett oder Huhn decken den Tagesbedarf.

Kraut, Rosenkohl, grüne Bohnen enthalten reichlich Vitamin B6, ebenso wie Schnittlauch und Kartoffeln.

Der Verlust bei der Zubereitung beträgt ca. 20 %, beim Braten von Fleisch bis zu 40 %. Unter anderem auch deshalb wird in der asiatischen Küche das Fleisch in kleine Streifen geschnitten, dadurch ist es rascher durch und verliert nicht seine Nährstoffe.

Aus Sicht der TCM harmonisiert Vitamin B6 Leber und Milz (Holz- und Erde-Element).

Vitamin B12 (Cobalamin)

Vitamin B12 braucht für seine Bildung Mirkroorganismen, die sich im Darm von Tieren befinden. Daher ist Vitamin B12 nahezu ausschließlich in tierischen Produkten enthalten, mit Ausnahme von vergorenen Lebensmitteln wie Sauerkraut. Auch die Mikroorganismen unseres Dickdarms können Vitamin B12 bilden, allerdings kann dieses nur in geringer Menge über die Darmschleimhaut aufgenommen werden, sodass wir auf die Zufuhr durch die Nahrung angewiesen sind. Die Vitamin-B12-Aufnahme ist an ein in der Magenschleimhaut gebildetes Glykoprotein gebunden. Ist die Magenschleimhaut zum Beispiel durch exzessiven Alkoholgenuss geschädigt oder werden hohe Dosen Vitamin C täglich eingenommen, so ist die Aufnahme des Vitamins gestört.

Vitamin B12 ist ein wichtiges Co-Enzym der Blutbildung. Zusätzlich hat es zusammen mit Folsäure entgiftende Wirkung auf die im Stoffwechsel entstehenden schwefelhaltigen Aminosäuren (Homocystein). Folsäure und B12 spielen auch eine Rolle beim Aufbau des Zellkerns. Bei Mangel an Vitamin B12 kann es zu einer bestimmten Form der Anämie kommen (Perniziosa), sowie zur Degeneration bestimmter Nervenanteile im Rückenmark.

Mangel

Vitamin B12 ist relativ unempfindlich, die Verluste durch Nahrungszubereitung sind minimal, sie betragen ca. 10 %.

Empfohlene Tagesdosis: Frauen und Männer: 3 µg

Nach Schätzung der DGE liegt die aufgenommene Tagesmenge etwas höher als der tatsächliche Bedarf!

Beispiele

Kalb-/Rindfleisch, Schweinefleisch oder Fisch decken pro Portion schon mehr als den Tagesbedarf ab.

Dies gilt ebenso für Eier und Käse.

TCM

Aus Sicht der TCM stärkt Vitamin B12 das Blut und die Essenz.

Folsäure

Vorkommen und Aufnahme

Folsäure kommt in der Nahrung als Mono- und Polyglutamate vor. Blattgemüse, Hülsenfrüchte und Leber sind Folsäure-Lieferanten. Folsäure ist relativ empfindlich gegen Hitze und Licht, der Verlust bei der Zubereitung ist dementsprechend hoch (ca. 35 %).

Folsäure ist wichtiges Co-Enzym bei der Bildung von Aminosäuren und ihren Bausteinen. Außerdem gilt es derzeit als der wichtigste Homocysteinsenker. Homocystein entsteht als Stoffwechselprodukt beim Abbau von Fleisch und kann in hohen Konzentrationen das Risiko von Atherosklerose erhöhen und die Blutgerinnung fördern.

Bei Folsäuremangel in der Schwangerschaft kommt es zu erhöhtem Risiko von Aborten, Missbildungen (Neuralrohrdefekten) und Entwicklungsstörungen. *// Mangel*

Empfohlene Tagesdosis: Frauen und Männer: 400 μg

100 g Hülsenfrüchte, Spargel und Blattsalate decken den Tagesbedarf. *// Beispiele*

Der Verlust durch Zubereitung beträgt bis zu 35 %.

Aus Sicht der TCM stärkt Folsäure die Essenz und unterstützt die Leber. *// TCM*

Biotin

Biotin kann auch von unserem Körper gebildet werden und liegt in der Nahrung in Milchprodukten, einigen Gemüsesorten, Champignons, Sojabohnen, einigen Hülsenfrüchten und Nüssen vor. *// Vorkommen und Aufnahme*

Biotin ist Co-Enzym im Zellstoffwechsel, stimuliert die Bildung der DNA und der Proteine. Es wird ihm daher auch ein Einfluss auf die Bildung und das Wachstum von Haaren und Nägeln zugesprochen.

Die empfohlene Tagesdosis ist ein Schätzwert und beträgt bei Frauen und Männern 30–60 μg.

Mangelsymptome treten aufgrund der Möglichkeit der Eigenproduktion außer bei angeborenen Stoffwechselstörungen nicht auf. *// Mangel*

Aus Sicht der TCM stärkt Biotin Nieren- und Lungen-Qi. *// TCM*

Vitamin C (Ascorbinsäure)

Vitamin C ist ein wichtiges Co-Enzym bei der Aufnahme von Eisen im Darm, bei der Bildung des Bindegewebes und der Wundheilung, *// Vorkommen und Aufnahme* beim Transport von Fettsäuren und der Bildung von Gallensäuren aus Cholesterin.

Die Werbung der Pharmaindustrie hat Vitamin C in seiner Rolle als Co-Faktor in immunologischen Prozessen beworben.

Dabei spielt es eine Rolle im Schutz der Zellen vor aggressiven Sauerstoffradikalen und als Regenerationshilfe für Vitamin E (antioxidative Wirkung). Die Behauptung, Vitamin C wäre auch ein Schutz vor Infekten, lässt sich in Studien allerdings nicht eindeutig nachweisen. (71)

Vitamin C kommt in vielen Obst- und Gemüsesorten vor. Wie viel Vitamin C über den Darm aufgenommen wird, hängt von der Menge ab. Wird viel Ascorbinsäure mit der Nahrung zugeführt, wird weniger im Darm resorbiert und gleichzeitig mehr davon über den Harn ausgeschieden.

Daraus folgt, dass hohe Dosen Vitamin C den Körper nur in seiner Ausscheidungskapazität beanspruchen und hochdosiert zu Durchfällen führen. Außerdem führen hohe Dosen zur verminderten Aufnahme anderer Vitamine (z. B. B12).

Vitamin C ist empfindlich gegen Licht und Hitze, der Verlust durch Lagerung, Zubereitung und Aufwärmen von Speisen beträgt in etwa 30 %. Die Natur hat es deshalb besonders klug eingerichtet, dass Ascorbinsäure in Obst ungekocht oder nur leicht gekocht als Kompotte ausreichend aufgenommen werden kann.

Empfohlene Tagesdosis: Frauen und Männer 100 mg

Beispiel

Vergleichen Sie den Vitamin-C-Gehalt unserer heimischen Gemüse mit dem der hoch gepriesenen Orange anhand des Vitamin-C-Gehalts pro 100 g:

Kohlrabi 65 mg, Meerrettich (Kren) 115 mg, Petersilie 160 mg, Kartoffel 17 mg, Radieschen 30 mg, Karfiol (Blumenkohl) 65 mg, Broccoli 100 mg, Kohl 115 mg, Paprika 120 mg, Hagebutte 1250 mg,

Erdbeere 65 mg, schwarze Johannisbeere 175 mg, Orange 50 mg, Grapefruit 45 mg, Mandarine 30 mg, Zitrone 50 mg.

Aus Sicht der TCM kühlt Vitamin C Hitze und unterstützt das Blut.

TCM

> Wir empfehlen zur Lektüre: »Die Vitamin Lüge«
> (Spiegel 3/2012)

Verlassen Sie sich auf Ihren Körper!

Zusammenfassend ist zu sagen, dass Nahrungsergänzungsmittel eine ausgewogene Ernährung sicher nicht ersetzen können. Wir können nicht sagen: Ich gönne mir täglich meine Pizza, Schokolade und Kuchen, ein paar Vitaminkapseln gleichen alles aus. Davor möchten wir eindringlich warnen, denn diese Einstellung kann gesundheitlich äußerst schädlich sein. Nahrungsergänzungsmittel sollen auf ein momentanes gesundheitliches Defizit ausgleichend wirken, sind aber sicher bis auf einige Ausnahmen keine Dauerlösung. Stattdessen müssen wir uns wieder bewusst machen, dass in unseren Lebensmitteln alle Nährstoffe, die wir täglich brauchen, enthalten sind.

Kapitel IV

Nahrungsmittelunverträglichkeiten und Allergien

Krankheit lässt den Wert der Gesundheit erkennen.
HERAKLIT

Nasenrinnen, Niesattacken, tränende Augen, Hautausschläge, Husten oder zugeschnürte Kehle ... Kennen Sie das?

Einleitung

Fallbeispiel

Ein Patient, 35 Jahre, schlank und sportlich, IT-Techniker, hält sich gerne im Freien auf und leidet seit seiner Kindheit an einer Gräser- und Baumpollenallergie. Wenn er morgens aufsteht, muss er etwa 30-mal niesen, die Augen tränen. Am lästigsten ist ihm das Gaumenjucken, das bis in beide Ohren ausstrahlt. Er glaubt, dass diverse Nahrungsmittel daran schuld sind, denn manchmal nach dem Essen tritt ein pelziges Gefühl auf der Zunge auf. Vor etwa 3 Jahren hat er eine Desensibilisierung durchgemacht, wodurch er zwei Jahre lang deutlich weniger Beschwerden hatte. Jetzt ist er in meiner Ordination, weil sich seine Beschwerden wieder verschlechtert haben.

Prinzipiell müssen wir zwischen »Allergie« und »Unverträglichkeit« unterscheiden.

Allergie bedeutet so viel wie »Fremdreaktion« (altgriechisch: allos = anders oder fremd; ergon = die Arbeit oder Reaktion). Sie ist eine überschießende Abwehrreaktion des Immunsystems auf bestimmte und normalerweise harmlose Stoffe, sogenannte Allergene, die sich in typischen, meist entzündlichen Prozessen äußert.

Unverträglichkeit: Hier stehen nicht genügend Enzyme zur Verfügung, um bestimmte Nahrungsbestandteile zu verdauen.

In unserer Wohlstandsgesellschaft nehmen Allergien immer mehr zu. Viele Menschen sind der Überzeugung, dass Umweltgifte, Zusatzstoffe und stark verarbeitete Lebensmittel nicht gesund sind. Wen wundert es da, wenn das total verwirrte Immunsystem plötzlich völlig harmlose Dinge angreift?

Bei der Allergie ist also das Immunsystem das »Problem« und nicht der Mangel an Enzymen, wie bei der Nahrungsmittelunverträglichkeit. Auslöser von Allergien sind verschiedene Allergene, meist Eiweißkörper, sogenannte Antigene, gegen die sich eine »überempfindliche« Immunantwort richtet.

Es gibt eine Vielzahl von Allergenen, angefangen von Tierhaaren, Pollen (Gräser- und Baumpollen) über Hausstaubmilben und Kontaktallergene (z. B. Nickel) bis hin zu den Nahrungsmittelallergenen.

Häufig leiden Allergiker unter einer ganzen Reihe von Symptomen, die sich überwiegend auf Haut und Schleimhäute konzentrieren:

- an den Schleimhäuten: Hauptmerkmal des Heuschnupfens (allergische Rhinitis) ist eine stark rinnende Nase, oft begleitet von juckenden, tränenden und entzündeten Augen (allergische Konjunktivitis).
- an den Atemwegen: beim allergischen Asthma bronchiale kann das Einatmen von Pollen, Tierhaaren, Schimmelpilzsporen oder Hausstaubmilben zu einer anfallartigen Atemnot führen, gefolgt von dem Gefühl zu ersticken.
- an der Haut: ganz typisch für die Neurodermitis (atopische Dermatitis) ist eine sehr trockene, stark juckende und schuppige Haut, speziell im Bereich von Ellenbeuge und Kniekehle. Juckende Quaddeln entstehen bei der Nesselsucht (Urtikaria).
- im Magen-Darm-Trakt (Gastrointestinaltrakt) kann es zu Bauchkrämpfen, Erbrechen und Durchfällen kommen.
- bis hin zum anaphylaktischen Schock als akutem Notfall.

1906 definierte ein Wiener Kinderarzt, Freiherr Clemens von Pirquet, Allergie weit gefasst als »veränderte Fähigkeit des Körpers, auf eine fremde Substanz zu reagieren«. Er erkannte als erster, dass »Antikörper nicht nur schützende Immunantworten vermitteln, sondern Überempfindlichkeitsreaktionen auslösen können.«

Allergien lassen sich auf verschiedene Arten nachweisen. Es stehen Hauttests, Provokationstests und Blutuntersuchungen zur Verfügung:
- Hauttests sind als Standarduntersuchungen eine Form des Provokationstests, bei der allergenhaltiges Material direkt auf die Haut aufgebracht wird. Sensibilisierte Betroffene zeigen lokale Reaktionen, an denen abgelesen werden kann, gegen welche Allergene der Patient überempfindlich (sensibilisiert) ist.
- Bei anderen Provokationstests wird das Allergen nicht über die Haut zugeführt: beim Heuschnupfen kann zum Beispiel zur Provokation ein Allergenextrakt in die Nase gesprüht werden, beim allergischen Asthma erfolgt die Provokation durch die Inhalation.
- Beim Bluttest kann der Gesamt-IgE-Spiegel oder die sogenannten »freie IgE-Antikörper« gemessen werden. IgE sind Antikörper, die allergische Reaktionen auslösen können, wenn sie mit dem passenden Antigen in Kontakt kommen (Hausstaub, Gräser, Nüsse etc.). Der IgE-Spiegel im Blut ist jedoch nicht unbedingt ein Maß für die Heftigkeit der allergischen Reaktion.

Die Ursachen für allergische Erkrankungen sind sehr häufig genetische Faktoren. Für Kinder, bei denen entweder ein oder beide Elternteile Allergiker sind, besteht ein erhöhtes Allergie-Risiko.

Eindeutig nachweisbar ist auch der Anstieg allergischer Erkrankungen in westlichen Industrieländern. Forscher beobachten immer mehr, dass durch krankhaft übertriebene Hygienemaßnahmen vor allem in der Kindheit und frühen Jugend eine mangelhafte Aktivierung des Immunsystems erfolgt.

Man könnte sagen: wenn das Immunsystem unterfordert ist – zum Beispiel durch übertriebene Hygiene oder häufige Antibiotika-Einnahme – sucht es sich vor allem bei Kindern neue »Feinde«, wie Pollen, Hausstaub oder Tierhaare. Darüber hinaus hat man

Allergie: ein unterfordertes Immunsystem

erkannt, dass der Kontakt mit bestimmten Bakterien, insbesondere in den ersten Lebensmonaten, wichtig ist. Zu diesen Bakterien zählen vor allem die Mykobakterien, die in großer Zahl in der Erde organisches Material abbauen. Gewöhnlich nehmen wir sie mit der an der Nahrung anhaftenden Erde auf. Mykobakterien aktivieren jene weißen Blutkörperchen (sogenannte TH1-Helferzellen), die das Immunsystem fordern und das Allergierisiko senken.

Da aber der Anbau von Gemüse und Kräutern immer mehr in erdelosen Treibhauskulturen stattfindet, in einer Nährlösung auf Steinwolle oder Styropor, kommen wir Menschen mit Mykobakterien aus der Erde kaum noch in Berührung.

Anders verhält sich das in den Entwicklungsländern: das Trinkwasser enthält dort Unmengen dieser Bakterien. Allergien sind dort gänzlich unbekannt, da das Immunsystem derart ausgelastet ist, dass es gar nicht so weit kommen würde, gegen eingebildete Feinde zu kämpfen.

Auch Kinderkrankheiten wie Masern aktivieren die TH1-Helferzellen und senken dadurch das Allergierisiko. (75)

Eigentlich müssten auch Impfungen vor Allergien schützen, da sie ja das Immunsystem fordern und trainieren. Das trifft für die Masern- und Tuberkulose-Impfung auch zu, da diese wiederum die TH1-Helferzellen aktivieren. Eine Studie aus Japan konnte zeigen, dass eine Tuberkulose-Impfung das Allergierisiko von Kindern um sogar mehr als die Hälfte senken konnte. (76)

Es heißt, dass schon vor Jahrzehnten Asthma mit Tuberkulose-Impfstoff behandelt wurde. Dieser Schutzeffekt bleibt allerdings bei anderen Impfungen aus. Die heute üblichen Impfstoffe gegen Diphterie, Keuchhusten und Tetanus (Wundstarrkrampf) unterstützen jene Gruppe von weißen Blutzellen, die die sogenannten TH2-Helferzellen aktivieren, die eine allergische Reaktion wie Asthma bronchiale auslösen können.

> Antibiotika können das Gleichgewicht der natürlichen Darmflora negativ beeinflussen.

Demnach sollten wir unser Immunsystem regelmäßig mit natürlichen Allergenen stärken. Also keine Angst, wenn sich Kinder viel am Boden aufhalten. (77)

Besonders wichtig ist auch die Regeneration der Darmflora, speziell nach wiederholter Antibiotika-Einnahme. Antibiotika können das Gleichgewicht der natürlichen Darmflora negativ beeinflussen. (78, 79)

Jetzt sagen Sie vielleicht zu Recht: bei etwa 10 Billionen Darmbakterien können doch ein paar Antibiotika nicht viel körperlichen Schaden anrichten. Eine gesunde Dickdarmschleimhaut ist aber auf eine gut funktionierende und intakte Keimflora angewiesen. Antibiotika (*bio* = leben), insbesondere Breitbandantibiotika, sind nicht nur gegen körperfremde Bakterien gerichtet, sondern können auch die bakterielle Zusammensetzung der natürlichen Darmflora schwer beeinträchtigen, bis hin zu deren Zerstörung.

Dabei geht es weniger darum, wie viele Bakterien durch Antibiotika zerstört werden, sondern vielmehr um das Gleichgewicht unter den etwa 400–500 Bakterienstämmen, die eine gesunde Darmflora ausmachen.

Kommt es zum Beispiel zum Ausfall einiger wichtiger Stämme, entsteht bereits eine starke Milieuveränderung im Darm. Hält diese krankhafte Darmflora (Dysbiose) über einen längeren Zeitraum an, kann die Darmwand bzw. die Schleimhaut schwer beschädigt werden. Die Darmschleimhaut zieht sich mehr und mehr zurück, die Poren werden immer größer, und sämtliche Allergene können ungehindert die Darmwand durchdringen. So gelangen sie ins Blut und werden über diesen Weg im gesamten Körper verteilt. So kann eine generalisierte Allergie oder eine Nahrungsmittelallergie entstehen.

Um zu verhindern, dass Allergene über diesen Weg in den Körper gelangen, muss sich die Schleimhaut wieder regenerieren und schließen. Dafür ist es notwendig, effektive Mikroorganismen über einen längeren Zeitraum zuzuführen. So regeneriert sich die Darmschleimhaut und ihre Funktion wird wieder hergestellt. (80, 81)

Pollenallergie – ein häufiger Ausgangspunkt

Wenn wir von der Behauptung ausgehen, dass das Immunsystem bei Allergikern deutlich unterfordert ist – warum richten sich die meisten Allergien ausgerechnet gegen Pollen, Hausstaub, Tierhaare und Nahrungsmittel?

Wie wir bereits wissen, benötigen Krankheitserreger wie Bakterien, Viren, Pilze oder Parasiten bestimmte Enzyme (Eiweißmoleküle), um sich einen Weg in den Körper zu bahnen. Und genau auf diese Eiweißmoleküle reagiert das scheinbar »gelangweilte« Immunsystem übersensibel und beginnt jetzt diejenigen Pollen, Tierhaare und Nahrungsmittelproteine (Eiweiß) zu bekämpfen, die eine gewisse Ähnlichkeit mit den Enzymen der Krankheitserreger haben.

Sehen wir uns doch einmal die Hausstauballergie etwas näher an:

Hausstaub besteht aus einer Vielzahl von aggressiven Substanzen wie Pestiziden, Staub von Putzmitteln, Schimmelpilzsporen usw. Unser scheinbar »gelangweiltes« Immunsystem sucht sich jetzt eine passende Beschäftigung und findet den Milbenkot. Nicht der Kot an sich löst die Allergie aus, sondern die im Kot gebündelten, eiweißspaltenden Enzyme.

Auch die Tatsache, dass Pollenallergien immer häufiger werden, könnte mit der Umweltverschmutzung zusammenhängen. Dabei spielt sicherlich die Luftverschmutzung eine entscheidende Rolle. Unzählige Staubteilchen, Dieselrußpartikel und der Reifenabrieb setzen sich auf den Pollen fest. Diese mit Staubpartikeln benetzten Pollen werden zunächst eingeatmet. Sobald die Pollen auf das feuchte Milieu der Nasen- und Bronchialschleimhaut oder der Lungen trifft, platzen sie auf und setzen Enzyme frei, also jene Eiweißmoleküle, gegen die unser Immunsystem allergisch reagiert. Es werden also nicht die Staubpartikel an sich bekämpft, sondern die Enzyme.

In Nahrungsmitteln wie Nüssen, Obst und Gemüse sind es vor allem die sekundären Pflanzenstoffe, die als »Feind« angesehen werden. Sie wirken zum Teil als sogenannte Enzymblocker, die einerseits unser Immunsystem massiv schwächen, um anschließend eine Überreaktion auszulösen. Andererseits können sie auch diverse Nahrungsmittelunverträglichkeiten hervorrufen (siehe Getreideunverträglichkeit).

Das Erdnuss-Allergen ist die häufigste Nahrungsmittelallergie bei Kindern und Jugendlichen.

Was ist eine Kreuzallergie?

Bei dieser speziellen Allergie kommt es zu allergischen Reaktionen auch auf botanisch nah verwandte Nahrungsmittel. So besteht zum Beispiel bei einer Allergie auf Birkenpollen eine Kreuzallergie mit Äpfeln, Birnen, Kern- und Steinobst sowie Nüssen, Sellerie, Karotten und diversen Küchenkräutern.

Das ist genau das Problem des IT-Technikers. Sein bereits stark gereiztes Immunsystem überreagiert bei kleinsten zusätzlichen Reizen. So kann ein Stück Apfel oder Kernobst zur Zeit der Pollensaison die Mundschleimhaut reizen, während zu jeder anderen Jahreszeit keine Reaktion auftritt. Das heißt, allergische Symptome verstärken sich mit der Anzahl der Reize. Verzichtet also unser Patient in der Pollensaison auf kreuzallergische Nahrungsmittel, so kann er insgesamt seine Beschwerden reduzieren. In der akuten

Allergische Symptome verstärken sich mit der Anzahl der Reize.

Phase der Allergie unterstützt und hilft Akupunktur sehr gut. Sehr bewährt ist dabei das Setzen von kleinen Dauernadeln im Ohr, die die Beschwerden besänftigen.

Mehr als 1000 zum Teil verwandte Allergene sind mittlerweile beschrieben. Die wohl bekannteste Kreuzreaktion ist die oben genannte auf alle Rosengewächse. Man spricht auch vom Birkenpollen-Nuss-Kernobst-Syndrom.

Therapie bei Allergien

- Allergenkarenz – den Kontakt vermeiden
- medikamentöse Therapie
- Hypo- oder Desensibilisierung

Die beste Methode besteht sicher darin, das Allergen – etwa Pollen, Katzen, Milben – zu vermeiden (Allergenkarenz). Was sich einfach anhört, ist aber in der Praxis meist nicht durchführbar. Der Hausstaub lässt sich einfach nicht vermeiden und bei der Pollenallergie müsste man sich während der gesamten Pollensaison am Meer oder im Hochgebirge aufhalten.

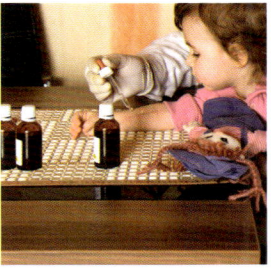

Allergietest

Bei der Nahrungsmittelallergie kann man das entsprechende kreuzreagierende Nahrungsmittel vermeiden, oder sofern das Allergen hitzelabil ist, es durch Kochen zerstören.

Für die medikamentöse Therapie stehen eine Reihe von Antihistaminika und Kortisonpräparaten zur Verfügung. Diese bewirken zwar meist eine Linderung der Symptome, können aber die Ursache der Allergie nicht bekämpfen.

Bei der Hyposensibilisierung wird in regelmäßigen Abständen und über einen längeren Zeitraum eine bestimmte Menge des Allergieauslösers in Form von Tropfen eingenommen oder unter die

Haut gespritzt. Diese Methode muss mindestens drei Jahre lang durchgeführt werden. Meist kommt es hier zu einer länger anhaltenden Besserung der Beschwerden, sogar über den Therapiezeitraum hinaus. Die Entwicklung von allergischem Asthma kann durch diese Immuntherapie zumindest hinausgezögert werden.

Wie hilft die TCM bei Allergie?

In der chinesischen Medizin gibt es den Begriff Allergie als solchen nicht. Symptome wie Niesen, Augenbrennen oder Husten werden untersucht und nach der Ursache des Entstehens behandelt. Dabei ist die Diagnose der konventionellen Medizin – etwa Allergie oder Erkältung – zweitrangig.

Die TCM-Diagnose erfolgt über das Gespräch und eine ausführliche Untersuchung, d. h. wir achten nicht nur auf die Worte, sondern auch auf sichtbare Zeichen an der Haut, dem Gesicht, den Augen etc. Das Tasten an bestimmten Körperzonen liefert uns nonverbale Information. Auch Puls- und Zungendiagnose deuten wir als Zeichen des Körpers und seiner Befindlichkeit.

Das Ziel der Behandlung ist es, die Wurzel des Problems zu ergründen, nicht nur die Symptome zu behandeln. Die Fragestellung dabei ist: Was veranlasst den Körper, eine für viele Menschen harmlose Substanz als krankmachend zu empfinden? Nur wenn wir die Ursache dieses Ungleichgewichts finden, kann der Körper wieder in seine Balance zurückfinden.

Überreaktionen dieser Art definieren wir aus chinesischer Sicht als Yang-Zustand. Dieser steht als Synonym für Hitze und Entzündung.

Wie kommt der Körper in einen Hitzezustand?

Stress, Schlafmangel (unter 7 Stunden Schlaf), Überarbeitung oder Extremsport führen zu Hitzezuständen. *Lifestyle*

Ebenso ein Übermaß an energetisch heißen Substanzen wie Kaffee, Alkohol, scharfem und fettem bzw. gegrilltem Essen. Kalte und feuchte Nahrungsmittel wie Rohkost und Michprodukte führen zu einer Ansammlung von Feuchtigkeit und bilden Schleim. Durch Bewegungsmangel und im Zusammenspiel mit klimatischen Einflüssen wie Kälte, Wind und Feuchtigkeit kann der Körper diesen Überschuss nicht verteilen. Diese Feuchtigkeitsstagnation wird als ein »Zuviel« wieder dem Yang zugeordnet. Das bedeutet, dass im Körper wieder Hitze entsteht. Dieser Zustand entsteht nicht von heute auf morgen, sondern ist ein Prozess, der sich über einen längeren Zeitraum erstreckt. Dies erklärt, warum Menschen, die jahrzehntelang kein allergisches Problem hatten, plötzlich eine Allergie entwickeln. *Ernährung*

Je nach Ursache wählt der TCM-Arzt chinesische Kräuterrezepturen in Form von Tees, eine Ernährungsberatung, Akupunktur oder Tuina-Massage. *TCM-Therapie*

Im Fall unseres IT-Beraters handelt es sich um eine Dysbalance zwischen Metall- (Lunge/Dickdarm) und Erde-Element (Magen/Milz). Obwohl die Symptome der Allergiker untereinander sehr ähnlich sind, entwickeln sich Ursache und Auslöser bei jedem einzelnen Patienten sehr individuell.

Nahrungsmittelunverträglichkeiten

Bei der Nahrungsmittelunverträglichkeit ist schlichtweg der Darm überfordert.

Fallbeispiel

Ein 38-jähriger Rechtsanwalt kommt mit seit mehr als zehn Jahren bestehender **Migräne**. Sein Medikamentenkonsum beunruhigt ihn, denn mittlerweile ist ein Gewöhnungseffekt eingetreten, und er braucht durchschnittlich schon zwei Migränetabletten, um untertags seiner Arbeit nachgehen zu können. Für mich auffallend ist, dass seine Migräne immer morgens zwischen 5 und 7 Uhr auftritt. Daher ist meine nächste Frage die nach seinen Ernährungsgewohnheiten. Nach der chinesischen Organuhr entspricht diese Uhrzeit der maximalen Aktivität des Dickdarms. Der Patient erzählt, da sein Beruf sehr belastend ist, »belohnt« er sich abends mit gutem Rotwein und Käse. Zwischen seinem Kopfschmerz und der Ernährung hat er noch nie einen Zusammenhang hergestellt. Mein Verdacht geht in Richtung Histaminunverträglichkeit.

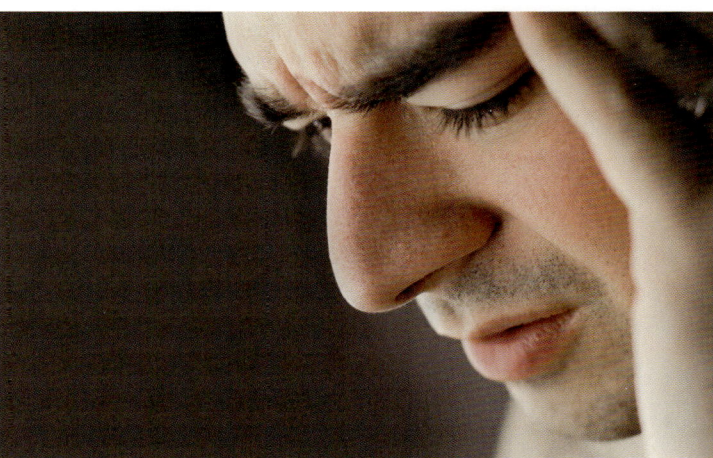

*Migräne und Nahrungsmittel–
unverträglichkeit*

Nahrungsmittelunverträglichkeiten und Allergien

Gerade in den vergangenen Jahren hat die Anzahl der Nahrungsmittelunverträglichkeiten weltweit rasant zugenommen. Sie haben sich zu einer äußerst unangenehmen Nebenwirkung unserer Wohlstandsgesellschaft entwickelt. Zirka jeder dritte Österreicher leidet an einer Fruktose-, jeder Fünfte an einer Laktose-Unverträglichkeit, und zirka jeder 500. Österreicher kann Vollkornprodukte nicht oder nur sehr schlecht verdauen (siehe auch Getreideunverträglichkeit).

Unser Lebensstil und unsere Ernährungsgewohnheiten haben sich verändert und es fehlt uns noch das nötige Erfahrungswissen herauszufinden, was uns wirklich gut tut. Wir befinden uns derzeit in einer Art Umbruchphase, in der durch die Menge und Vielfalt unserer Nahrungsmittel neue Esskulturen entstehen.

Unsere Ernährung im Umbruch

Essen ist nicht nur mit der jeweiligen Kulturgeschichte eng verbunden, sondern auch mit unserer individuellen Befindlichkeit und Situation. In einem Ein-Personen-Haushalt zum Beispiel wird immer weniger gekocht, eine spontane Ernährung mit Fertigprodukten ist hier sehr beliebt. Darüber freut sich natürlich die Nahrungsmittelindustrie besonders. Des eine Freud, des anderen Leid: viele Bestandteile des Convenience-Food fordern unseren Darm extrem.

Auch die Tatsache, dass die meisten Lebensmittel nicht mehr saisonal, sondern das ganze Jahr über erhältlich sind, ist ein gewisser Luxus, der uns nicht nur Vorteile bringt.

Saisonal heißt: nur zu einer bestimmten Jahreszeit. Bestimmte Obst- und Gemüsesorten sind oft schwer zu verdauen und sollten daher nach der Saison nicht mehr verzehrt werden. Nur so können sich unsere Verdauungsorgane wieder erholen, um für die neuen saisonalen Nahrungsmittel wieder gerüstet zu sein. Das betrifft etwa Spargel aufgrund ihrer Harnsäure, Tomaten wegen des Histamins oder Erdbeeren als Histamin-Liberator.

Das Geheimnis liegt also in der abwechslungsreichen Kost. Durch die Globalisierung wissen viele Menschen oft gar nicht mehr, welches Obst und Gemüse gerade Saison hat. Traurig, oder?

Patienten fragen uns so oft: Ist Obst und Gemüse überhaupt gesund? Die Antwort ist prinzipiell ja, aber nicht für alle Menschen und nicht zu jeder Jahreszeit! Auch die Zubereitungsform – ob roh, gekocht, gegart etc. – spielt eine wichtige Rolle.

Das Gleiche gilt auch für Milch- und Vollkornprodukte. Sie sind prinzipiell gesund, aber nicht für alle Menschen. Nichts ist für alle Menschen gleichermaßen gesund, denn den »globalisierten Menschen« gibt es (noch) nicht!

Jeder von uns hat andere Vorlieben und verdaut bestimmte Nahrungsmittel unterschiedlich gut. Ebenso wie man Probleme in seinem Umfeld unterschiedlich »verdaut«, verhält es sich auch mit der Ernährung.

Welche Strategie könnte helfen?

Sie haben folgende Möglichkeiten: Sie könnten das betreffende Umfeld meiden, oder aber Sie überlegen sich eine Veränderung, um diese Situation für Sie erträglich oder »verträglich« zu machen. Das heißt, Sie suchen die richtige Zubereitung!

Ändern Sie diese so unangenehme Situation über einen längeren Zeitraum nicht, besteht die Gefahr, dass Sie krank werden.

Interessanterweise reagieren unsere Verdauungsorgane auch auf eine unverdaute Situation entweder mit Magenschmerzen, Übelkeit und Erbrechen, Sodbrennen, Blähungen, Verstopfung und Durchfällen. Auch dann haben wir nur die oben beschriebenen Möglichkeiten: nämlich die Sache zu vermeiden oder den Umgang damit zu verändern, um nicht zu erkranken. Im Falle der Nahrungsmittel bedeutet dies eine Veränderung der Zubereitung.

Gerade die chinesische Kochkunst ist berühmt für ihre variantenreiche Küche. Das Nahrungsmittel wird einerseits über die

---

Wir »verdauen« Situationen und Nahrungsmittel.

Nahrungsmittelunverträglichkeiten und Allergien

Umgebung, in der es wächst, andererseits über die Wirkung im Körper definiert. So haben zum Beispiel Südfrüchte eine befeuchtende und kühlende Wirkung, sollen sie doch die in diesen Regionen bestehende Hitze ausgleichen. Zubereitungen wie Kochen, Braten und Würzen wiederum werden eingesetzt, um die Verdauung zu erleichtern und den Körper mit der nötigen Energie zu versorgen. Energie bedeutet Wärme und Kraft, die nach dem Yin/Yang-Prinzip Feuchtigkeit und Kälte ausgleichen sollen.

Welche Konsequenzen trägt der Darm, wenn er bestimmte Nahrungsmittel jahrelang nicht oder nur schwer verdauen kann?
Der gesunde Körper reguliert auftretende Probleme, ohne dass wir es bemerken, und hält uns damit gesund. So ist es unserem Darm auch möglich, Störfaktoren jahrelang quasi unbemerkt zu beseitigen. Kleine Unpässlichkeiten wie Darmgeräusche oder Blähungen werden ignoriert. Tritt aber ein plötzliches Ereignis auf, wie zum Beispiel eine Darminfektion in Ägypten oder eine Zahnbehandlung mit Antibiotika-Therapie, kann der Körper die Balance nicht mehr halten. Das System kippt. Aus der primär leichten Schädigung der Darmflora mit Unpässlichkeiten entwickeln sich über einen längeren Zeitraum ernsthafte Darmbeschwerden.

Aufgaben der Darmflora sind:
- die Abwehr unerwünschter Mikroorganismen
- die Aufrechterhaltung eines intakten Immunsystems (siehe oben)
- die Darmschleimhaut ein Leben lang intakt zu halten.

»Leaky gut« – der leckende Darm
Unsere Dickdarmschleimhaut funktioniert wie ein Maschennetz, das so dicht ist, dass große Giftstoffmoleküle nicht durchdringen können. Durch eine über Wochen und Monate bestehende Dysbiose

verändern sich die Darmflora und damit auch die Darmwand. Die Maschen werden infolge der ständigen Schleimhautbelastung immer größer, sodass Giftstoffe die Darmwand durchdringen und über das Blut in den Körper gelangen. In der Medizin wird diese Veränderung als »Leaky-gut-Syndrom« bezeichnet (der leckende Darm).

Nicht nur Fäulnisbakterien und Pilze bilden Verdauungsgifte, auch die zur Verdauung notwendigen Bakterien produzieren bestimmte Entzündungsmediatoren, die von einer gesunden Schleimhaut zurückgehalten werden und nicht in den Körper gelangen. Beim »Leaky-gut-Syndrom« ist die Schleimhaut so irritiert, dass große Mengen dieser »Giftstoffe« hindurchtreten und sich im Gewebe einlagern. Das kann in der Muskulatur, im Bindegewebe, aber auch in den Fettzellen sein. Durch diese Depots versucht der Körper zunächst die entzündungsauslösenden Stoffe vom Stoffwechsel fernzuhalten. Übersteigen diese eine bestimmte Konzentration, reagiert der Körper darauf mit einer Entzündung. Nur über diese Reaktion kann er entgiften. Je nachdem, wo sich die schädlichen Stoffe im Körper ablagern, entstehen die verschiedenen Krankheitsbilder.

Der entzündete Dünndarm kann die in der Nahrung vorkommenden Kohlenhydrate nicht vollständig aufnehmen, und so gelangt der Zucker beinahe unverdaut in den Dickdarm, wo er eigentlich nichts verloren hat. Die Darmbakterien verarbeiten jetzt den Zucker zu Kohlensäure (CO_2), Wasserstoff und kurzkettigen Fettsäuren.

Der Anfang entzündlicher Darmerkrankungen

Durch die massiven Blähungen, die durch die Kohlensäure (CO_2) entstehen, kommt es im Dickdarm zu einer Drucksteigerung, wodurch die Klappe zwischen Dünn- und Dickdarm (Ileozökalklappe) aufgedrückt wird. Diese Klappe ist eine spezielle Schleimhautfalte, die verhindert, dass Dickdarminhalt in den Dünndarm gelangt. Ist diese Klappe undicht, können die Darmbakterien ungehindert in den Dünndarm eindringen. Es kommt zu einer bakteriellen Fehlbesiedelung im Dünndarm. Hier siedeln sich vor allem krankmachende Keime wie Yersinien, Clostridien und Campylobacter mit Vorliebe an. Dieses Phänomen wird auch als Überwucherungssyndrom (»small intestinal bacterial overgrowth syndrome«) bezeichnet. Interessanterweise beginnen schwere entzündliche Darmerkrankungen wie Morbus Crohn und Colitis ulcerosa sehr häufig in diesem Bereich.

Forscher des Max-Planck-Instituts für Neurobiologie haben herausgefunden, dass bei der Entstehung von Multipler Sklerose (MS) die Darmflora mitbeteiligt ist. Sie sind der Meinung, dass diese Erkrankung aus einer Veränderung des Immunsystems im Darm entsteht und nicht eine Störung des Nervensystems ist.

Darmbakterien als Nahrungsergänzungsmittel

Die Regeneration der Darmschleimhautfunktion kann von drei Monaten bis zu einem Jahr dauern. Während dieser Zeit ist es wichtig, den Darm mit den richtigen Bakterien durchgehend zu therapieren. Ziel ist es, eine vollkommen intakte Darmflora wieder aufzubauen. Effektive Mikroorganismen sind lebende Bakterien, die normalerweise in vielen natürlichen Nahrungsmitteln vorkommen. Solche Bakterien beeinflussen nach dem Verzehr das Gleichgewicht in unserer Darmflora positiv. Heutzutage ist unsere Nahrung weitgehend steril oder mit Konservierungsstoffen angereichert, um das Nahrungsmittel möglichst lange haltbar zu machen. Durch die konservierende Wirkung wird das Wachstum effektiver Bakterien zumeist gehemmt. Das bedeutet, dass Konservierungsstoffe und andere Zusatzstoffe wie Farbstoffe oder Geschmacksverstärker unsere Darmflora negativ beeinflussen können. Die häufige Einnahme von Antibiotika, insbesondere Breitbandantibiotika, kann einen Großteil der natürlichen Darmflora zerstören. Durch Hormonpräparate wie die Antibabypille, Kortison oder

Schmerzmittel wird die Darmwandoberfläche entzündlich gereizt, was bis hin zur Darmblutung führen kann, wodurch die Mikroorganismen ihr Milieu verlieren. Diese veränderten Milieubedingungen begünstigen das Wachstum von Fäulnisbakterien und führen zu Keimen wie Clostridium difficile, Candida albicans, Salmonellen und anderen Erregern. All diese Erreger sind Verursacher von schweren Durchfallerkrankungen.

<small>Darmbakterien und Übergewicht</small>

Aktuelle Studien beschreiben die Rolle spezieller Darmbakterien (z. B. Firmicutes) als besonders gute Futterverwerter. Während Ballaststoffe als gesund und nicht dick machend gepriesen werden, erfreuen sich gerade jene Bakterien an den sehr nahrhaften Faserstoffen. Sie können die als unverdaulich geltenden Ballaststoffe zu Zucker und Fett verarbeiten und diese als Fettdepot im Körper speichern. Damit tragen sie zur Gewichtszunahme bei.

<small>Eine gesunde Darmflora wirkt unterstützend bei Allergien und Unverträglichkeiten. Nahrungsergänzung kann hier sinnvoll sein.</small>

Eine gesunde Darmflora spielt auch bei Allergien und Nahrungsmittelunverträglichkeiten (z. B. Laktoseintoleranz) eine wichtige Rolle. Neurodermitis, Pilzerkrankungen, gastro-intestinale Erkrankungen (Colitis ulcerosa, Morbus Crohn) bis hin zur Osteoporose stehen häufig im Zusammenhang mit einer krankhaft veränderten Darmflora. Durch eine einfache Stuhluntersuchung kann man feststellen, welche der so wichtigen Bakterienstämme fehlen. Eine gezielte Zufuhr von effektiven Mikroorganismen wäre dann sinnvoll und sollte über einen längeren Zeitraum erfolgen.

Die häufigsten Nahrungsmittelunverträglichkeiten betreffen Fruktose, Laktose und Histamin.

<small>Symptome</small>

Symptome sind Blähungen, Flatulenzen, gurgelnde Darmgeräusche, Durchfall, Verstopfung, krampfartige Bauchschmerzen. All diese Symptome werden unter dem Begriff »Reizdarmsyndrom« zusammengefasst. Ignoriert man diese Beschwerden über einen längeren Zeitraum, können sich chronisch entzündliche Darmerkrankungen entwickeln.

Es gibt aber auch viele verschleierte Symptome, die nicht sofort mit dem Darm in Zusammenhang gebracht werden. Dazu gehören Kopfschmerzen, chronische Müdigkeit (chronic fatigue), Muskelschmerzen (Fibromyalgie), Gelenksentzündungen, Hautausschläge, Akne, Allergien, Stoffwechselstörungen oder auch depressive Verstimmung.

Fruktose-Unverträglichkeit

Fruktose oder Fruchtzucker kommt hauptsächlich in Früchten vor und verleiht diesen den süßen Geschmack.

Der klassische Haushaltszucker ist ein Zweifachzucker (Saccharose) und besteht aus je einem Molekül Fruktose und Glukose. In den USA war bis Mitte des 20. Jahrhunderts Zuckerrohr der Hauptlieferant für Haushaltszucker. Während des Kalten Krieges in den Sechzigerjahren gab es in den USA einen Einfuhrstopp für Zuckerrohr aus Kuba, das in Amerika zu einem echten Zuckerproblem führte. Man fand damals heraus, dass sich aus Mais ein Zuckersirup chemisch gewinnen lässt.

Dieser »high fructose corn syrup« (HFCS) kann seit damals sehr kostengünstig hergestellt werden. Der Fruktosegehalt beträgt zirka 90 % (zum Vergleich: Obst enthält ca. 40 %). Fruktose schmeckt deutlich süßer als Traubenzucker (Glukose) und HFCS wird heute weltweit als Süßungsmittel in der Lebensmittelindustrie eingesetzt. So ist die Fruktose das einzige Süßungsmittel in fast allen Limonaden.

Aufgrund der stark veränderten Süßwahrnehmung durch HFCS werden sogar viele Obstsorten auf einen höheren Fruktoseanteil hin gezüchtet. Diese massive Fruktosesteigerung in den Nahrungsmitteln führt bei vielen Menschen zu sehr unangenehmen Verdauungsproblemen.

Fruktose wird im Dünndarm ohne Beihilfe von Insulin aufgenommen. Deswegen wird sie auch für Diabetikerprodukte verwendet.

Noch vor ca. 40 Jahren betrug die tägliche Fruktoseaufnahme etwa 5 Gramm, heute sind es über 20 Gramm pro Tag. Durch ein Überangebot von Fruktose im Nahrungsmittel gelangt diese vermehrt in den Dickdarm und wird dort von den Darmbakterien zu Kohlendioxid, Wasserstoff und kurzkettigen Fettsäuren umgewandelt. Kurzkettige Fettsäuren können wiederum in Alkohol und Aldehyde umgewandelt werden, was wir als Gärungsprozess bezeichnen. Dieser und die Bildung von Kohlendioxid führen zu Blähungen, die kurzkettigen Fettsäuren zu Durchfall.

Die Verstopfung hingegen entsteht, weil im Rahmen der Vergärung des Zuckers auch darmlähmende Substanzen wie Stickstoff entstehen können.

Unverträglichkeit und Depressionen

Laut einer EU-Statistik leiden in Europa jährlich 4,5 % der Allgemeinbevölkerung an Depressionen. Bis zum Jahr 2020 wird erwartet, dass Depressionen weltweit die zweithäufigste Krankheitsursache nach den Herz-Kreislauf-Erkrankungen sein werden. Störungen im Kohlenhydratstoffwechsel können an Depressionen mitbeteiligt sein.

Möglicherweise stört die nicht resorbierte Fruktose die Aufnahme der essenziellen Aminosäure Tryptophan durch die Darmwand. Tryptophan ist für die Bildung des Stimmungshormons Serotonin wichtig. Serotonin wird auch als Glückshormon bezeichnet und sorgt im Gehirn für das Gefühl von Wohlbefinden und Vitalität.

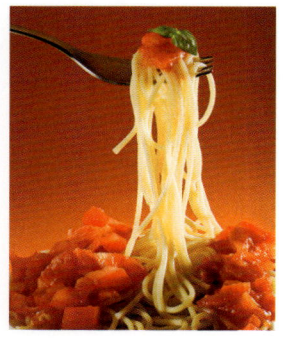

Serotoninmangel führt zu Depressionssymptomen und zu Heißhunger auf Süßes. Essen wir Süßigkeiten oder Kohlenhydrate (Nudeln, Reis, Kartoffeln), wird Insulin ausgeschüttet, das nicht nur den Blutzucker senkt, sondern auch die Blut-Hirn-Schranke so beeinflusst, dass Tryptophan leichter ins Gehirn gelangt. Jetzt kann mehr Serotonin gebildet werden und die Stimmung hellt sich prompt auf. (82)

Viele Menschen haben also depressive Verstimmung aufgrund ihrer Verdauungsstörungen und nicht Bauchschmerzen wegen ihrer Depression.

Die beste Therapie ist die Verringerung des mit der Nahrung aufgenommenen Fruchtzuckers. Schränken Sie die Zufuhr von Obst, Fruchtsäften, Honig, gesüßten Limonaden und Sorbit ein, um die Bakterien, die vom Fruchtzucker leben, auszuhungern.

Uns ist bewusst, dass wir damit den allgemeinen Ernährungsempfehlungen der »Nahrungsmittelpyramide« widersprechen. In unserer Praxis sehen wir jedoch sehr häufig, dass zu viel Obst und die hochkonzentrierte Fruktose als Zusatzstoff in vielen Nahrungsmitteln den Verdauungstrakt überlasten.

Welche Nahrungsmittel sollten vermieden werden?

An dieser Stelle ein Beispiel:

Vor kurzem besuchte mich ein junger Mann in meiner Ordination. Ein Student, der sehr viel Sport betreibt. Er berichtete mir, dass bei der Gesundenuntersuchung aufgrund eines abweichenden Leberbefundes eine Oberbauch-Ultraschalluntersuchung veranlasst worden war. Das Ergebnis zeigte eine beginnende Steatosis hepatis, also eine Leberverfettung. Mir gegenüber saß jedoch ein wirklich sportlicher und auch glaubwürdiger Typ. Auf meine Frage nach seinen Ernährungsgewohnheiten gab er an, sich überwiegend von rohem Obst und Gemüse, Teigwaren und gelegentlich Süßigkeiten zu ernähren. Er würde auch immer darauf achten, Zucker möglichst nur in Form von Fruchtzucker zu konsumieren. Als Mountainbiker trinke er allerdings sehr viele Energydrinks und Fruchtshakes. Diese Shakes stelle er sich aus Erdbeeren, Bananen oder Mangos selbst her, die er mit Milch oder Joghurt aufgießt. So kommt er, je nach körperlicher Anstrengung, auf 2–3 Liter Shakes pro Tag. Die einzigen Symptome, die er angibt, sind zeitweise

Fallbeispiel

Erschöpfung, das Einschlafen fällt ihm häufig schwer, und er wacht meist müde und erschöpft auf. Ob die beginnende Leberverfettung in einem direkten Zusammenhang mit seinen Ernährungsgewohnheiten steht, ist noch unklar. Tatsache ist aber, dass in jedem seiner Shakes fast ein halbes Kilo Obst enthalten ist.

Neueste Studien berichten immer häufiger über das sogenannte NASH-Syndrom, dem Non Alcoholic Steatosis hepatis-Syndrom, im Deutschen auch als NAFL (nicht-alkoholische Fettleber) bezeichnet. Nicht jeder, der eine Fettleber hat, muss also zwangsläufig an der Flasche hängen. Auch zu viel Fruchtzucker kann offenbar die Entwicklung einer Fettleber begünstigen. Wird nun regelmäßig zu viel Fruktose verzehrt, ist die Leber überfordert. Sie kann ihren notwendigen Regenerationsprozessen nicht mehr entsprechend nachkommen und die Leberzellen verfetten. Dadurch entstehen die bereits bekannten Risiken wie Diabetes mellitus, Arteriosklerose (Gefäßverkalkung), Bluthochdruck und Übergewicht etc. Stoffwechselexperten sprechen vom Metabolischen Syndrom.

Zurück zu unserem jungen Sportler: Fettleibigkeit ist bei ihm eindeutig nicht erkennbar. Trotzdem muss er sich noch weiteren, regelmäßigen Untersuchungen unterziehen, um möglichen Stoffwechselentgleisungen zuvorzukommen. Meine Empfehlung bestand nun darin, seinen übermäßigen Obstkonsum einzuschränken. Auch Nahrungsmittel und Getränke mit einem hohen Sorbitgehalt sollte er möglichst meiden. Dabei muss er nicht gleich völlig auf Fruchtzucker verzichten. Wichtig ist, wie schon oben beschrieben, nur das Verhältnis von Glukose (Traubenzucker) zu Fruktose. Bei Papaya, Litschis, Feigen (frisch) und Marillen zum Beispiel liegen Traubenzucker und Fruchtzucker im richtigen Verhältnis.

Eine Frage drängt sich nun jedoch auf: Wie gesund ist die allgemeine Empfehlung der Nahrungsmittelpyramide von fünf Stück Obst am Tag, egal zu welcher Jahreszeit, wirklich?

Häufig kann auch eine kombinierte Fruktose- und Sorbitunverträglichkeit bestehen! Eine kombinierte Unverträglichkeit bedeutet, dass Fruchtzucker und Sorbit jeweils alleine gut vertragen werden, nimmt man sie jedoch in Kombination zu sich (wie das bei Dörrobst der Fall ist), kann es zu den typischen Verdauungsproblemen wie Blähungen, Aufstoßen, Bauchkrämpfen und Fettstühlen kommen.

Sorbit oder E 420 ist ein wichtiger Zuckeraustauschstoff in der Nahrungsmittelindustrie. Sorbit kann Wasser binden und wird daher häufig in Kuchen und anderen Mehlspeisen als Feuchthaltemittel verwendet. Wenn also Ihr Frühstücksstriezel nach drei Tagen noch immer flaumig ist, können sie davon ausgehen, dass das Produkt größere Mengen an Fruchtzucker oder Sorbit enthält. Sorbit finden wir auch in Kaugummi, Senf, Toastbrot, Biskuit, Mayonnaisen, Schokoladen, Fertigmüsli und in Diabetiker- und Light-Produkten.

Etwa 80 % der westlichen Bevölkerung können Sorbit nicht aufnehmen und entwickeln typische Beschwerden wie Durchfall. Aber immerhin informiert uns ja der Nahrungsmittelhersteller darüber mit einem Vermerk auf der Packung: »Kann bei häufigen Verzehr abführend wirken ...«

Der Teufelskreis mit dem zuckerfreien Kaugummi

Beispiel

Angenommen, Sie haben keine Fruchtzucker-Unverträglichkeit, und angenommen, Sie vertragen auch Sorbit ganz gut. Es fällt Ihnen aber auf, dass Sie immer, wenn Sie nach einer Mahlzeit, die Fruchtzucker enthält, einen zuckerfreien Kaugummi kauen, massive Blähungen und Durchfall bekommen. Vermeiden Sie den Kaugummi nach der gleichen Mahlzeit, verhält sich Ihr Darm ganz ruhig. Auch wenn Sie einen Kaugummi zwischendurch essen, haben Sie keine Verdauungsprobleme.

Der Grund ist eine kombinierte Sorbit-Fruktose-Aufnahmestörung.

Wenn Sie Fruchtzucker und Sorbit in einer Mahlzeit kombinieren oder in kurzen Abständen hintereinander verzehren, führt dies wieder zu einer bakteriellen Fehlbesiedlung im Dünndarm und damit auch zu schlechtem Mundgeruch, den Sie ja eigentlich mit dem Kaugummi vermeiden wollten.

Ein echter Teufelskreis: Schlechter Mundgeruch führt zu häufigem Kaugummiverzehr (zuckerfrei). Es folgt eine Resorptionsstörung (d. h. Fruktose in Kombination mit Sorbit kann nicht aufgenommen werden). Die ausgelöste Fehlbesiedlung im Dünndarm führt zu schlechtem Mundgeruch; wir kauen wieder Kaugummi, und wieder setzt die Resorptionsstörung ein. (83)

Laktose-Unverträglichkeit

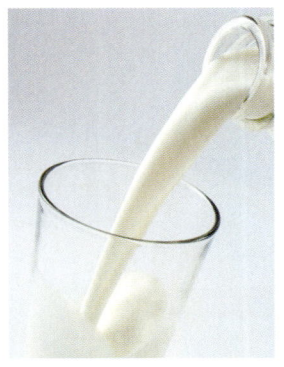

Wie wird Laktose verdaut?

Viele Menschen, die Milchzucker nicht oder nur schlecht verdauen können, haben sehr ähnliche Symptome wie oben beschrieben.

Laktose oder Milchzucker kommt natürlicherweise in der Milch und in Milchprodukten vor. Da die Lebensmittelindustrie Milchzucker immer öfter als Zusatzstoff verwendet, findet man Laktose auch in vielen anderen Produkten. Das könnte eine Erklärung dafür sein, warum Unverträglichkeitsreaktionen nicht nur auf Milch und Milchprodukte beschränkt sind. Wann immer Sie auf den Etiketten Angaben wie Milchpulver, Molke oder Milchzucker finden, ist in diesem Produkt Milchzucker enthalten.

Damit Milchzucker verdaut werden kann, benötigt er das Enzym Laktase, das sich in den Dünndarmzotten befindet.

Im Säuglingsalter ist die Laktaseaktivität, ausgelöst durch den Saugreflex beim Stillen, am höchsten. Nach dem Abstillen nimmt sie immer mehr ab, sodass wir ab dem fünften Lebensjahr Laktose nicht mehr uneingeschränkt aufspalten und damit verdauen können. Es gibt jedoch charakteristische geografische Verteilungen mit einem Nord-Süd-Gefälle. So verlieren etwa 3–6 % der Bevölkerung in Skandinavien nach dem Abstillen die Enzymaktivität, in Österreich sind es etwa 20 %, im Mittelmeerraum zirka 70 % und in Afrika sind etwa 98 % der Bevölkerung laktoseintolerant.

Möglicherweise hängt das damit zusammen, dass in Ländern mit geringer Sonneneinstrahlung ein erhöhter Bedarf besteht, Vitamin D vorwiegend über die Nahrung abzudecken. Dem widerspricht allerdings die Beobachtung, dass verschiedene nomadische Stämme Afrikas Viehzucht betreiben, Milch trinken und keine Laktose-Unverträglichkeit haben. Auch in Asien gibt es nomadische Völker, die hauptsächlich von Viehzucht leben und sich von Milch ernähren. Trotzdem sind in Asien 87 % der Bevölkerung laktoseintolerant. Die verschiedenen Völker haben demnach im Lauf der Zeit die Enzymausstattung an ihre Ernährungsweise angepasst.

Die asiatische Küche verwendet statt Milch Kokosmilch. Im Mittelmeerraum findet man eine völlig andere Küche als in Österreich, Deutschland, England oder Skandinavien.

Die klassischen Käsesorten des Mittelmeerraums wie Feta, Parmesan oder Mozzarella werden so hergestellt, dass die Laktose im Rahmen eines Fermentationsprozesses durch Mikroben weitgehend abgebaut wird. Kefir oder Jogurt aus der Türkei ist meist viel fetter und laktoseärmer als das gleiche Produkt in Nord- und Mitteleuropa.

Mit zunehmender Globalisierung wird natürlich auch die Herstellung von Nahrungsmitteln »zentralisiert«, um sie anschließend in einzelne Länder zu exportieren. Da auf die genetische Situation von Mittelmeeranrainern bei der Herstellung von Milchprodukten kaum Rücksicht genommen wird und auch deutsche Milchprodukte in diese Länder gelangen, könnten die klinisch relevanten Laktose-Intoleranzen in diesen Bereichen weiterhin erheblich ansteigen. Wirtschaftliche Hintergründe tragen auf diese Art

»Globalisierte« Unverträglichkeit

und Weise zur Entstehung neuer Krankheiten mit enorm hohen Gesundheitskosten bei.

Kann die Laktose, weil das Enzym fehlt, nicht mehr aufgespalten werden, gelangen die Milchzuckermoleküle in den Dickdarm, wo sie von Darmbakterien vergoren werden. Dabei entstehen, wie schon erwähnt, wieder Wasserstoff, Kohlendioxid und kurzkettige Fettsäuren. So können unter Umständen nach einer Mahlzeit mehrere Liter Kohlendioxid gebildet werden. Diese empfinden wir als Blähungen im Dickdarm, die relativ leicht abgelassen werden können (Flatulenz). Eine Gasbildung im Dünndarm dagegen (Meteorismus) wird als wesentlich unangenehmer empfunden. Die hier gebildeten Gase werden über die Darmwand aufgenommen, gelangen ins Blut und werden über die Lunge abgeatmet. Dieser Meteorismus kann zu Bauchschmerzen und Mundgeruch führen. Drücken die Darmschlingen das Zwerchfell nach oben, wird zum Beispiel Herzrasen ausgelöst. Fälschlicherweise interpretieren Menschen dieses Herzrasen als Panikattacke oder beginnenden Herzinfarkt. Angsterfüllt rufen manche Patienten den Notarzt oder fahren sofort ins Krankenhaus. Das sogenannte Roemheld-Syndrom ist aber völlig ungefährlich. Hier haben wir wieder ein wunderbares Beispiel für das Zusammenwirken des Yang-Organs Dünndarm mit seiner Yin-Partnerin Herz.

Fallbeispiel

Eine Studentin Anfang 20 kommt mit angeblichen Panikattacken in meine Ordination. Diese Diagnose wurde in einem Wiener Krankenhaus festgestellt. Sie beschreibt, dass sie spätabends erstmalig ein Gefühl von starker innerer Unruhe mit Herzrasen, Schweißausbruch und Angst verspürte. In Panik eilte sie in die Ambulanz des nahe gelegenen Spitals. Nach gründlicher Untersuchung konnte keine Herzproblematik gefunden werden. Der diensthabende Arzt war der Meinung, dass sie aufgrund von Prüfungsstress im Studium unter Panikattacken leide. Nun saß sie vor mir und ich ließ mir den gesamten Tagesablauf, an dem es zu diesem Ereignis kam, schildern. Sie hatte an diesem Nachmittag eine Prüfung und konnte davor wegen Nervosität kaum essen. Am Abend war sie mit Freunden zum Essen verabredet, um ihre Prüfung zu feiern. Jetzt, wo die Entspannung eingetreten war, kam der Hunger, und sie aß relativ viel und schnell. Dass sie in ihrer Freude sogar ein Tiramisu bestellte, war für sie ungewöhnlich, weil sie keine »Süße« ist. Im Laufe des Abends begann sich ihr Bauch zu blähen, sie verspürte ein Völlegefühl und die Hose wurde zu eng. Todmüde fiel sie in ihr Bett und kurz darauf begannen ihre Beschwerden.

Im Gespräch fiel mir auf, dass sie nebenbei erwähnte, sich seit ihrer Kindheit vor Milch zu ekeln. Da sie Milch so gut wie möglich meidet, waren ihr bisher auch keine auffallenden Beschwerden bewusst. Blähungen dann und wann sind für sie Normalität. Durch meine TCM-Diagnose und das Wissen über das Zusammenwirken von Herz und Dünndarm kam mir der Verdacht, dass diese Panikattacke in Wirklichkeit ein Roemheld-Syndrom ist. Der Befund des Laktose-Atemtests ergab eine Laktose-Unverträglichkeit. Mein Rat an sie war selbstverständlich, Kuhmilchprodukte zu meiden und bei Bedarf auf Schafs- oder Ziegenmilch auszuweichen. Sie hat auch die Möglichkeit, mit speziellen Laktase-Präparaten die Laktose verträglich zu machen. Aber das Thema Milch ist ohnehin kein Problem für sie. Außerdem sollte sie darauf achten, auch wenn sie den ganzen Tag nicht zum Essen kommt, den Magen nicht auf einmal zu stark zu überfüllen. Kleine Portionen in kurzen Abständen sind für ihn besser verträglich. Das Qi des Magens ist speziell am Abend am schwächsten, Riesenportionen schwächen es noch mehr.

In der westlichen Gesellschaft ist es üblich, die Hauptmahlzeit am Abend einzunehmen. Diese Gewohnheit schwächt über viele Jahre unseren Verdauungstrakt. Dies führt dazu, dass zuerst nur schwer verdauliche Speisen wie rohes Obst und Gemüse oder Nüsse große Verdauungsprobleme machen, später aber auch zunehmend Nahrungsmittel, die man normalerweise gut vertragen hat. Schließlich hat man dann im Darm eine vor sich hin brodelnde Giftbrühe.

Nun ist es völlig überflüssig, Nahrung nach ihrem Nährstoffgehalt beurteilen zu wollen. Die Aufnahme (Resorption) ist so gestört, dass fast nichts mehr adäquat zerlegt und aufgenommen werden kann.

Oft haben Patienten mit Laktose-Intoleranz auch große Probleme, andere Zucker und Kohlenhydrate zu verdauen. Das sind zum Beispiel Fruktose, Sorbit, Raffinose, Verbascose und Stachyose, die in Kraut-, Kohl-, Lauch- und Bohnengemüse vorkommen.

Auch Ballaststoffe jeglicher Art führen bei Laktose-Intoleranz zu einem veränderten Darmmilieu. Versteckte Ballaststoffe sind vor allem Pflanzengummis, Algen und Verdickungsmittel. Carrageen (E 407, Quellstoffe) oder Johannisbrotkernmehl (E 410) werden Milchprodukten wie Cremeeis oder Streichkäse beigefügt, um sie noch cremiger zu machen.

Wie kann man den Laktosegehalt in Milchprodukten erkennen?
Üblicherweise enthält Milch 48 g Laktose pro Liter. Der Laktosegehalt in Milchprodukten ist allerdings je nach Herstellungsart sehr unterschiedlich und kaum exakt bestimmbar. Werden bei der Herstellung einzelner Käsesorten oder Jogurts Bakterien verwendet, die Laktose durch die Fermentation aufspalten, so kann das Endprodukt nahezu laktosefrei sein. Nahrungsmittel werden heute oft derartig umgestaltet, dass selbst der Fachmann nicht mehr weiß, was genau in dem jeweiligen Lebensmittel enthalten ist.

Lassen Sie Jogurt oder Kefir »nachreifen«, über das Mindesthaltbarkeitsdatum hinaus, um den Laktosegehalt zu reduzieren. Beide werden besser vertragen, je fetter sie sind. 3,6 % Fett machen nicht dicker als ein Light-Jogurt. Sehr häufig entfetten Hersteller die

Tipp

> Der Laktosegehalt muss auch nicht auf den Verpackungen deklariert sein. Ist er auf einem Milchprodukt nicht angegeben, kann man sich an den Kohlenhydraten orientieren: sind 3,8 g Kohlenhydrate pro 100 g enthalten, kann man davon ausgehen, dass diese 3,8 g aus Laktose bestehen. Laktosearm ist ein Produkt, das weniger als 1 g Laktose pro 100 g Produkt enthält. Bei laktosereichen Nahrungsmitteln beträgt der Laktosegehalt meist über 4,8 g pro 100 g.

laktosearme Milch, die dadurch wieder schlechter verträglich wird. Fett reduziert die Darmmotorik. Das Milchprodukt bleibt damit länger im Darm. So hat das gering vorhandene Enzym Laktase noch die Möglichkeit das Milchprodukt zu verdauen.

Kakao, Kaffeeobers, Mehlspeisen wie Milchreis, Pudding, süßer Auflauf, Kekse, Kuchen, Milchschokolade und viele Fertigprodukte können mit Milch oder Molkepulver hergestellt sein. Butter, Butterschmalz, Hart-, Weich- und Schnittkäsesorten gelten als laktosearm.

Häufig wird, auch wenn keine Laktoseintoleranz besteht, Kuhmilch-Eiweiß (Protein) schlecht vertragen. Besonders oft tritt dieses Problem bei einer geschädigten Darmflora auf, die durch die schwere Verdaulichkeit dieser Produkte überlastet ist. Blähungen, Völlegefühl und Müdigkeit sind typische Beschwerden.

Histamin-Intoleranz (HIT)

Histamin ist ein biogenes Amin und zählt zu den Stoffen, die einerseits vom Körper selbst gebildet werden, andererseits aber auch mit der Nahrung zugeführt werden können. Biogene Amine entstehen beim Abbau eiweißhaltiger Lebensmittel. Diese Abspaltung

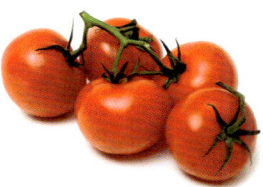

wird hauptsächlich von Mikroorganismen (z. B. Bakterien) veranlasst und so sind vor allem gereifte bzw. fermentierte Lebensmittel wie Käse, Tomaten, Bier, Wurst, Wein und Schokolade besonders reich an Histamin und anderen biogenen Aminen.

So ist es verständlich, dass auch beim Verderb von eiweißhaltigen Lebensmitteln, wie zum Beispiel Fisch, große Mengen an Histamin entstehen.

Histamin als Botenstoff

Histamin ist in unserem Körper ein sehr wichtiger Botenstoff mit vielfältigen Aufgaben: Es reguliert die Immunreaktionen, die Produktion von Magensaft, den Appetit, den Schlaf-Wach-Rhythmus und ruft leider auch allergische Reaktionen hervor.

Das Enzym zum Abbau von Histamin heißt Diaminoxidase (DAO). Besteht ein Ungleichgewicht zwischen Histamin und der Diaminoxidase, spricht man von einer Histamin-Intoleranz (HIT). Meist ist dabei nur die DAO vermindert, manchmal kann aber auch das Histamin erhöht sein.

Sobald das Histamin den Körper überflutet, können allergieähnliche Symptome auftreten. »Flush« zum Beispiel ist eine Rötung und Hitzegefühl im Gesicht und Hals, vor allem nach Rotwein- oder Sektgenuss. Auch die Migräne, wie wir sie schon eingangs bei unserem Patienten beschrieben haben, tritt bei Histamin-Intoleranz sehr häufig auf. Quälender Juckreiz am ganzen Körper, Schwellung der Augenlider, Lippen und Gesicht sind ganz typische Beschwerden. Am häufigsten jedoch treten die klassischen Magen-Darm-Beschwerden auf.

Auch eine **Glutamat-Unverträglichkeit** kann durch eine Histamin-Intoleranz verursacht sein. Glutamat ist ein häufig vorkommender Geschmacksverstärker in zahlreichen Nahrungsmitteln und hemmt die Diaminoxidase (siehe Kapitel III).

Diagnose

Die Diagnose der Histamin-Intoleranz erfolgt primär durch eine ausführliche Anamnese (Patientengespräch) und durch das nachweisliche Auftreten der oben genannten Beschwerden. Auch die oft bedrohlichen Nebenwirkungen nach Verabreichung eines Röntgenkontrastmittels bzw. nach einer Narkose können Hinweis auf eine HIT sein. Bislang gibt es leider keinen Test, der eine Histamin-Intoleranz eindeutig nachweist. Diverse Blutuntersuchungen können eine Verdachtsdiagnose allerdings erhärten:

- niedrige Aktivität der DAO im Blut (allerdings kann der DAO-Spiegel stark variieren, und ein normaler DAO-Spiegel schließt eine Histamin-Intoleranz nicht unbedingt aus)
- hoher Histaminspiegel im Blut (Histamin ist sehr instabil und sollte unmittelbar nach der Blutabnahme bestimmt werden, sonst ist der Befund unzulässig)

Therapeutisch steht die histaminarme Diät an erster Stelle. Sie kann innerhalb von zwei Monaten zu einer deutlichen Besserung und oft auch Abheilung führen.

> Bakterien benötigen Eiweiß (Fisch, Käse, Fleisch), um Histamin produzieren zu können. Man könnte sagen, dass Histamin in bestimmten Nahrungsmitteln auch ein Hinweis auf Verderb ist. (Verdorbener Fisch enthält meist mehr als 1000 mg biogener Amine.)

Wie kann man eine Histamin-Intoleranz behandeln?

Je länger daher ein eiweißhaltiges Nahrungsmittel ungekühlt aufbewahrt wird, desto länger haben die darauf befindlichen Bakterien Zeit, Histamin zu bilden. Dies ist auch der Fall, wenn Sie Speisen wieder aufwärmen.

Bei der Käseherstellung macht gerade dieser Reifungsprozess oft auch die gute Qualität des Produktes aus. Stark gereifte Käse sollten unbedingt gemieden werden.

Es gibt auch Nahrungsmittel, die selbst kein Histamin enthalten, aber dafür sorgen, dass das im Körper befindliche Histamin freigesetzt wird: die sogenannten Histamin-Liberatoren. Ein Beispiel dafür sind Erdbeeren und Spinat, die eine allergische Reaktion auslösen können, obwohl keine Allergie gegen Erdbeeren vorliegt. Histaminhaltig sind Tomaten, Ananas, Kakao, Gluten aus Mehl und Schalentiere (Meeresfrüchte). Bestimmte Medikamente wie Schmerzmittel (Opiate und nicht steroidale Antirheumatika) und Hormonpräparate zählen ebenfalls dazu.

Unser Rechtsanwalt mit Migräne ist für die Histamin-Intoleranz ein typisches Beispiel. Da sich die Beschwerden durch die Intoleranz wie ein Chamäleon verhalten, war es für ihn nicht möglich einen Zusammenhang herzustellen. Auch seine jahrelangen Therapieversuche in diversen Schmerzambulanzen bestärkten ihn in seiner Annahme, es handle sich um ein ausschließlich neurologisches Problem. Gleichzeitig hat die ständige Einnahme von Schmerzmitteln sein Problem noch verstärkt. Betrachten wir seinen Leidensweg, so fällt auf, dass er einerseits fast täglich histaminreiche Nahrungsmittel zu sich nimmt und andererseits aufgrund der Migräne fast täglich Schmerzmittel braucht – ein Teufelskreis. In meiner langjährigen Praxis habe ich oftmals erlebt, dass morgendlich beginnende Kopfschmerzen mit der Ernährung vom Vorabend zusammenhängen. Gerade wenn Alkohol am Abend als Stressabbau dient, führen wir diese Symptome in der TCM auf eine Störung zwischen Holz- (Leber/Gallenblase) und Metall-Element (Lunge/Dickdarm) zurück. Das Auftreten der Kopfschmerzen zur Zeit der Hauptaktivität des Dickdarms nach der chinesischen Organuhr ist nur eine logische Konsequenz.

Jeder Alkohol blockiert das Enzym DAO, Rotwein und Sekt besitzen zusätzlich noch reichlich Histamin.

Neben Ernährungsberatung und chinesischen Kräutern verordne ich dem Patienten auch noch das Medikament Daosin, wenn sich sein Bedürfnis nach Belohnung mit Rotwein und Käse einstellt.

Der Patient kommt damit wunderbar zurecht. Migräne tritt nicht mehr auf.

Getreide-Unverträglichkeit

Fallbeispiel

Unlängst kam eine Patientin, von Beruf Diätassistentin, zu mir in die Ordination. Sie klagte über immer wiederkehrende krampfartige Bauchschmerzen, Blähungen und Durchfall. Zusätzlich machten ihr starke Kopfschmerzen und eine chronische Müdigkeit schwer zu schaffen. Ihr Blutbefund und Allergietest waren unauffällig und auch eine vor wenigen Wochen durchgeführte Darmspiegelung war ohne Befund. Man habe ihr gesagt, sie leide an einem »Reizdarmsyndrom«, wahrscheinlich psychisch bedingt, und sie solle doch versuchen ihren Stress zu reduzieren.

Wie bei all meinen Patienten machte ich auch bei ihr eine ausführliche Ernährungsanamnese. Sie war etwas erstaunt über meine Fragen, war sie doch der absoluten Überzeugung, sich sehr gesund zu ernähren.

Zum Frühstück ein Frischkornmüsli mit Früchten, Nüssen und Milch, zu Mittag und Abend Gemüse und Obstsalat, als Zwischenmahlzeit wieder Obst (5-mal Obst pro Tag nach der Nahrungsmittelpyramide!) und ein Vollkornbrot mit Butter und Käse. So könnte der ideale Speiseplan des modernen »Vollwertköstlers« aussehen! Die Patientin konnte daher keinen Zusammenhang zwischen der Ernährung und ihren Verdauungsproblemen feststellen. Was sollte sie tun?

Wie schon in diesem Kapitel beschrieben, sind die Nachweismethoden einer Nahrungsmittelunverträglichkeit (Fruktose, Laktose, Histamin) relativ unspezifisch. In unserem konkreten Fall könnten viele Faktoren eine Rolle spielen. Die Patientin könnte zum Beispiel

Nahrungsmittelunverträglichkeiten und Allergien

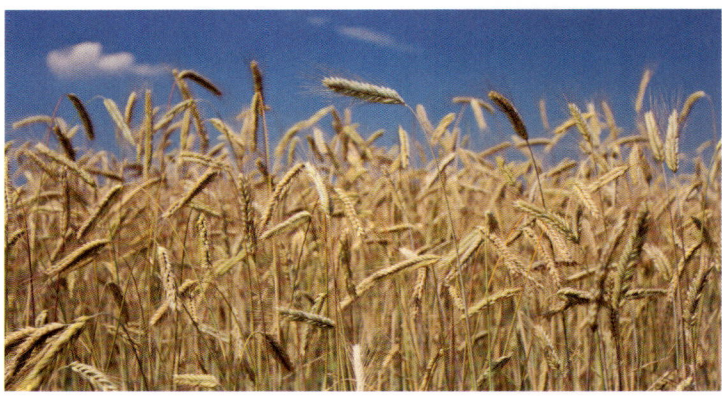

an einer kombinierten Fruktose-, Laktose- und Histamin-Unverträglichkeit leiden. Vor allem die Dosierung der einzelnen Nahrungsmittel können dem Stoffwechsel große Probleme bereiten. Zumeist ist das »Zuviel« die Ursache für Blähbauch und Durchfall.

Warum können auch Vollkornprodukte so unverträglich sein?

Außer während einer Hungersnot hat der Mensch niemals freiwillig Vollkornbrot aus Weizen gegessen. Der Grund ist einfach erklärt: Weder Pflanzen noch Tiere sind daran interessiert von uns gefressen zu werden.

Sowohl Pflanzen als auch Tiere schützen sich auf besondere Weise vor Fraßfeinden. Einige produzieren Giftstoffe, die Getreidesorten z. B. konzentrieren ihre Abwehrstoffe in die äußersten Schichten, also in die Schale oder Hülse. Diese Schutzmaßnahme gewährleistet ihrer Nachkommenschaft das Überleben. Aus der Sicht der Getreidepflanzen sind wir ein Fraßfeind, der das Bestehen der eigenen Art bedroht, denn Pflanzen haben ein grundsätzliches Problem: sie können nicht davonlaufen!

Haben Sie sich nie gefragt, warum Pflanzen wahre Meister sind in der Bildung von biologischen Kampfstoffen, mit dem Ziel Pflanzenfresser zu vernichten? Hier nur ein kleines Beispiel, wie

Nahrungsmittelunverträglichkeiten und Allergien

Pflanzen ihre Strategien entwickeln: es gibt verschiedene Pflanzen, die den Raupen als Hauptnahrungsquelle dienen. Damit sie ihnen nicht gänzlich zum Opfer fallen, ahmen sie den Sexualstoff von Schlupfwespen nach. Die so angelockte Schlupfwespe findet zwar keine andere Schlupfwespe, dafür aber die Raupe und tötet sie. Danach legt sie ihre Eier in den Kadaver. Damit hat die Schlupfwespe für die Pflanze das Raupenproblem gelöst.

Die meisten Pflanzen sind in ihrer natürlichen Form für uns Menschen ungenießbar. Wir haben jedoch gelernt, manche dieser Inhaltsstoffe zu extrahieren und sie als Medikament für uns zu nutzen. Denken Sie zum Beispiel an das Atropin, welches aus der Tollkirsche gewonnen wird und in der Notfallmedizin und auch in der Homöopathie zum Einsatz kommt. Oder auch das Kolchizin aus der Herbstzeitlosen, das einen Gichtanfall lindern kann. In der Pflanzenkunde zählt man diese natürlichen Abwehrstoffe zu den sekundären Pflanzenstoffen.

Die Patientin ist jetzt völlig irritiert, weil gerade Ernährungswissenschaftler sekundäre Pflanzenstoffe, wie Carotinoide, Phytoöstrogene oder Phytosterine empfehlen, da sie antioxidativ sind, also vor freien Radikalen schützen, die unsere Zellen schädigen könnten. Außerdem verringern sie das Krebsrisiko, sind also antikanzerogen, und senken das Cholesterin.

Sekundäre Pflanzenstoffe sollten als Nahrungsergänzungsmittel lieber nicht aufgenommen werden. So zeigen Studien, dass Beta-Carotin bei Rauchern, wenn es in größeren Mengen und in isolierter Form aufgenommen wird, das Risiko an Lungenkrebs zu erkranken zusätzlich erhöht.

Zu den wichtigsten sekundären Pflanzenstoffen zählen die Lektine. Glücklicherweise sind viele dieser Lektine hitzelabil und werden durch Kochen zerstört. Eine Ausnahme ist das Weizenkeim-Lektin (WGA, Wheat Germ Agglutinin). WGA ist ein Insektengift

Vollkorn als Allergie-Auslöser

und hätte als natürliches Pflanzenschutzmittel in den Handel kommen sollen. Bei der toxikologischen Prüfung erwies es sich aber als so giftig, dass es als Pestizid keine Zulassung bekam.

WGA schädigt die Darmschleimhaut und begünstigt dadurch die Ansiedlung krankmachender (pathogener) Bakterien. WGA dürfte somit an der Entstehung von entzündlichen Darmerkrankungen (Morbus Crohn, Colitis ulcerosa) mitverantwortlich sein, es kommt auch hier sehr häufig zu einer Fehlbesiedlung im Dünndarm.

Dadurch, dass das Weizenkeim-Lektin die Darmwand passieren kann, in die Blutgefäße gelangt und sich dort auch einlagert, kann es eine Arterienverkalkung (Arteriosklerose) begünstigen.

WGA kann auch als Allergen wirken, die Histaminausschüttung fördern und zahlreiche allergische Reaktionen auslösen. Weiter kann das Weizenkeim-Lektin auch Mikroorganismen aus dem Darminhalt in den Blutkreislauf transportieren und Autoimmunreaktionen provozieren. Die Entstehung von bestimmten Diabetes-Formen oder Gelenksentzündungen (Arthritis) auf diesem Weg wird bereits diskutiert. Viele Rheumatiker klagen nach dem Verzehr von Weizen über eine Verschlimmerung ihrer Symptome. Das Weizenkeim-Lektin ist nicht nur im Keimling enthalten, sondern auch im Weizeneiweiß, speziell im Gliadin.

Bei einer sogenannten Gliadin-Unverträglichkeit spricht man von Zöliakie. Bei der Zöliakie löst Gliadin (ein Gluten-Bestandteil) immunologische Reaktionen in der Dünndarmschleimhaut aus, die zu einer chronischen Schädigung und Entzündung der Schleimhaut führt. Die Darmzotten bilden sich langsam zurück und durch die Schädigung der Darmwand kommt es auch zu einem Mangel an Verdauungsenzymen, wie zum Beispiel der Laktase. Häufig leiden Zöliakiekranke daher auch gleichzeitig an einer Laktose-Unverträglichkeit.

Früher galt die Zöliakie noch als typische Kinderkrankheit, heute sind zehn von 1000 Einwohnern davon betroffen, Tendenz steigend. Bei Kindern führt die Zöliakie oft zu schweren Gedeihstörungen. Neben den typischen Verdauungsbeschwerden sind chronische Müdigkeit, Depressionen, Bewegungsstörungen, Unfruchtbarkeit und Infektanfälligkeit zu beobachten.

Die Diagnose der Zöliakie kann einerseits durch die Entnahme von Gewebsproben aus dem Dünndarm, andererseits durch eine Antikörperbestimmung im Blut erfolgen. Nur durch Einhaltung einer vorübergehenden glutenfreien Diät kann es zu einer Besserung der Beschwerden kommen.

Reis, Mais, Polenta (Maisgrieß), Buchweizen, Kartoffel, Hirse, Amaranth und Quinoa sind glutenfrei.

Beim Verzehr von Vollkorngetreide besteht auch immer die Gefahr, Schimmelpilzgifte (Mykotoxine) mit aufzunehmen. Dazu zählen vor allem die Aflotoxine. Sie führen häufig zu Leberschäden und schwächen das Immunsystem.

Der Mensch wählte eine andere Strategie als zum Beispiel die Kuh. Die Kuh hat sich im Laufe der Evolution an die schwer verdauliche Pflanzenkost extrem gut angepasst. Sie besitzt vier Mägen mit ungefähr 200 Litern Fassungsvermögen. Daran schließen sich Dünndarm und Dickdarm mit einer Länge von fast 60 m an. Im Inneren des gesamten Verdauungstraktes leben Billionen von Mikroorganismen, die die gesamte Pflanzenmasse aufbereiten und die sekundären Pflanzenabwehrstoffe unschädlich machen. Der Pflanzenbrei wird immer wieder hochgewürgt und mit viel Speichel durchgekaut. Diese sehr aufwendige Art der Verdauung kostet die Pflanzenfresser viel Zeit und Energie, weshalb sie sich wenig bewegen und fast den ganzen Tag unter den Bäumen liegen.

Im Laufe der Evolution hat sich der Verdauungstrakt ein wenig umgebaut. Verglichen mit Menschenaffen besitzen wir heute einen längeren Dünndarm, der die Nahrung gut und schnell aufspalten kann, und einen viel kürzeren Dickdarm, der sich nicht mehr

Wie hat sich das menschliche Verdauungssystem im Laufe der Evolution verändert?

mit Schalen, Ballaststoffen und Blättern auseinandersetzen will. Mit dem verkürzten Dickdarm und den viel schlechteren Entgiftungsmöglichkeiten bekam der Mensch auf rohe Pflanzennahrung Bauchschmerzen und Durchfall.

Zwar hat sich der Verdauungsapparat im Lauf der Evolution verkleinert, dafür aber das Gehirn vergrößert. Mit den neuen grauen Zellen mussten jetzt Lösungen für eine Pflanzenentgiftung außerhalb des Körpers entdeckt werden.

So begann der Homo sapiens (der »weise Mensch«) pflanzliche Nahrung zu schälen, einzuweichen und über dem Feuer zu erhitzen. Alle nur möglichen Verarbeitungstechniken wie Mahlen, Einlegen, Fermentieren, Backen, Garen und Kochen dienen nur dem einen Zweck, die Speisen für den Menschen genießbar zu machen.

Auch kamen unsere Vorfahren bald in Schwierigkeiten, den kontinuierlich ansteigenden Energieverbrauch des Gehirns zu decken, denn Pflanzenkost hat keinen hohen Energiegehalt, benötigt aber sehr viel Energie, um Ballaststoffe zu verdauen. Das könnte eine mögliche Ursache sein, warum sich der Mensch immer mehr zum Fleischfresser entwickelte.

Tierische Nahrung hat einen höheren Energiegehalt als Pflanzen und auch weniger Abwehrstoffe, weil diese ja bereits durch die eigene Verdauungsleistung der Tiere entgiftet wurden. Deshalb sind Ballaststoffe wie rohes Obst, Gemüse und Vollkornprodukte großteils wirklich nur Ballast für den menschlichen Darm.

Patienten mit chronischen Verdauungsproblemen werden viel zu oft mit der Diagnose »Reizdarm« vertröstet, ohne dass auf ihre Ernährungsgewohnheiten näher eingegangen wird. Dabei: alle Naturvölker der Erde bearbeiten ihre Nahrung vor dem Verzehr. Entweder wird auf Holzkohle geröstet, in Asche gebacken oder in Erdöfen gegart. Aborigines zum Beispiel kochen zuerst die Yamswurzel, anschließend wird sie geröstet, geschält, zerrieben und

Ballaststoffe sind Ballast für den Darm.

zerstoßen. Schließlich wird die verarbeitete Wurzel auch noch mindestens einen Tag in Wasser eingeweicht.

Sicher wollen Sie jetzt wissen, ob in so einem Nahrungsmittel überhaupt noch Nährstoffe und Vitamine enthalten sind. Hier sollten wir uns zuerst überlegen, ob wir ein Nahrungsmittel überleben und somit vertragen wollen, und dafür sind die Abwehrstoffe und nicht die Nährstoffe verantwortlich. Die meisten Pflanzenabwehrstoffe blockieren auch die Nährstoffaufnahme im Darm. Laut Nährstofftabelle würden wir ja vielleicht jede Menge an Nährstoffen aufnehmen, wenn dies nicht gewisse Abwehrstoffe verhindern würden.

Erst wenn wir die Speise problemlos verdaut haben, können wir uns für die Vitamine und andere Nährstoffe interessieren. Eine gekochte oder gegarte Karotte hat vielleicht ein paar Vitamine weniger, kann aber vom Darm verdaut werden. Sehr wahrscheinlich nehmen wir sogar über die gekochte Nahrung mehr Nährstoffe auf als über die Rohkost.

Die Menschheit versucht schon seit der Steinzeit Getreide auszumahlen, d. h. Keimling und Schalen, also die Schälkleie, vom Mehlkörper zu trennen.

Das geschah entweder durch Stampfen im Mörser oder durch Dreschen. Neben Schälen und Sieben hat man vor zirka 5000 Jahren den Sauerteig entwickelt, um schwer verdauliches Getreide durch Fermentation genießbar zu machen. Die klassische Sauerteigführung dauert mehr als 24 Stunden, ist sehr aufwändig und erfordert sehr viel Geschick.

Echtes Sauerteigbrot ist weitgehend entgiftet und ausgesprochen bekömmlich. Auch ein vollständiger Abbau von Gliadin ist nur durch eine traditionelle Sauerteigführung möglich. Das gilt auch für weizenhaltige Mischbrote.

Werden Vollkornschrot oder ganze Körner verwendet, wird die Wirksamkeit des Sauerteigs vermindert. Karl Pirlet, ehemals

In welcher Form kann Getreide am besten verdaut werden?

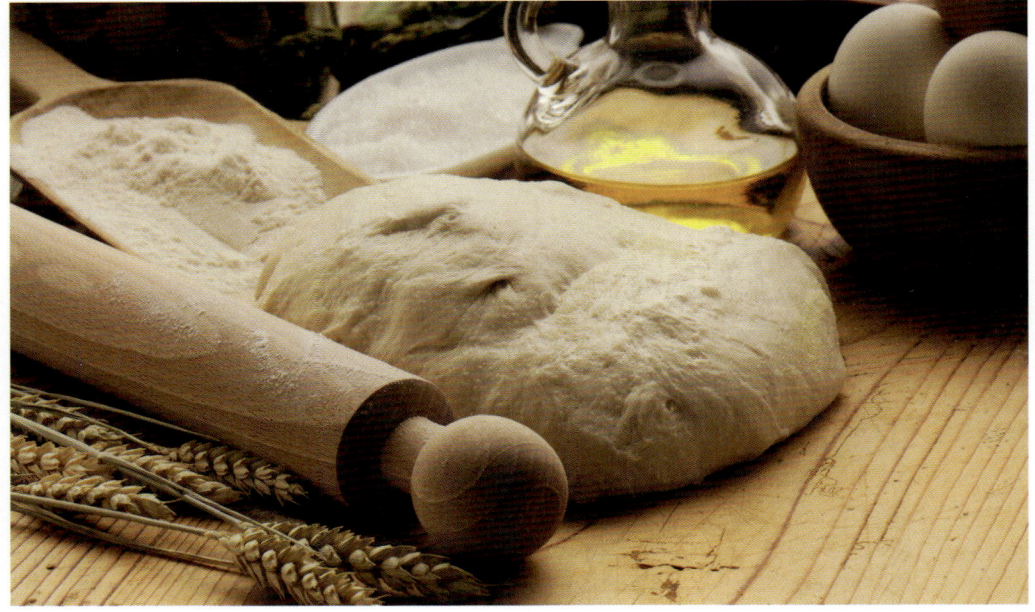

Naturgemäße Ernährung entspricht der Natur des Einzelnen.

Professor für Physikalische und Diätetische Therapie an der Universität Frankfurt, hat zum Thema Vollwertkost einmal gesagt: »Eine Ernährungsweise, die sich monoman an der Vollwertigkeit, an der Nährstoffdichte der Nahrungsmittel orientiert, aber die jeweilige Besonderheit des Nahrungskonsumenten, die Not des Patienten, übersieht und vernachlässigt – eine solche Ernährungsweise kann aus wissenschaftlicher und ärztlicher Sicht nicht als vernünftig bezeichnet werden.« Er prägte den Begriff »intestinale Autointoxikation« (Selbstvergiftung im Darm).

Schließlich sei doch der Mensch das Maß aller Diät und nicht das Nahrungsmittel. Laut Pirlet ist eine Ernährung nur dann »naturgemäß«, wenn sie der Natur des Einzelnen und seiner Verdauung entspricht.

Wir empfehlen unseren Patienten in diesem Sinne die Freude an der Abwechslung. Jeder Supermarkt bietet heute schon Brote aus Dinkel- oder Roggenmehl mit Sauerteig an, auch bei der Auswahl von Teigwaren sind wir nicht mehr ausschließlich auf Weizenmehl angewiesen. Nudeln aus Mais-, Reis- oder Buchweizenmehl sind eine schmackhafte Alternative.

So wie die Vollwerternährung heutzutage propagiert und praktiziert wird, schadet sie uns mehr als sie uns nützt.

Der eingangs erwähnten Ernährungsberaterin habe ich nahegelegt, Rohkost und Vollkornprodukte über einen längeren Zeitraum (8 Wochen) zu vermeiden, einfach so lange, bis sich ihre Verdauung wieder normalisiert hat. Auch dann sollte sie darauf achten, zumindest eine, besser noch zwei warme Mahlzeiten pro Tag einzunehmen. Rohes Obst oder ein Vollkornbrot zwischendurch werden dann sicher kein Problem mehr sein. Wie schon gesagt ist alles eine Frage der Dosierung.

Noch nicht ganz überzeugt, aber dennoch willig hat sich die Patientin jetzt vorgenommen in den nächsten Wochen auf Rohkost zu verzichten und ihre Hauptmahlzeiten auf warme und gekochte Speisen umzustellen. Der Leidensdruck war einfach zu groß.

Prävention durch natürliche Ernährung

Nahrungsmittelunverträglichkeiten und Allergien zeigen eindrucksvoll, wie sehr die Summe der Störungen (Allergene, Nahrungsmittel) unseren Körper zu immer heftigeren Reaktionen zwingt. Deshalb ist eine abwechslungsreiche, saisonale Kost eine sinnvolle natürliche Prävention gegen Beschwerden. Würden wir zum Beispiel das ganze Jahr hindurch Spargel essen, würde die dabei aufgenommene Harnsäuremenge unter Umständen schwere

Gichtattacken auslösen. Auch wenn in unserer Wohlstandsgesellschaft fast alle Lebensmittel das ganze Jahr erhältlich sind, macht es Sinn, sie nicht das ganze Jahr zu essen. So entlastet man die Verdauung und züchtet keine Nahrungsmittel-Intoleranzen heran.

Ernährung und Epigenetik

Epigenetische Marker als Schalter für unsere Gene

Ein neues und sehr spannendes Forschungsgebiet im Bereich der Biologie ist die Epigenetik. Während man früher der Meinung war, dass wir Menschen mit einem fixen Erbgut ausgestattet sind, also die Gene unser Leben bestimmen, hat man inzwischen erkannt, dass verschiedene Einflüsse der Umwelt und der Ernährung unsere Gene anders programmieren können, ohne dabei die uns eigene DNA (Erbgut) zu verändern. In diesem Zusammenhang werden auch die Rolle der Spurenelemente sowie Nahrungsbestandteile und ihr Einfluss auf die Genexpression untersucht.

Besonders die Krebsentstehung unter dem epigenetischen Einfluss von Umwelt und Ernährung ist Fragestellung zahlreicher Studien. Was man derzeit relativ gesichert sagen kann, ist, dass Inhaltsstoffe einiger Nahrungsmittel (z. B. Polyphenole) eine epigenetische Veränderung herbeiführen und damit einen vorbeugenden Effekt bei der Tumorentstehung aufweisen. Dazu gehören z. B. Curcuma, Zimt, Cashewnüsse, grüner Tee, Broccoli, Kaffee, Äpfel, Soja, aber auch Knoblauch, rote Trauben oder Zitrusfrüchte.

Die Autoren der verschiedenen Studien sind sich einig über den Einfluss von Ernährung auf das Erkrankungsrisiko, auch wenn die Krankheit oft erst nach Jahrzehnten auftritt – so, wie es bereits die alten Meister der TCM erklärten (siehe Kapitel 1).

Essverhalten von Müttern beeinflusst bereits den Fötus

Soweit aus den heutigen Forschungsarbeiten über epigenetische Vererbung bekannt, beeinflusst das Essverhalten von Müttern

Nahrungsmittelunverträglichkeiten und Allergien

das Kind bereits im Mutterleib. Veränderungen pflanzen sich dann auch über viele Generationen fort. Wie Sie sich also heute ernähren, beeinflusst noch Ihre Kindeskinder! Bestimmt ein guter Grund, sich gesund zu ernähren.

Kapitel V

Fasten, Diät und Energie

> *Befasse dich mit Dingen, bevor sie passieren, und ordne Dinge bevor Unordnung ausbricht.*
> LAO ZI

In allen Kulturkreisen dient die Fastenzeit dazu, Körper und Geist zu reinigen. Viele unserer Patient/innen nützen diesen im Kalender definierten Zeitraum auch ohne religiösen Hintergrund, um, wie sie es selbst beschreiben, »zu entgiften«. Sie haben das Bedürfnis, nach der deftigeren Winterkost und den damit angesammelten Fettdepots ihren Körper zu entlasten. Gesundes Fasten heißt nicht Hungern. Es bedeutet auf schwer verdauliche Speisen und Genussmittel zu verzichten, weil dadurch der Darm Zeit bekommt sich zu regenerieren.

Was passiert beim Fasten?

Unser Körper ist, ohne dass es uns bewusst ist, damit beschäftigt unseren Energiehaushalt aufrechtzuerhalten, indem er Energieaufnahme und -verbrauch im Gleichgewicht hält. Diese Prozesse der Selbsterhaltung laufen ab, ohne dass wir darüber nachdenken müssen, also autonom. Das dafür zuständige Steuerungssystem nennt man autonomes Nervensystem (Sympathikus – Yang/Parasympathikus – Yin).

Kommt es im Energiehaushalt zu einem Ungleichgewicht, passiert folgendes:

- Ist der Energieverbrauch höher als die Nahrungsaufnahme, verspüren wir Hunger.
- Nehmen wir mehr Energie auf, als der Körper braucht, werden Fettdepots angelegt.

Die aufgenommene Nahrung wird als chemische Energie bereitgestellt und in Wärme und mechanische Energie (z. B. Arbeit der Muskulatur, Zellstoffwechsel) umgewandelt. Sind wir energetisch nicht im Gleichgewicht, sind alle Körperfunktionen davon betroffen.

Unser Körper hält unseren Energiehaushalt im Gleichgewicht.

Wie in Kapitel II beschrieben, unterscheiden wir drei Gruppen von Nahrungsbestandteilen, die uns mit Energie versorgen, nämlich Kohlenhydrate, Fette und Proteine. Deren Aufnahme, Umwandlung und Verbrauch bis hin zur Ausscheidung können wir unter anderem als Körpertemperatur und Wärmegefühl spüren. Bei einem gesunden Menschen mit einer Körpertemperatur zwischen 36,4 und 37,4 °C funktionieren alle biochemischen und physiologischen Vorgänge im Körper optimal.

Die Regulation der Körpertemperatur läuft über sogenannte Thermorezeptoren, welche sich in Hirnstamm und Hypothalamus, der Muskulatur, dem Bauchraum und der Haut befinden. Ziel ist es, vor allem in den lebenswichtigen Körperregionen, wie Kopf und Rumpf, eine konstante Temperatur aufrechtzuerhalten. Ein Beispiel: Leber und Darm verbrauchen zusammen so viel Energie wie das Gehirn (jeweils 25 %), die Muskulatur 18 %, die Nieren 10 %, das Herz 6 %.

Unsere Extremitäten sind dagegen nicht lebenswichtig, daher kann ihre Temperatur schwanken. Hat also der Körper wenig Energie zur Verfügung, wird zuerst bei der Versorgung der Körperperipherie eingespart. Ständig kalte Hände und Füße sind die Folge.

Essen wir also weniger, so muss der Körper dafür sorgen, die lebenswichtige Energie anders zur Verfügung zu stellen. Überlebenswichtig sind dabei das Gehirn, die roten Blutkörperchen (Erythrozyten) für die Sauerstoffversorgung und das Nebennierenmark (Stresshormone).

> Achim Peters und Dirk Langemann von der Universität Lübeck ließen 2009 mit ihrer unkonventionellen »selfish brain theory« aufhorchen. Dabei führen sie in mathematischer Beweismethode an, dass bei einem gesunden Organismus unser Gehirn das Gleichgewicht seines Glukosebedarfs selbst regelt. Sie nennen dies »competent brain pull«. Dieser Zugriff des Gehirns dient der Aufrechterhaltung seines Energiebedarfs in Zeiten der Hungersnot. Die Ursache für Übergewicht, so schreiben sie, ist durch einen »incompetent brain pull« verursacht, das Gehirn ist nicht in der Lage, seinen Glukosebedarf vom Körper angemessen abzufragen.

Blutzucker als Maß für Energie

Das Maß für die Energiesituation im Körper ist der Blutzuckerspiegel. Im nüchternen Zustand sollte er zwischen 65–110 mg/dl betragen. Sinkt dieser Wert aufgrund längerer Hungerphasen, wird ein Hormon aus der Bauchspeicheldrüse aktiv, das Glukagon. Als Gegenspieler des Insulin, das die Aufgabe hat, den Blutzucker in die Zellen einzubauen, greift Glukagon verstärkt auf die Zuckerspeicher (Glykogen) in der Leber zu, es werden also Reserven mobilisiert. Dieser sinnvolle Balancemechanismus sorgt dafür, dass der Blutzuckerspiegel nicht auf lebensbedrohliche Werte absinkt. Diese Zuckerspeicher sind im Vergleich zum Fettdepot sehr klein, sie geben für bestenfalls 6–12 Stunden Energie. Während die Leber nur eine konstante Menge an Glykogen speichern kann, kann die Muskelzelle durch langes Fasten und extreme Muskelarbeit (Leistungssport) eine bis zu fünffache Menge an Glukose speichern.

Durch Glukagon werden auch andere Stressreaktionen aktiviert.

Hungern ist Stress für den Körper.

Nach längeren Phasen der Unterversorgung mit Energie kommt es im Körper zu **Stress**. Das dafür zuständige Hormon heißt Adrenalin und wird im Nebennierenmark gebildet. Es bewirkt den Abbau des Muskelglykogens und greift auch die Fettreserven an. Das andere Stresshormon ist Kortison aus der Nebennierenrinde. Es stimuliert die Glukoseneubildung, die bei Mangel an Kohlenhydraten aus den Proteinen erfolgt. Diese Proteinumwandlung ist für den Körper sehr ungünstig, da sie viel Energie verbraucht, und durch das vermehrte Anfallen von Aminostickstoff werden die Nieren in ihrer Ausscheidungsfunktion belastet. Gleichzeitig sollten die Bausteine der Proteine, die Aminosäuren, für wertvollere Funktionen wie die Bildung von Hormonen, Enzymen, Antikörpern für das Immunsystem etc. zur Verfügung stehen.

Ein weiteres Hormon, das STH (Somatotropin, auch als Wachstumshormon bekannt) aus der Hypophyse, wird durch Glukagon aktiviert und bewirkt ebenso wie Adrenalin den Abbau der Fettdepots und damit die Freisetzung von Fettsäuren ins Blut. In diesem Prozess wird auch das Schilddrüsenhormon (Thyroxin) aktiv.

Diese Fettsäuren werden in einem komplizierten Prozess zu Energie (ATP), Wasser und Kohlendioxyd verarbeitet (oxydiert). Fett und Proteine können ohne Kohlenhydrate nicht richtig im Stoffwechsel verwertet werden. Daher kommt es in der Leber zur Bildung sogenannter Ketonkörper (z. B. Aceton – giftig!), die auf Dauer einerseits die Ausscheidungsfunktion der Nieren überfordern, andererseits zur Erhöhung der Blutfette führen. Diese stehen angeblich für ein erhöhtes Risiko, an Arteriosklerose und Insulinresistenz (Typ-II-Diabetes) zu erkranken. Außerdem speichert die Leber bei Glykogenmangel vermehrt Fett, eine Fettleber entsteht.

> Hungern erhöht die Blutfette, den Cortisolspiegel und begünstigt Insulinresistenz (Typ-II-Diabetes).

Die Rolle des Fettgewebes

Das Fettgewebe dient nicht nur als Energiedepot, sondern steuert über die Bildung von Hormonen den Kohlenhydrat- und Fettstoffwechsel. Das dabei wichtigste Hormon nennt man Leptin. Leptine wirken hungermindernd, indem sie den Abbau körpereigener Energiereserven fördern und auch die Wirkung von Insulin hemmen. Da weniger Fettgewebe aufgebaut wird, sind ausreichend Glukose und Lipide im Blut, es gibt kein Hungersignal. Insulin und Leptin sind zusammen für die Langzeitregulierung des Fettgewebes zuständig. Diese funktioniert sehr genau und kann das Körpergewicht sehr exakt mit nur 1 % Abweichung konstant halten.

Diese Fähigkeit bedingt auch den **Jojo-Effekt**: Durch die stabile Langzeitregulierung des Körpergewichts kommt es nach längeren Hungerphasen zu einer verstärkten Nahrungsaufnahme. Dabei ist der Körper so programmiert, dass als »Vorsorge« für wiederkehrenden Stress durch Nahrungsentzug verstärkt Fettdepots angelegt werden.

Fazit

Lang andauernde Fastenkuren und einseitige Diäten (z. B. viel Protein, keine Kohlenhydrate) belasten Ihren Körper. Dadurch reagiert er ähnlich gestresst, als müsste er in die »Höhle des Löwen«. Stresshormone wie Adrenalin haben aber nicht nur Wirkung auf den Stoffwechsel durch Mobilisierung von Fettsäuren ins Blut und Abbau von Glykogen, sondern beeinflussen auch unsere Emotionen. Adrenalin steigert das Angstgefühl, Kortison erzeugt innere Unruhe, Konzentrationsstörungen und Schlafprobleme. Ganz nebenbei schädigt es die Magenschleimhaut, was zu Gastritis und Magenblutungen führen kann.

Bei Hungerkuren setzen Sie sich also für ein bisschen weniger Gewicht einem hohen Gesundheitsrisiko aus.

Wäre da eine sinnvolle Ernährung nicht die klügere Variante?

Braunes Fett, der Fettkiller im eigenen Körper

Energie wird verbrannt und Wärme entsteht

Eine im Juli 2012 erschienene Schlagzeile im Standard sorgte für großes Aufsehen: »Wer sich regelmäßig der Kälte aussetzt, aktiviert sein braunes Fettgewebe, das Energie verbrennt und schlank hält.« Internationale Forscher versuchten die Mechanismen dahinter zu analysieren und damit Problemen wie Fettsucht und Diabetes neuerlich den Kampf anzusagen. Begonnen hat alles mit einem zufälligen Nebenbefund: Bei computertomographischen Untersuchungen an Tumorpatienten entdeckten Nuklearmediziner ein hoch stoffwechselaktives Gewebe, das sie nicht diagnostizieren konnten. Erst 2009 konnte diese geheimnisvolle Beobachtung als braunes Fettgewebe identifiziert werden.

Man muss sich dieses braune Fettgewebe wie eine Heizung oder besser noch wie einen Brennofen vorstellen: Energie wird verbrannt und Wärme entsteht.

Mediziner kennen diesen Mechanismus schon lange bei Säuglingen. Neugeborene brauchen viel braunes Fett, damit sie nicht auskühlen. Sie haben aufgrund ihrer geringen Muskelmasse noch nicht die Möglichkeit, Wärme durch Muskelzittern zu produzieren. Der braune Fettanteil macht zunächst noch fünf Prozent des Körpergewichts aus und befindet sich vor allem im Hals, am Rücken und entlang der großen Blutgefäße im Brustkorb. Ursprünglich ging man davon aus, dass dieses Gewebe mit dem Babyspeck im Alter von zwei bis drei Jahren fast vollständig aus dem Körper verschwindet.

Wie unterscheidet sich das braune Fett vom weißen Fettgewebe?
Ganz allgemein ist Fettgewebe eine spezielle Form des Bindegewebes, das aus Fettzellen, den Adipozyten, aufgebaut ist.

Weißes Fett, landläufig bekannt als Bauchansatz oder Speckröllchen, speichert Fett in Form von Energie und schützt uns auch vor Kälte. Alle wichtigen Aufgaben des weißen Fettgewebes haben wir im Kapitel II ausführlich beschrieben. Warum das weiße Fett »weiß« ist, lässt sich ganz einfach erklären: Bei der Herstellung eines histologischen Präparates wird das Fett fast immer aus der Zelle ausgelöst. Die Zelle ist dadurch vollkommen leer und erscheint bei der Betrachtung unter dem Mikroskop weiß.

Braunes Fettgewebe ist reich an Mitochondrien, die wie kleine Kraftwerke ständig Energie aus dem gespeicherten Fett verbrennen und Wärme erzeugen. Braunes Fettgewebe ist tatsächlich braun, da die Mitochondrien Eisen enthalten und dadurch dem Gewebe eine rötlich-braune Farbe verleihen. Beim Erwachsenen befinden sich diese kleinen braunen Inseln vorwiegend im Bereich der Schulter, Achsel und Nierenregion. Außerdem besitzt das braune Fett zahlreiche Nerven und Blutgefäße und wirkt wie ein natürliches Heizaggregat, das bei Tieren den Winterschlaf überhaupt erst möglich macht.

> Weißes Fett erfüllt zahlreiche wichtige Aufgaben im Körper

Der genaue Mechanismus der Energieverbrennung und Wärmeentstehung ist noch nicht bekannt. Eine ganze Kaskade von biochemischen Prozessen ist dafür notwendig. Heute weiß man, dass braune Fettzellen ein ganz spezielles Protein (Eiweißkörper) namens UCP1 besitzen, das für den hohen Energieverbrauch und die Wärmeerzeugung verantwortlich ist. Wissenschaftler entdeckten erst kürzlich neben den braunen Fettzellen kleine beige Fettdepots vor allem in der Nacken- und Schlüsselbeinregion. Diese sind zirka erbsengroß und befinden sich direkt unter der Haut. *Beige Fettzellen* sind ebenfalls reich an Mitochondrien und entstehen aus den weißen Fettzellen, indem sie sich »bräunen«. Ihre Hauptaufgabe ist die Proteinproduktion (UCP1) anzukurbeln und damit können sie, gemeinsam mit den braunen Fettzellen, die Energieverbrennung und Wärmeproduktion vorantreiben.

Wir besitzen also drei unterschiedliche Fettgewebe (das weiße, das braune und das beige Fett), die für unseren Stoffwechsel und für unsere Thermoregulation mitverantwortlich sind. Unter dem Begriff Thermoregulation versteht man die Aufrechterhaltung einer konstanten Körperkerntemperatur von etwa 37 °C.

In welchem Zusammenhang stehen nun diese drei Fettgewebe mit dem Übergewicht bzw. mit der Gewichtsregulation?

An dieser Stelle sollten wir zunächst näher auf die Grundlagen der Thermoregulation eingehen. Wir befinden uns in einem ständigen Wärmeaustausch mit unserer Umgebung. Unser Temperaturkontrollzentrum ist im Gehirn ein ganz bestimmter Bereich im Hypothalamus. Bestimmte Rezeptoren in der Haut und die Temperatur des Blutes stimulieren das thermoregulierende Zentrum, sodass dieses die entsprechenden Anpassungen einleiten kann.

Grundsätzlich reagiert der Hypothalamus auf die Umgebungstemperatur, auf die Stoffwechselrate im Ruhezustand,

Muskelaktivität, auf bestimmte Hormone (vor allem Schilddrüsenhormone) und auf die Nahrung. Nahrungsmittel enthalten unterschiedliche Mengen an Energie. Wie viel Energie wir tatsächlich von einem Nahrungsmittel aufnehmen können, ist vom jeweiligen Fitnesszustand, von der Kraft des Verdauungstraktes und vom jeweiligen hormonellen Milieu jedes Einzelnen abhängig (siehe Kapitel II). Das sind nur einige Beispiele, natürlich ist auch die genetische Disposition dabei von großer Bedeutung.

Bildlich gesprochen ist unser Körper eine Maschine, die Treibstoff (Nahrung) benötigt, um alle Lebensfunktionen aufrechterhalten zu können. Die Nahrung, die wir aufnehmen, durchläuft in den Zellen einen Prozess, der einer Verbrennung ähnelt. Durch die Verbrennung des Treibstoffs Nahrung wird Energie freigesetzt. Diese Energie wird dann entweder in Form von Wärme wieder abgegeben oder als Energiedepot für andere Aufgaben im Körper gespeichert (siehe auch Kapitel II). Auch im Ruhezustand (aber nicht im Fastenzustand) ist unser Körper aktiv und erzeugt Wärme. Bei einer kalten Umgebungstemperatur wird der Prozess des Zitterns aktiviert. Dabei ziehen sich unsere Muskeln unwillkürlich zusammen, um uns Energie in Form von Wärme zu liefern und unsere Kerntemperatur aufrechtzuerhalten. Regelmäßige bewusste Muskelkontraktionen in Form von körperlichem Training können 20–40 % des täglichen Energieverbrauchs ausmachen. Die thermische Wirkung der Nahrung umfasst die gesamte Verarbeitung der Lebensmittel durch den Körper, inklusive Verdauung, Aufnahme ins Blut, Transport zu den Organen und Zellen sowie die Speicherung der Energie der verzehrten Nahrung.

Wer also über die Nahrungsaufnahme mehr Energie zuführt, als er tatsächlich braucht, wird diese überschüssige Energie in Form von weißem Fettgewebe speichern. Das ist auch gut so, denn wir wissen, dass das weiße Fett zahlreiche wichtige Aufgaben erfüllt.

Die Qualität unserer Nahrungsmittel trägt wesentlich dazu bei, dass das Mengenverhältnis zwischen Energieverbrennung und Energiespeicherung im Gleichgewicht ist. Gibt es aber innerhalb unseres Stoffwechsels irgendeine Schwachstelle, zum Beispiel hormonell, muskulär oder genetisch bedingt, oder ist unsere Verdauung zu schwach, dann ist diese Balance in unserem Körper nicht mehr gegeben. Dazu kommt noch, dass wir uns viel zu wenig bewegen, nebenbei essen und meist Nahrungsmittel von niedriger Qualität wählen (siehe Kapitel III). All diese Faktoren können Übergewicht begünstigen. Ein kleiner Vergleich: Wenn Sie in einen vollen Wasserkrug noch mehr Wasser einfüllen wollen, wird der Krug übergehen, das Wasser fließt über den Tisch und sammelt sich dort an. Ähnlich verhält es sich mit dem weißen Fettgewebe: Wenn die Fettzellen voll sind und kein zusätzliches Fett mehr aufnehmen können, lagert sich dieses überschüssige Fett als Schwimmreifen rund um die Taille ab. Natürlich gibt es Menschen, die sich schlecht ernähren, viel zu viel essen und trotzdem schlank bleiben. Genau an diesem Punkt setzt jetzt die Forschung an, um herauszufinden, ob dies rein genetisch bedingt ist oder ob dabei noch andere Faktoren eine Rolle spielen. Das braune und das beige Fettgewebe sollen dabei ein ganz wichtiger Therapieansatz sein.

Hat jeder erwachsene Mensch die gleiche Menge an braunem und beigem Fett im Körper? – Nein, definitiv nicht! Die Menge dieser Fettzellen variiert individuell sehr stark. Das könnte mit ein Grund sein, warum Menschen zu Übergewicht neigen oder nicht. Bisher weiß man, dass das braune Fettgewebe bei Frauen stärker vertreten ist als bei Männern. Experten sind auch der Meinung, dass sich die Aktivität der braunen Fettzellen außer durch Kälte auch durch Adrenalin anregen lässt. Das könnte bedeuten, dass die Gabe von Beta-Blockern zur Behandlung von Bluthochdruck die

Aktivierung von braunem Fettgewebe verhindern könnte. Möglicherweise tendieren Patienten mit dieser Medikation häufiger zu einer Gewichtszunahme. Künftige Untersuchungen sollen die genaue Wechselwirkung zwischen der Aktivität des braunen Fettgewebes, der körperlichen Aktivität, der genetischen Disposition und der Ernährung erschließen.

Die Schilddrüse dürfte bei der Regulation von Wärme und Gewicht eine Rolle spielen. Ein Schilddrüsenhormon namens Thyroxin steigert die Stoffwechselrate aller Zellen im Körper. Andere Schilddrüsenhormone sind gemeinsam mit dem sympathischen Nervensystem für die Wärmeregulation zuständig. Forscher versuchen mithilfe eines Schilddrüsenhormons dem Übergewicht den Kampf anzusagen. Sie entwickelten ein spezielles Hormonpräparat, das die braunen Fettzellen aktivieren soll. Dafür wird das schon aus der Schilddrüsenbehandlung bekannte Hormon L-Thyroxin eingesetzt. Bei Patienten mit Schilddrüsenunterfunktion waren erste Versuche bereits erfolgreich. Möglicherweise haben Menschen mit einer Schilddrüsenunterfunktion überhaupt kein aktives braunes Fettgewebe. Lässt sich bei diesen Menschen das braune Fett nach dreiwöchiger Gabe aktivieren, wäre das ein eindeutiger Hinweis, dass braune Fettzellen auf dieses Hormon reagieren. Ob dies auch auf übergewichtige Menschen mit einer normal arbeitenden Schilddrüse zutrifft, ist noch nicht bekannt.

Ob Abnehmen auf Rezept diesbezüglich in Zukunft ein sinnvolles Konzept sein wird, sei dahingestellt. Wir sind der Meinung, dass von einer medikamentösen Therapie wie oben beschrieben nur krankhaft übergewichtige Menschen unter ärztlicher Aufsicht Gebrauch machen sollten. Zu glauben, dass man eine Pille schluckt und eine Wirkung eintritt, ohne dass die Ernährung umgestellt wird, wird nicht zum erwünschten Ziel führen. Wenn Sie also Ihre kleinen braunen Fettzellen wirklich aktivieren möchten, könnte es hilfreich sein, sich in einem normalen Maß der »gesunden Kälte« auszusetzen. Das hieße: vermeiden Sie im Winter, schon auch aus ökologischer Überlegung heraus, überheizte Räume, und machen Sie häufiger einen Spaziergang an der frischen Luft, aber bitte nicht in kurzen Ärmeln. Wie weit man wirklich mit braunem oder beigem Fett sein Gewicht regulieren kann, ist noch absolut unerforscht.

Der Energiehaushalt aus der Sicht der TCM

Bevor unser Leben beginnen kann, vermischen sich die Vorhimmels-Energien der Eltern. Diese beiden Essenzen enthalten, ähnlich wie der Samen einer Pflanze, bereits alle genetischen Information für ein neues Leben. Diese Essenzen werden *Jing* genannt und in der Niere gespeichert (genetische Information). Zwischen den Nieren befindet sich der Sitz des Lebensfeuers, das »Tor der Vitalität« (Ming Men, Nebennierenhormone).

Diese Kräfte beeinflussen unsere Lebensqualität und das Lebensalter. Sie verhalten sich zueinander wie eine Öllampe:

Drehen wir unser Lebensfeuer, das »Ming Men« (Adrenalin), zu hoch, wird das Öl (Jing) zu rasch verbraucht, die Lebensflamme erlischt. Brennt die Flamme zu wenig, läuft sie Gefahr vom Öl ausgelöscht zu werden – beides verkürzt unsere Lebenszeit.

Führen wir also unserem Körper zu wenig Energie zu, kommt es zu einem Qi-Mangel. Diese Leere-Symptomatik versucht der Körper auszugleichen, indem er auf seine vitalen Reserven zurückgreift: er verbraucht Jing (Essenz).

Dieser Moment des Flutens mit Jing ist sehr gut spürbar. Bekanntlich kommt es einige Tage nach Beginn des Fastens zu einem Gefühl der Euphorie. Es ist derselbe Effekt wie bei einem

Euphorie

Fasten, Diät und Energie

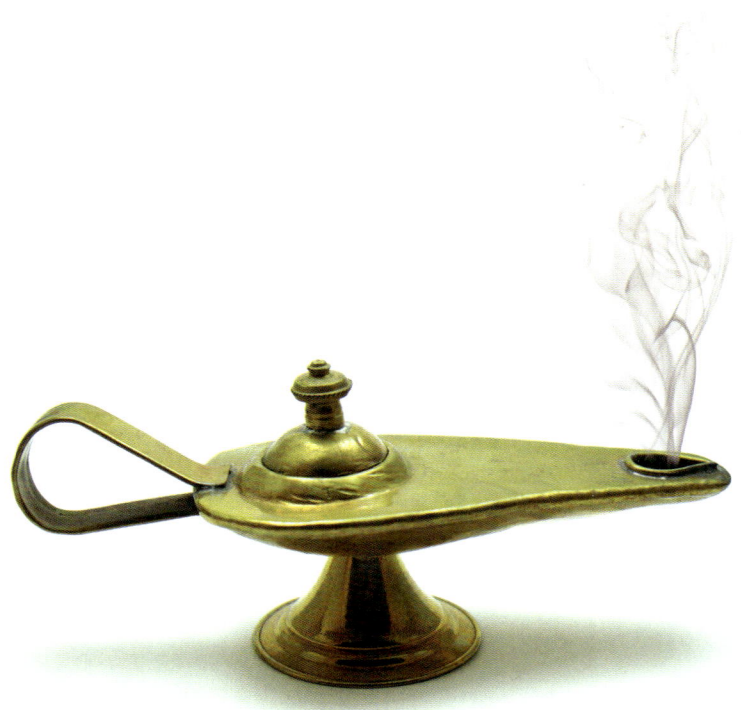

Marathonlauf oder ähnlich starken Anstrengungen. Heute wissen wir, dass dieses Phänomen auf die Ausschüttung körpereigener Opiate (Endorphine, Enkephaline) zurückzuführen ist.

Während wir uns also fühlen wie »gedopt«, verbrauchen wir unsere Vitalenergie und verkürzen unsere Lebensspanne.

Der Qi-Mangel, der durch Fasten entsteht, schwächt zuallererst unser Erde-Element. Beginnen wir nach einiger Zeit wieder normal zu essen, ist der Magen zu schwach, die Nahrung bleibt im Magen liegen und wird nicht weiter transportiert. Die Milz ist nicht in der Lage, die Nahrungsessenzen nach oben zu ihrer »Schwester«, der Lunge, zu schicken. Das Herz hat kein Substrat um Blut zu bilden, der Geist wird nicht genährt. Die Muskeln bekommen kein Nahrungs-Qi (Ying-Qi), sie sind müde und wollen sich nicht bewegen. Der Muskeltonus lässt nach, die Extremitäten fühlen sich an wie

Blei, alles wird schlaff, inklusive der Mundwinkel. Der Mangel an Blut führt bei Frauen zu Zyklusanomalien, die Blutung ist unregelmäßig, schwach oder bleibt völlig aus.

Zuckeraufnahme

Ein Stück Würfelzucker hat einen Brennwert von 10 Kilokalorien, eine Süßstofftablette mit nahezu gleicher Süßkraft einen Brennwert von fast null. Was passiert im Körper, wenn eine Speise mit Süßstoff statt mit Zucker gesüßt wird?

Wenn unsere Zunge »süß« schmeckt, erwartet unser Körper Zucker. Daher wird in der Bauchspeicheldrüse Insulin ausgeschüttet. Dieses Enzym hat die Aufgabe, die Zuckermoleküle aus dem Blut in die Zellen zu transportieren. Auf diese Weise wird unser Blutzuckerspiegel konstant gehalten und unser Energiehaushalt reguliert.

Bleibt der angekündigte Zucker aus, versucht das bereits ausgeschüttete Insulin Zuckermoleküle im Blut zu finden. Es stürzt sich auf jedes Zuckermolekül, das noch im Blut vorhanden ist. Infolgedessen sinkt der Blutzuckerspiegel dramatisch ab.

Rezeptoren in unserem Körper registrieren diesen bedrohlichen Zustand und leiten die Information an das Gehirn weiter. Die Reaktion darauf ist ein Hungergefühl. Hunger bedeutet Energiemangel. Da die rascheste Energiezufuhr über Zucker erfolgt, stellt sich ein unstillbares Verlangen nach etwas Süßem ein, und wir greifen zu der nächstbesten Tafel Schokolade oder Kekspackung.

Auch hier wählen wir häufig Light-Produkte, weil diese mit dem trügerischen Versprechen beworben werden, dass sie satt, aber nicht dick machen. Der Verstand lässt sich von der Werbung betrügen, unser Bauch aber nicht, er reagiert mit einer

Unser Körper erwartet Zucker.

Light-Produkte machen nicht satt.

Heißhungerattacke. Unkontrolliert wird alles gegessen, was rasch zur Verfügung steht. Und rasch verfügbares Essen ist in unseren Breiten meist Fast Food.

Der Teufelskreis beginnt, denn weder Burger, Sandwiches noch Pommes und Co. stellen uns die notwendige Energie zur Verfügung, weil sie keinen Nährwert haben. So schlittern wir von einer »Fressattacke« in die nächste. Es tritt die paradoxe Situation ein, dass wir, obwohl Hungergefühl den Körper plagt, an Gewicht zunehmen.

Genau aus diesem Grund werden Süßstoffe erfolgreich in der Schweinezucht eingesetzt. Die tägliche Futteraufnahme wird dadurch stimuliert und das Geschäft mit der Schweinemast blüht. (88)

»Am Anfang war der Süßstoff«

Der bekannteste Zuckerersatzstoff ist Aspartam. Aspartam besteht aus zwei Aminosäuren, die so miteinander gekoppelt sind, dass sie körpereigenen Botenstoffen ähneln. Nach dem Verzehr von aspartamhaltigen Speisen klagen empfindliche Menschen über Kopfschmerzen, leichte Übelkeit oder Schwindel. Bisher existieren aber keine zuverlässigen Daten, die diese Vorwürfe eindeutig bestätigen.

Andere Süßstoffe sind Saccharin und Cyclamat. Sie werden vor allem bei kalorienreduzierten Erfrischungsgetränken, Milchzubereitungen, Brotaufstrichen, Marmeladen, Senf und Speiseeis eingesetzt.

Neben den Süßstoffen gibt es noch Zuckeraustauschstoffe. Diese unterscheiden sich von den Süßstoffen dadurch, dass sie sogenannte Zuckeralkohole sind. Die bekanntesten Zuckeraustauschstoffe sind Sorbit, Mannit oder Isomalt.

Im Mund können sie von Bakterien nicht verwertet werden. So entsteht auch keine zahnschädigende Säure, und deshalb werden sie gern in Kaugummis eingesetzt. Zuckeraustauschstoffe werden nur

Süßstoffe und Zuckeraustauschstoffe

Sind Süßstoffe Schlank- oder Krankmacher?

sehr langsam ins Blut aufgenommen, gelangen in die unteren Dünndarmabschnitte und regen hier die Darmtätigkeit an. Der übermäßige Konsum kann zu Blähungen und starken Durchfällen führen.

Dieser Frage wird immer wieder mit wissenschaftlichen Untersuchungen nachgegangen. Aspartam zum Beispiel steht unter dem Verdacht, die Entstehung von Krebserkrankungen zu beeinflussen. 2005 hat das Europäische Ramazzini-Institut eine Studie veröffentlicht, die einen solchen Zusammenhang nahelegt. Die EFSA (Europäische Behörde für Lebensmittelsicherheit) allerdings stuft den Süßstoff weiterhin als unbedenklich ein. Aspartam muss nicht extra ausgewiesen werden und versteckt sich in hübsch klingenden Namen wie z. B. NutraSweet oder Canderel. Achten Sie besonders bei Softdrinks und anderen zuckerfreien Produkten auf diese Bezeichnungen.

Bleiben wir doch lieber beim ganz normalen Zucker. Ursprünglich stammt das Wort »Zucker« aus dem Sanskrit-Wort »sarkara« für süß, wurde als »sukkar« ins Arabische entlehnt und gelangte von dort in den europäischen Sprachraum.

Hauptquellen für unseren Speisezucker sind Zuckerrohr und Zuckerrübe.

> Die weltweit bedeutendsten Zuckerproduzenten sind Brasilien, Indien und China. In Europa zählen Frankreich, Deutschland und Polen zu den wichtigsten Herstellern. Die ältesten Zuckerrohr-Funde stammen aus Polynesien (8000 v. Chr.). Um 6000 v. Chr. gelangt Zuckerrohr von Ostasien nach Indien und Persien und 1100 n. Chr. erstmalig mit den Kreuzfahrern nach Europa.

Zuckerarten

Es gibt viele Zuckerarten, angefangen von braunen Zucker über den Kandiszucker, die Raffinade (original Kristallzucker), den Dekorierzucker, Einmachzucker, Rohrzucker, Vollrohrzucker usw.

- **Raffinade**, auch Kristallzucker genannt, ist der meistgebrauchte weiße Haushaltszucker. Er wird aus Zuckerrohr oder Zuckerrüben hergestellt, durch Raffination gereinigt und besitzt fast keine Mineralstoffe oder Spurenelemente.
- **Rohrzucker** wird aus Zuckerrohr hergestellt, in speziellen Zuckerraffinerien aufgelöst, erneut kristallisiert (= raffiniert) und je nach Bedarf des lokalen Marktes an den Verbraucher abgegeben. Auch er enthält so gut wie keine Mineralstoffe.
- **Vollrohrzucker** ist der reine getrocknete Saft des Zuckerrohrs. Hier wird nichts entfernt und auch nichts zugefügt. Er enthält Mineralstoffe, Spurenelemente und Vitamine.

Verwechseln Sie also bitte nicht Rohrzucker mit Vollrohrzucker und versuchen Sie möglichst auf den Vollrohrzucker umzusteigen. Im Geschmack unterscheidet er sich kaum vom Kristallzucker.

Das Gehirn ist für seinen Stoffwechsel über den Blutkreislauf fast ausschließlich von einer konstanten Versorgung mit Glukose (Zucker) abhängig. Pro Tag verbraucht das Gehirn des Erwachsenen ungefähr 140 g Glukose. Das könnte sogar die Hälfte der mit der Nahrung aufgenommenen Gesamtmenge an Kohlenhydraten sein. Studien haben gezeigt, dass der Verzehr einer kohlenhydratreichen Mahlzeit die geistige Leistungsfähigkeit deutlich verbessern kann. Dazu gehört die Verbesserung der Merkfähigkeit, der Aufmerksamkeit und der Reaktionszeiten.

> Welche der vielen Zuckersorten ist die richtige und kann in Maßen unbedenklich genossen werden?

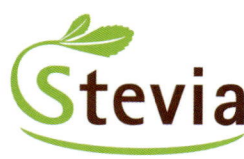

Was ist Stevia?

1887 entdeckte der Schweizer Botaniker Giacomo Bertoni die Pflanze und gab ihr 1905 den Namen Stevia rebaudiana Bertoni.

Stevia (»Süßkraut« oder »Honigkraut«) ist ein natürlicher Süßstoff aus der Pflanze Stevia rebaudiana. Es hat die fast 300-fache Süßkraft von Zucker, schützt die Zähne vor Karies und ist für Diabetiker geeignet.

Stevia rebaudiana ist in Südamerika beheimatet. Der stark süßliche Geschmack ist den Ureinwohnern seit Jahrhunderten bekannt. Von der indigenen Bevölkerung Paraguays und Brasiliens werden die Steviablätter bei der Zubereitung von Speisen und Getränken und als Heilpflanze verwendet.

In den USA ist Stevia seit 1995 als Nahrungsergänzung erlaubt, in Europa seit Dezember 2011 als E 960.

1984 meldete eine bezahlte Studie vom Erzeuger des synthetischen Süßstoffs Aspartam, Monsanto, Zweifel an der gesundheitlichen Unbedenklichkeit von Stevia an. Ansonsten gibt es bis heute keine Studie, die die Unbedenklichkeit von Stevia in Frage stellt. (90, 91)

Steviaglykosid schenkt uns die »Süße«, die aus den Blättern der Steviapflanze extrahiert wird. Obwohl Stevia-Extrakt so süß schmeckt, kann er auch einen bitteren Nachgeschmack haben, der oft mit Lakritze assoziiert wird. Die Hauptsüßkraft erhält Stevia von zwei Bestandteilen, dem Steviosid und dem Rebaundiosid A. Rebaundiosid A enthält sehr viele Traubenzuckerbausteine und hat dadurch die besten sensorischen Eigenschaften auf der Zunge, schmeckt also nicht bitter. Steviaglykoside von so hoher Qualität sind aber leider sehr teuer. Angeblich betragen die Kosten bis zu 300 Dollar pro Kilogramm. Für den Endverbraucher wäre dann eine mit Stevia gesüßte Limonade praktisch unbezahlbar. Daher werden in der Nahrungsmittelindustrie die billigeren, qualitativ schlechteren Steviabestandteile verarbeitet.

Derzeit werden Früchtejogurt, Softdrinks, Eiscreme und Sorbets, eingelegtes Gemüse, Sojasauce, Ketchup, Backwaren, Eistee, Coca Cola etc. mit Stevia gesüßt. All diese Produkte hätten einen typisch bitteren Nachgeschmack, wenn nicht die Nahrungsmittelindustrie akribisch daran arbeiten würde, diesen zu entfernen. Die Methoden, die dafür zur Verfügung stehen, sind meist chemischer Natur. Auch den bitteren Anisgeschmack versucht man mit ganz bestimmten Aromen zu überdecken. Beides ist nicht sehr gesundheitsfördernd. Trotzdem steht Stevia für absolute Natürlichkeit, hat keine Kalorien, ist zahnschonend und für Diabetiker geeignet, da es insulinunabhängig verstoffwechselt wird und den Blutzuckerspiegel nicht erhöht.

Wenn man mit Stevia einen Kuchen backen möchte, muss man bedenken, dass aufgrund der starken Süßkraft nur ganz geringe Mengen benötigt werden. Das hat zur Folge, dass die Volumenmenge im Vergleich zu Zucker viel zu gering ist. Damit der Kuchen beim Backen aber trotzdem richtig aufgeht, benötigt man relativ viel Zucker, um das fehlende Volumen auszugleichen. Neben Zucker kommen aber auch Fruktose, Laktose oder Apfelsaft zum Einsatz. Das »Natreen Stevia« in Pulverform besteht zum Großteil aus Maltodextrin, einer Mischung aus Malz und Traubenzucker. Der Steviaglykosid-Anteil beträgt gerade einmal 3 %. Kalorienfrei ist auch Maltodextrin nicht, 100 g enthalten 378 kcal. Wo Stevia draufsteht, ist also nicht nur Stevia drin. Warum also nicht gleich mit echtem Zucker – darüber freut sich die Zuckerindustrie. (91a)

Luo Han Guo (Siraitia grosvenori)
Luo Han Guo ist eine spezielle Pflanzenart aus der Familie der Kürbisgewächse. Die Frucht dieser Pflanze schmeckt extrem süß und wird in China als natürlicher Süßstoff sowie als Heilmittel in der Traditionellen Chinesischen Medizin (TCM) eingesetzt. Luo Han Guo wird im Süden Chinas, vor allem in den Bergen um Guilin, auf

zirka 1600 Hektar angebaut, bevorzugt an schattigen Hängen, um die Pflanze vor intensiver Sonneneinstrahlung zu schützen. Der Legende nach stammt das Wissen über die Heilwirkung der Luo Han Guo-Früchte von den Luohan-Mönchen des 13. Jahrhunderts, die in Guilin lebten.

Die Früchte sind sehr Vitamin-C-haltig und reich an Kohlenhydraten, vor allem an Fruktose und Glukose. Die Samen enthalten verschiedene Fettsäuren, davon macht die Linolsäure mit über 50 % den größten prozentuellen Anteil aus. Weitere Fettsäuren sind die Ölsäure, Palmitin- und Stearinsäure.

In der Traditionellen Chinesischen Medizin wird die Frucht der Luo Han Guo gegen Husten, zur Befeuchtung der Lungen, gegen Kopfschmerzen, Hitzschlag und zur Förderung der Verdauung eingesetzt. (92, 93)

Fettverbrennung: Wie funktioniert sie wirklich?

Wir unterscheiden grundsätzlich zwischen Fettverbrennung und Fettabbau.

Fettverbrennung	Fettabbau
Energiebereitstellung, die in unserem Organismus rund um die Uhr abläuft	Reduktion von gespeichertem Körperfettgewebe

Fettabbau beim Sport?

Wenn wir glauben, dass wir beim Training Fett verbrennen müssen um abzuspecken, dann ist das ein großer Irrtum.

Für die Reduktion des Körperfettanteils ist nur die negative Energiebilanz von Bedeutung. Das heißt: der Energieverbrauch muss größer sein als die Energiezufuhr. Das entscheidende

Kriterium ist der »Nachbrenneffekt«. Nach dem Training, also in der Erholungsphase, kommt es über mehrere Stunden zu einem gesteigerten Kalorienverbrauch und gesteigerten Fettabbau. Das heißt, für eine nachhaltige Gewichtsreduktion muss der Energieverbrauch längerfristig höher sein als die Energiezufuhr. Was auch immer Werbestrategen zum Thema »schlank sein und trotzdem alles essen« erzählen, nachhaltiger Fettabbau ist ohne sportliche Betätigung nicht möglich.

Jede Form von sportlicher oder körperlicher Betätigung hilft, Gewicht zu reduzieren bzw. zu stabilisieren.

> Seit einigen Jahren ist der sogenannte Body Mass Index (BMI) der unumstrittene Parameter zur Beurteilung des Körpergewichts. Er wird folgendermaßen berechnet:
> - BMI = Gewicht in kg : Größe in m²
>   Beispiel: 83 kg : 1,75 x 1,75 = 27
>
> Klassifizierung:
> - Normalgewicht: BMI 20–25
> - Übergewicht: BMI 25–30
> - Adipositas (krankhaftes Übergewicht): BMI 30–40
> - Extreme Adipositas: BMI > 40

Der BMI beurteilt allerdings nicht das Verhältnis zwischen Muskelmasse, Körperfett und Körperflüssigkeit. Dieses Verhältnis ist jedoch ausschlaggebend für den Gesundheitszustand und für das Wohlbefinden unseres Körpers.

So wäre zum Beispiel eine Person mit einem BMI von 28 aufgrund eines hohen Muskelanteils durchaus normalgewichtig. Umgekehrt kann eine schlanke Person mit einem BMI von 22 gesundheitliche Probleme haben, wenn der Fettanteil höher als der Muskelanteil ist. (94) So gibt es noch eine Reihe weiterer komplizierter Methoden, um Figur und Körpergewicht zu beurteilen.

Der Blick in den Spiegel oder die zu eng gewordene Hose aber sagt uns oft mehr als ein Messwert.

Fettsubstitute als »Light-Produkte«

<small>Fettsubstitute</small>

Fettsubstitute werden eingesetzt, um den Kaloriengehalt von Nahrungsmitteln zu verringern. Während der Brennwert (= Energiegehalt) von herkömmlichen Nahrungsfetten 9 kcal/g beträgt, liegt der Brennwert von Fettsubstituten deutlich darunter, oft schon fast bei null.

Bei Fettsubstituten unterscheidet man zwischen Fettersatzstoffen und Fettaustauschstoffen.

<small>Fettersatzstoffe</small>

Fettersatzstoffe sind synthetisch hergestellte Kunstfette, die zugesetzt werden. Chemisch haben sie keine Ähnlichkeit mit natürlichen Fetten, besitzen aber die physikalischen Eigenschaften von Fett.

Fettersatzstoffe unterscheiden sich weder geschmacklich noch in ihrer Konsistenz von normalen Speisefetten. Unser Darm kann sie jedoch nicht verdauen und scheidet sie unverdaut wieder aus. Daher bezeichnet man sie als kalorienfrei.

Genau hier liegt aber das Problem!

<small>Unser Körper fordert sein Fett ein.</small>

Der Körper misst und kennt seinen Energiebedarf ganz genau. Via Appetitsteigerung fordert er den drohenden Energieverlust wieder ein, der durch fettarme bzw. fettlose Nahrung entstanden ist.

Bekommt er nicht sofort Fetthaltiges, stellt sich ein fast unstillbarer Heißhunger auf Kohlenhydrate, sprich Zucker und Stärke, ein. Jetzt besteht die Gefahr, dass riesige Mengen an Kohlenhydraten unkontrolliert verzehrt werden. Am schnellsten sind Kekse, Kuchen, Chips und Ähnliches verfügbar. Solche »Fressattacken«

werden auch als »Binge Eating« bezeichnet. Der Bauch lässt sich einfach nicht betrügen, denn die Steuerung des Appetits erfolgt weitgehend über das autonome Nervensystem.

Kinder zum Beispiel essen je nach Mahlzeit unterschiedliche Mengen. Über den Tag verteilt versuchen sie unbewusst auf eine konstante Energiemenge zu kommen. Im Normalfall essen wir also unbewusst einfach so lange, bis das Energiedefizit wieder ausgeglichen ist. Wenn Essen allerding mit Emotionen gekoppelt ist, wenn wir z. B. aus Frust essen, wird dieser natürliche Mechanismus umgangen. Verantwortlich dafür ist das Belohnungszentrum im Gehirn.

> Hier muss uns klar werden, dass die sogenannten Light-Produkte uns nicht leichter machen. Sie sind daher auch nicht die Lösung gegen Übergewicht.

Denn wenn es so wäre, müssten die Amerikaner das schlankeste Volk der Welt sein! Allerdings hat die FDA (US-Bundesbehörde für Lebens- und Arzneimittel sowie Medizinprodukte) den Krieg gegen das Fett in der Nahrung bereits gewonnen. Alles, was Sie im Laden kaufen, muss den Nachweis erbringen, dass es fettreduziert ist, sonst gilt es als ungesund und verkauft sich schlecht.

Während bei uns Milch mit einem Fettgehalt von 1,5 % als fettarm eingestuft wird, gilt sie in Amerika als sehr fetthaltig. Dort kauft man so genannte Skim Milk, das ist Milch mit 0,1 % Fett – man könnte sagen: Wasser weiß gefärbt. Möchten Sie hingegen 1,5-prozentige Milch kaufen, könnte es Ihnen passieren, dass Sie sich bei der Kassa rechtfertigen müssen, warum Sie sich so unvernünftig ernähren.

Ernährungsexperten kritisieren an Light-Produkten auch, dass die Aufnahme fettlöslicher Vitamine behindert wird und die Zufuhr essenzieller Fettsäuren zu kurz kommt. Das Ergebnis dieser konsequenten Ernährungsphilosophie heißt Obesity oder Übergewicht.

Light-Produkte hemmen die Aufnahme wichtiger Nährstoffe.

Im Jahr 2004 haben ungefähr 71 Millionen Amerikaner versucht abzunehmen. Ein Großteil der Betroffenen hat das mit Light-Produkten erfolglos probiert.

In Europa sind über 50 % der erwachsenen Bevölkerung übergewichtig. Die jährlichen Adipositas-assoziierten Kosten für das Gesundheitssystem betragen 1–5 % der gesamten Gesundheitsausgaben. (95) Umgelegt auf Österreich sind das zwischen 227–1.000 Millionen Euro im Jahr. (96)

In Europa sind bereits 21 Millionen Kinder übergewichtig, weltweit sind es 300 Millionen. Jährlich kommen in Europa 400.000 Kinder hinzu.

Trotz all dieser Schreckensmeldungen zum Thema Übergewicht kommt eine Studie von 2004 zu folgendem Schluss:

Wenn übergewichtige Menschen das 50. Lebensjahr erreichen, ohne einer Herz-Kreislauf-Erkrankung zu leiden, steigt das Risiko daran zu erkranken auch nicht weiter an. Noch verblüffender ist jedoch das weitere Ergebnis dieser Studie, widerspricht es doch jeglicher Light-Produkt-, »low carb-low fat«- und Cholesterin-Hysterie: Demzufolge haben leicht übergewichtige Personen im Vergleich zu Untergewichtigen die höhere Lebenserwartung. (97–100)

Fettersatzstoffe, auch Designerfette oder Light-Produkte genannt, wurden »maßgeschneidert«, um dem Übergewicht den Kampf anzusagen. Das Gegenteil scheint der Fall zu sein.

Fettaustauschstoffe werden im Gegensatz zu den Fettersatzstoffen aus natürlichen Ausgangsprodukten wie Eiweiß oder Kohlenhydraten hergestellt. Ihr Energiegehalt ist im Vergleich zu normalen Nahrungsfetten geringer (1–4 kcal/g).

Sie sind angeblich gesundheitlich unbedenklich und können laut Produktwerbung vollständig verdaut werden. Sie sind so »designed«, dass sie Geschmack und Konsistenz von Fetten nachahmen.

Seit 1.12.2003 hat die EU-Kommission »Salatrim« als bisher einzigen Fettersatzstoff im Rahmen der Novel-Food-Verordnung für Europa zugelassen. Im Gegensatz zum kalorienfreien Olestra hat »Salatrim« einen Brennwert von 5 kcal/g, also etwa halb so viel wie die natürlichen Nahrungsfette.

Fettaustauschstoffe

Austauschstoffe auf Kohlenhydratbasis werden aus Mais und Kartoffelstärke gewonnen. Ihre Quellfähigkeit verleiht Soßen und Desserts Geschmack und eine cremige Konsistenz. Auch Brotaufstriche, Schmelzkäse, Dips, Mayonnaise, Salatdressing und Eis werden dadurch »verführerisch«. Selbst in diversen Backwaren können sie zugesetzt sein.

Austauschstoffe müssen auf dem Etikett nicht gekennzeichnet sein. Manchmal verbergen sie sich in der Bezeichnung »modifizierte Stärke« (zum Beispiel in Mayonnaisen).

Austauschstoffe auf Eiweißbasis werden aus Hühnereiweiß, Magermilch oder Molkeprotein gewonnen. Bei ihrer Herstellung wird das Eiweiß zu winzigen Kügelchen zerkleinert, die dann mit Wasser gemischt eine ähnliche Konsistenz wie Fett ergeben. Sie lassen sich wie Fettaustauschstoffe schlecht erhitzen (max. 65 °C), da Hitze die Struktur und damit den Geschmack zerstören würde.

Sie eignen sich daher gut für fettreduzierte Milchprodukte, Eiscremes und Mayonnaisen und lassen sich auf dem Etikett als »Molkeneiweiß« oder »Molkenprotein« erkennen. Das Problem dieser Proteine ist, dass sie durch die chemische Veränderung so hochkonzentriert sind, dass ein Teelöffel Milchpulver mehreren Litern Milcheiweiß entspricht. Dies erhöht die Gefahr einer Allergie oder Unverträglichkeit. (101)

Wie schlank machen Schlankheitspillen?

»Das wirklich Schlanke an der Schlankheitspille ist das schlanke Versprechen schlank zu werden!«

Prinzipiell muss man zwischen den sogenannten »Lifestyle-Pillen« und den verschreibungspflichtigen Medikamenten unterscheiden.

Diese Medikamente können eine zusätzlich Ernährungs- oder Bewegungstherapie nicht ersetzen und sind für gesunde Menschen, die nur ein paar Kilo abnehmen wollen, absolut nicht geeignet! Zielgruppe dieser Medikamente sind krankhaft übergewichtige Menschen und die Einnahme sollte nur unter ärztlicher Beobachtung stattfinden.

Wirklich problematisch sind jedoch die Lifestyle-Pillen. Sie haben sehr häufig im Frühjahr Hochsaison, immer dann, wenn es darum geht für die Bikini-Figur ein paar Kilo zu verlieren. Auf dem Markt gibt es eine Vielzahl von unterschiedlichen Präparaten, die eine rasche Gewichtsreduktion versprechen.

Entwässerungsmittel, Abführmittel und Schlankheitstees bewirken lediglich einen sehr kurzfristigen Erfolg durch eine vermehrte Ausscheidung von Körperwasser. Die schnell verlorenen ersten vier bis fünf Kilo sind daher leider reine Illusion, da bis zu diesem Zeitpunkt noch kein Körperfett abgebaut wurde.

Daneben bestehen fettbindende und sättigungsfördernde Mittel sowie Mahlzeitenersatz-Pulver, Quellstoffe als Appetithemmer, Fatburner und Kohlenhydratblocker.

Laut Werbeslogans können Fettblocker Fett aus der Nahrung blocken und »helfen schlank zu werden«. Einige dieser Mittel führen zu Völlegefühl und Sie essen daher weniger. »Kohlenhydrat-Blocker« sollen helfen Kohlenhydrate im Essen (enthalten in Brot, Kartoffeln, Nudeln, Pizza, Chips, Süßigkeiten oder Hamburgern) zu blocken, damit wir nicht völlig darauf verzichten müssen. Eiweißpulver, ein Molkekonzentrat mit »Time-Released Effect«, lässt Muskeln schneller wachsen und hilft beim Abnehmen.

Unser Körper lässt sich nicht austricksen.

Diese und ähnlich verlockende Versprechen spielen mit der Unkenntnis und Leichtgläubigkeit der Konsumenten. Die logische Frage wäre: »Wie soll das Blocken von Kohlenhydraten funktionieren?« In Wirklichkeit bedient die Industrie nur unser archaisches

Bedürfnis nach Wundern, die ohne Anstrengung wahr werden sollen. Die unglaubliche Anzahl von Schlankheitsmitteln und steigende Nachfrage danach sind ein Beweis dafür.

Gesunde autonome Körperfunktionen wie die Gewichtsregulierung, die stammesgeschichtlich für unser Überleben eine fundamentale Bedeutung hat, lassen sich nicht einfach austricksen.

Wichtig ist zu erkennen, dass jedes Eingreifen in diese komplexen Regelkreise des Stoffwechsels auch andere komplexe Organfunktionen mit beeinflusst. Jede Wirkung bedingt auch eine Nebenwirkung.

Die Energie der Mitte – das Erde-Element

Würden wir Ihnen die Frage stellen: »Was ernährt uns wirklich?« – Woran denken Sie? Denken Sie an Begriffe wie Erntezeit, Getreide, Fruchtbarkeit, Wachstum, Pflanzen, an Wasser und sprudelnde Quellen, an Fische und andere Tiere? Woher kommt dieses Bild? Vielleicht denken Sie auch an schwere und feuchte Erde, an ihren speziellen Geruch nach einem Sommerregen?

Aber ist das alles, was uns ernährt?

Wir brauchen Stabilität, Boden unter den Füßen, Ausgewogenheit, Zuneigung und Verlässlichkeit, um selbst wachsen zu können und erwachsen zu werden. Dies alles vermittelt uns die Erde. Sie ist wie eine Mutter: Fürsorglich stellt sie ein großes Angebot bereit, um alle Lebewesen zu versorgen, denn sie kennt ihre Verantwortung. In ihrer Tiefe verbergen sich Metalle, die sie hervorbringt, in ihrem Kern brodelt Feuer, von dem sie abstammt, auf ihr wachsen Bäume (Holz-Element), die sie auslaugen können, auf ihr fließen Flüsse (Wasser-Element), denen sie Einhalt gebietet. So ist das Erde-Element mit allen anderen Elementen eng verbunden (Sheng-Zyklus der fünf Elemente).

Der Zyklus der Nahrungsaufnahme

Fasten, Diät und Energie

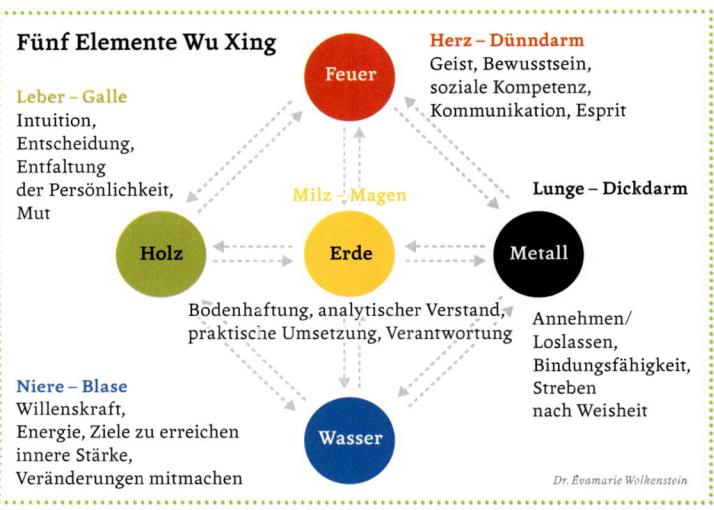

Die Erde im Zyklus der fünf Elemente

Dem Erde-Element sind die Organe Magen und Milz zugeordnet. Sie sind das perfekte Paar, wie Mutter und Vater, die uns Kinder ernähren. Auch sie sind, wie die Erde selbst, mit allen anderen Verdauungsorganen in Verbindung. Im Mund als »Eingangstor« beginnt mit dem Kauen die Verdauung. Über Rachen und Speiseröhre bahnt sich die Nahrung ihren Weg zum Magen. Dieser empfängt wie ein »Kochtopf« den Nahrungsbrei, den er in wertvolle und weniger wertvolle Anteile zerlegt. Die wertvollen Bestandteile erhält seine Yin-Partnerin Milz, die daraus reine Essenzen bildet und diese nach oben zu Lunge und Herz bringt. Das Herz bildet daraus Blut, die Lunge mischt sie mit ihrem Atem-Qi und sorgt für die Verteilung im Körper. So entstehen aus den Essenzen der Nahrung einerseits Blut und andererseits Nahrungs-Qi (Ying Qi 营气). Auch die Nieren senden ihr Qi zur Lunge, es ist das Ursprungs-Qi (Yuan Qi 原气), das wir als vitale Kraft der Nebennierenhormone verstehen können. Diese geballte Ladung an Kraft (Zhen Qi 真气)

Fasten, Diät und Energie

ist auch dafür verantwortlich, dass unsere Körperabwehr funktioniert (Wei Qi 卫气).

Kurz gesagt: Je weniger Essenz unsere Nahrung enthält, desto weniger Energie steht für den Körper zur Ausführung seiner Funktionen bereit. Der konfuzianische Vergleich des Körpers mit einem Staatengebilde leuchtet ein: Ist der Monarch Herz nicht in der Lage seine Minister und Untertanen (d. h. die anderen Organe) mit Blut zu versorgen und kann er auch die Streitmacht (Immunabwehr) nicht unterhalten, so bricht der Staat geschwächt zusammen.

> Im Kapitel 8 des Huang Di Nei Jing (2) heißt es: »Das Herz ist der Monarch des Körpers, er beherrscht den Geist, die Weltanschauung und das Denken. Die Lunge ist der Premierminister, sie reguliert die Energien des gesamten Körpers. Die Leber ist das kraftvollste Organ, sie ist wie ein General, kühn und reich an Ressourcen. Die Milz ist wie ein Offizier, der die Verantwortung für den Kornspeicher hat. Sie hat Verantwortung über die Verdauung, Aufnahme, Verteilung und Bewahrung der Essenzen der Nahrung.«
> Im Kapitel 11 wird über den Magen gesagt: »Der Magen ist das Meer des Wassers und die Quelle aller Yang-Organe (Hohlorgane). Die fünf Geschmäcker werden durch den Mund aufgenommen und von ihm gespeichert und danach verdaut. Die Milz nimmt sie anschließend entgegen und verteilt sie.«

So kommt letztlich die gesamte Energie für die Organe vom Magen. Magen und Milz bilden somit das Zentrum, die Mitte. Auch in unserem Körper liegen die Verdauungsorgane in der Mitte zwischen dem Kopf (Himmel) und den Füßen (Erde). Die Mitte bedeutet Menschsein, denn der Mensch ist die Mitte zwischen Himmel und Erde.

Die Muskulatur als Kraftquelle

Die Kraft, die aus der Nahrung kommt, wird in der Muskulatur gespeichert (Glykogen). Haben wir zu wenig Energie aus der Nahrung erhalten, sind unsere Muskeln schwach. Die Folge davon ist, dass wir uns nicht bewegen wollen. In unserem Praxisalltag hören wir oft Klagen verzweifelter Mütter über die Unsportlichkeit ihrer Kinder oder über die erschöpften Ehemänner, die abends gerade noch den Weg zum Sofa schaffen. Die Mutter als Erde-Element muss sich dann um die Versorgung kümmern und ist die Einzige in der Familie, die ständig in Bewegung ist. Vielleicht ist das der Grund, warum Frauen sich viel intensiver mit der Frage gesunder Ernährung auseinandersetzen, weil sie mit schwachen Muskeln nicht ihren vielseitigen Verpflichtungen nachkommen könnten?

Die Muskulatur unterstützt unser Skelett, das uns aufrecht hält. Ist sie zu schwach, beginnen Beschwerden im Bewegungsapparat, wir haben Mühe uns aufrecht zu halten. Auch hier möchten wir auf die Doppeldeutigkeit des Wortes hinweisen: Ein aufrechter oder aufrichtiger Mensch hat unser Vertrauen, wer also kann aufrichtig sein, wenn er sich nicht aufrecht halten kann?

Es ist also nicht verwunderlich, dass die chinesische Medizin absichtliches Hungern und Diäten als gesundheitsschädigend betrachtet.

In Österreich leiden 2,5 Millionen Frauen und 2 Millionen Männer im Alter von über 15 Jahren an zumindest einem chronischen gesundheitlichen Problem. An erster Stelle stehen Wirbelsäulenbeschwerden (2,3 Mio), an zweiter Stelle Bluthochdruck (Hypertonie) mit 1,3 Mio. Die dritte Stelle nehmen Allergien ein (1,1 Mio) und an vierter Stelle folgen chronische Angstzustände und Depression (480.000). (102)

Der Mund

Der Mund ist nicht nur eine Körperöffnung, sondern auch ein Organ der sinnlichen Wahrnehmung. Wohlschmeckende Nahrung ist ein wesentlicher Bestandteil unseres Appetits und dieser wiederum Ausdruck unseres Wohlbefindens. Auch das Metall-Element mit seinem Sinnesorgan Nase steuert mit dem Geruchsinn zur Freude am Essen bei. Verlockende Düfte können uns sofort verleiten, Lust auf Nahrung zu entwickeln. »Es läuft uns das Wasser im Mund zusammen«, der Speichelfluss als Initiator unseres Begehrens beginnt, wir wollen einfach mehr.

Probleme der Mundschleimhaut wie Entzündungen oder Zahnfleischbluten zeigen Störungen im Erde-Element auf. Auch übler Mundgeschmack zeigt eine gestörte Harmonie.

Die starke, funktionstüchtige Milz zeigt sich an der Form und Farbe der Lippen. Die in asiatischen Ländern als Schönheitssymbol gerühmten Kirschmünder bezeugen die Kraft der Milz, die Essenzen umzuwandeln, um daraus Blut zu bilden. Blut ist das Symbol

Die Lippen zeigen den Glanz der Erde.

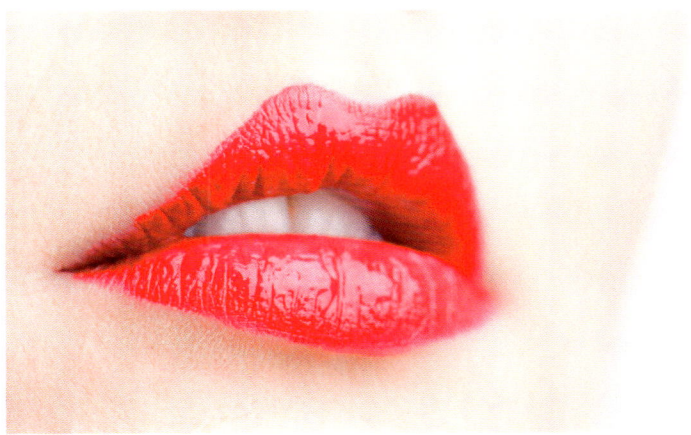

für die Fruchtbarkeit der Frau, sie hat keine Zyklusprobleme und kann jederzeit einen Fötus ernähren. Blasse Lippen verweisen auf Blutmangel, spröde trockene Lippen auf Magen-Hitze. So ist rein optisch rasch erkennbar, wo die Probleme einer Frau verborgen sein könnten, was wiederum ihre Wertigkeit in der Gesellschaft bestimmt. Um diese zu verschleiern, hilft die Kosmetik nach. Was also vordergründig nur nach optischer Korrektur aussieht, entpuppt sich als Statement über die Funktionstüchtigkeit einzelner Organe und der Person als Ganzheit.

Auch für Männer gilt diese Freude an Verschleierung der Tatsachen. Ich war zugegeben jahrelang ziemlich beeindruckt, dass sichtlich alte Männer in Asien kaum graue Haare haben. Das Kopfhaar lässt Rückschlüsse auf das Nieren-Qi zu, verweist bei Männern also auch auf ihre Potenz. Ergraute Haare sind ein öffentliches »outing« für Potenzprobleme, daher färben asiatische Männer häufig ihre Haare.

Der Mund: Verbindung zwischen Körper und Außenwelt

Der Mund ist aber noch in einer anderen Hinsicht von Bedeutung. Er stellt als Sinnesorgan Kontakt zur Umwelt her. Als Säugling »begreifen« wir unsere Welt über den Mund. Der Geruchssinn und der Geschmack, den unsere Lippen empfinden, lassen uns Vertrautes von Unvertrautem unterscheiden. Beginnt der Säugling zu schreien, wird er rasch von seiner Mutter ernährt. Dieses Verhalten schafft Vertrauen, baut die Mutter-Kind-Beziehung auf und prägt unsere ersten Erfahrungen von der Welt. Indem wir alles in den Mund stecken, beginnen wir auch unsere Umwelt zu entdecken, also das Ich vom Nicht-Ich zu unterscheiden. Kommt es in dieser Phase der Entwicklung zu Störungen dieses Grundvertrauens, geschützt und umsorgt zu sein, entwickelt sich ein sehnsüchtiges Verlangen, dieses wieder herzustellen. Der Mund wird zum offenen Schlund nie gestillter Bedürfnisse, er ist der Beginn der Entwicklung von Essstörungen und neurotischem Verhalten.

Die Psyche des Erde-Elements

Eine intakte Mutter-Kind Beziehung bildet die Voraussetzung für unser Selbstvertrauen. Die »Mutter« Erde sorgt dafür, dass alle ihr anvertrauten Lebewesen erhalten, was sie zum Leben brauchen. So unterstützt können wir unsere Identität entwickeln, indem wir Schritt für Schritt unser Begreifen vernetzen, unsere Erfahrung in unser Denken integrieren und somit Erkenntnis erlangen. Wenn wir unser Wissen »erden«, sind wir in der Lage dieses auch in unserem Leben anzuwenden. Das Erde-Element hat als Kind des Feuer-Elements die Aufgabe, den »Esprit« des Herzens auf den Boden zu bringen. Denn Wissen nur um des Wissens Willen ist sinnlos.

In den Analekten des Konfuzius heißt es: »In früheren Zeiten lernten die Menschen, um sich selbst zu verbessern, heute nur noch zur Show.« (14.24)

Ideen, die wir uns »einverleibt« haben, Probleme, die wir »verdauen« müssen oder die uns »im Magen liegen«, stellen auch ohne Hintergrundwissen der TCM den Bezug zum Verdauungstrakt her. Erkenntnis ist abhängig von der Kraft des Erde-Elements.

Verlieren wir den Bezug zur Erde, so sind wir – auch in der Sprache – »abgehoben«. Möglicherweise nehmen wir uns dann zu wichtig, verlieren die Perspektive und den Bezug zu unserer Identität.

Der Mund hilft uns im Säuglingsalter unsere Umwelt durch Erfühlen zu verstehen. Wir werden einfühlsam und mitfühlend. Wie eine Mutter, die das Brüllen ihres Säuglings zu deuten versteht, da sie einfühlsam ist, hilft uns das intakte Erde-Element in uns, Probleme anderer zu erkennen und zu verstehen, empathisch zu sein. Nur so sind wir in der Lage mit unseren Mitmenschen zu kommunizieren, was die Basis eines harmonischen Zusammenlebens bildet. Ist unsere Mitte nicht in Harmonie, wirkt sich das in gestörten Kommunikationsmustern aus. Wie der brüllende

Der Mund und sein Zugang zu Emotionen

Säugling beharren wir auf unserer Position, wollen den Standpunkt der anderen nicht wahrnehmen, bis wir unser Bedürfnis durchgesetzt haben. Ist unsere Mitte zu schwach, neigen wir zu übertriebener Fürsorglichkeit. Das Bild der überfürsorglichen Mutter, die ihr Kind nicht loslassen will und zwischen Fürsorge und Aufdringlichkeit nicht unterscheiden kann, ist ein häufig beobachtetes Muster in unserem Praxisalltag. Dieses Kind muss dabei aber nicht immer als leibliches Kind vorhanden sein, sondern es kann ebenso als Bild für unterschiedliche Lebensthemen stehen.

Fallbeispiel

Eine Patientin Anfang 50 kommt mit Schlafstörungen in die Praxis. Sie erzählt, dass sie trotz Müdigkeit oft stundenlang nicht einschlafen kann. Dieses Problem hat sich in den letzten Monaten allmählich entwickelt und macht sie »müde, abgeschlagen und depressiv«, wie sie es selbst ausdrückt. Dadurch ist natürlich auch ihre Arbeitsleistung beeinträchtigt, was sie zusätzlich bekümmert, denn sie hat grundsätzlich viel Freude an ihrem Beruf. Auf meine Frage, ob sie sich erklären kann, warum sich diese Schlafstörung entwickelt haben könnte, bricht sie in Tränen aus. Sie erzählt, dass sie in einer großen gemeinnützigen Organisation arbeitet, wo sie in den letzten Jahren ein Projekt entwickelt (geboren) und betreut (aufgezogen) hat, das im Zuge der Wirtschaftskrise wegen Geldmangels wegrationalisiert werden musste. Geblieben sei eine verkleinerte, sogenannte »abgespeckte« Version, die nun von einer anderen Abteilung betreut wird (Kindsraub). Für sie sei diese Vorgangsweise »ein Schock gewesen«, wie sie sagt, die Frustration darüber »schluckt sie in sich hinein«. Überhaupt sei es typisch für sie, dass sie Probleme »in sich hineinfrisst«. Als Folge davon lassen sie die Gedanken darum nicht los, sie grübelt und überlegt. Dieses Grübeln kann sie dann besonders abends nicht abstellen, daher liegt sie stundenlang wach. Sie macht sich einerseits Sorgen um die Qualität ihres Projekts, die sie so nicht mehr gewährleistet sieht, andererseits darum, dass die neu betraute Abteilung nicht hinreichend damit vertraut ist. Und wenn sie mit all diesen Gedanken und Sorgen fertig ist, fängt sie von vorne wieder an. Wie bei einem Wiederkäuer kommt die Thematik immer wieder hoch, die schwache Milz ist nicht in der Lage das Problem zu transformieren und aus dem System zu bringen. Es bleibt unverdaut im Magen liegen und stört den gesunden Schlaf, ähnlich wie ein zu üppiges Abendessen. Mein therapeutischer Ansatz heißt also nicht mich um den Schlaf der Patientin, sondern mich um ihre Milz zu kümmern, damit sie die Sorgen verarbeiten kann, der ungestörte Schlaf kommt dann von alleine.

Wie kommt es zu einer schwachen Milz?
Grundsätzlich werden wir mit einer natürlichen Schwäche des Verdauungsapparats geboren. Die Muttermilch dient monatelang als Nahrung und baut dabei die Kräfte des Magen-Darm-Trakts erst auf, der Dickdarm erhält von der Muttermilch die nötigen Darmbakterien. Ab einem halben Jahr können wir langsam beginnen uns an andere Nahrung zu gewöhnen, weil wir sie verdauen können. Kartoffeln, Karotten und Getreidebrei beginnen unsere Mitte zu stärken. Nach Vollendung des ersten Lebensjahres haben wir uns zum Allesesser entwickelt. Alle Nahrungsmittel, die die Milz kräftigen, enthalten eine natürliche Süße, die wir brauchen, um unsere Muskulatur aufzubauen, unser Gehirn mit Energie zu versorgen und ausreichend Qi für alle Körperfunktionen bereitzuhalten (siehe Kohlenhydrate).

Unregelmäßige und üppige Ernährung, zu viele kalte Speisen und Getränke, Milchprodukte, übermäßige Rohkost und zu viel an Süßigkeiten schwächen die Milz. So betrachtet ist Cola mit viel Eis ein »Milzgift«, aber auch heiße Schokolade oder Trinkkakao sind von Nachteil. Die Milz kann ihrer Aufgabe der Umwandlung nicht nachkommen. Sie hat nicht die Kraft die Nahrungsessenzen nach oben zu Lunge und Herz zu senden und versackt in einem Sumpf an unverarbeitetem Nahrungsbrei. Die Chinesen nennen das Feuchtigkeit (Shi) und Schleim (Tan). Die Griechen nannten es Humor und Phlegma. Diese Ansammlung von Feuchtigkeit verlangsamt den Stoffwechsel, der Phlegmatiker ist per definitionem ein schwerfälliger, langsamer Mensch. »Humorvoll« zu sein war in der griechisch-römischen Antike ein Attribut für ausgeglichene Menschen, da die Verdauungssäfte, so sie in der richtigen Verteilung im Körper sind, einen zufriedenen und in sich harmonischen Menschen ausmachen. Funktioniert also unsere Verdauung, so können wir auch lachen – der Humor ist hier Ergebnis einer starken Milz.

> Eine starke Milz macht uns zu ausgeglichenen Menschen.

Das optische Problem der schwachen Milz ist, dass sich diese Feuchtigkeit im Bindegewebe verteilt und dort zu unliebsamen Rundungen beiträgt. Bindegewebsschwäche, Neigung zu Venenschwäche (Varikositas), Hämorrhoiden und Übergewicht sind die Folgen. Die verzweifelte geschwächte Milz versucht sich Energie zu verschaffen, indem sie einen ständigen Wunsch nach Süßem signalisiert, dem Geschmack des Erde-Elements.

Entspannungstipp: Koreanische Handakupressur
Massieren Sie täglich Ihre Handflächen, um eine bessere Durchblutung Ihrer Organe zu gewährleisten – damit sie optimal funktionieren. (103a)

Fasten, Diät und Energie

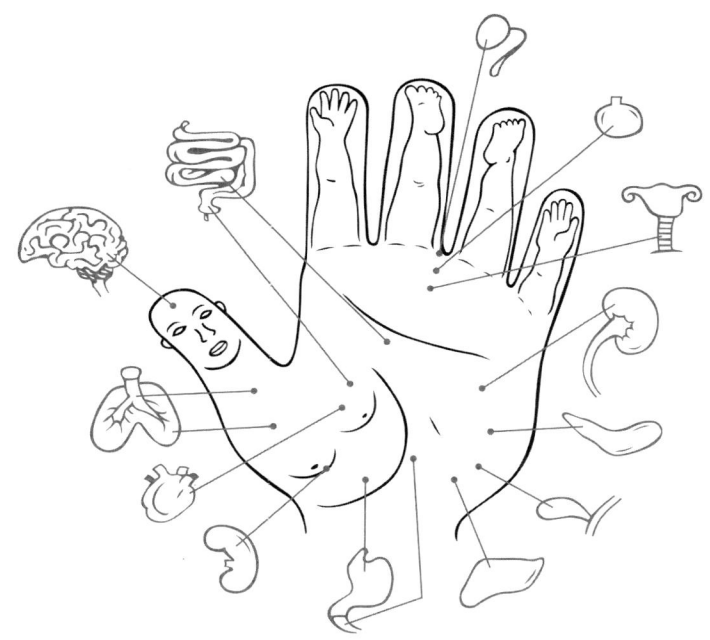

Koreanische Handakupunktur

Maria Theresia, von ihrem Volk als Landesmutter verehrt, verkörpert auf beeindruckende Weise das Bild der Milz. Sie war Mutter von 16 Kindern, elf davon haben die Kindheit überlebt. Sie hat ihre gesamte Regentschaft im Sinne des mütterlich versorgenden Prinzips gesehen.

Die Diagnosen zu ihrem Tod hießen: Wassersucht, Katarrh, »Brand«. Die Adipositas per magna (Fettsucht) wurde höflichkeitshalber weggelassen. Maria Theresia war eine Freundin reichlicher, manchmal geradezu üppiger Mahlzeiten und nahm ihre Speisen hastig zu sich. Den Warnungen ihres Leibarztes van Swieten, wie gesundheitsschädlich diese Art zu essen sei, schenkte sie kaum Beachtung. Heimlich ließ sie sich von ihren Dienstboten den heiß

> Aus dem ärztlichen Protokoll am Sterbetag Maria Theresias am 29. November 1780: Nebst vielen Beschwerden, wie geschwollenen Beinen, man erwartet täglich deren Aufbrechen, glaubt man die reißenden Fortschritte einer längst begonnenen Brustwassersucht zu erkennen, welche der Monarchin schon seit vieler Zeit das Treppensteigen, Atemholen und so weiter beschwerlich macht.

geliebten Trinkkakao nachts an ihr Bett bringen. An einer festlichen Tafel wurde es dem Medicus zu bunt, er ließ von einem Lakaien einen Kübel bringen, warf von allen Speisen eine Portion hinein, goss Bier, Wein, Kaffee und Likör darüber und präsentierte dieses unappetitliche Gemisch der genüsslich tafelnden Monarchin mit den Worten: »So, Majestät, sieht es jetzt in Ihrem Magen aus, gesegnete Mahlzeit«. »Die Herrscherin«, so wird überliefert, »hat sich von Stund an bei Speis und Trank sehr moderieret«.

Aber auch Denken und Lernen schwächt die Milz, das Gehirn verlangt nach Glukose. Unser Studentenfutter aus Nüssen und getrockneten Früchten führt die gewünschte Energie zu. Naschereien wie Schokolade und Kekse bringen in diesem Fall nicht die nötige Energie.

Essen kompensiert den Wunsch nach Harmonie.

Wenn sich niemand um uns kümmert, uns nicht versorgt und nicht um uns besorgt ist, verkümmert unsere Seele, wir verlieren unser Selbstvertrauen, die Basis unserer Stabilität. Wir suchen Ersatz und finden ihn über den Mund. »Kummerfresser« und Magersüchtige sind die beiden Extremfolgen. Beide kompensieren den Wunsch nach einer harmonischen Beziehung zur Umwelt (Mutter – Kind), den Verlust an Vertrauen und die daraus resultierenden Selbstzweifel, indem sie sich mit Essen belohnen oder mit Hungern bestrafen. Gesellt sich zu diesem Verlust an Selbstvertrauen noch die sprichwörtliche »Wut im Bauch«, so dominiert das Holz-Element über das Erde-Element. Die Folge davon kann sich in maßlosem Essverhalten mit anschließendem Erbrechen zeigen (Bulimie).

Essen und Gefühle

Wie alle Säugetiere verfügen wir über ein Belohnungszentrum im Gehirn. Ein emotional gesteuertes »Verstärkersystem« reagiert dabei mit erhöhter Ausschüttung des Neurotransmitters Dopamin, was zu einem Gefühl der Freude führt. Diese Freude ist umso größer, je mehr sie die Erwartung übersteigt. Vorfreude ist ja bekanntlich die reinste Freude. Dieses dopamingesteuerte Verstärkersystem in einer Gehirnregion (mesolimbisches System) hat Verbindung zu jenen Anteilen im Gehirn (Hypothalamus), die das Körpergewicht regulieren. Ernährungsgewohnheiten werden somit auch von sozialen Einflüssen wie erlernten Verhaltensweisen gesteuert. Das Gleichgewicht von Nahrungszufuhr und Fettgewebsmenge wird gestört und verstellt damit den Sollwert des Körpergewichts. Über- bzw. Untergewicht ist die Folge. Suchterzeugende Substanzen wie Alkohol und Nikotin greifen ebenso auf unterschiedliche Weise in das mesolimbische Verstärkersystem ein.

In jedem Fall, so die Meinung der antiken östlichen wie der westlichen Medizin, bildet unser Verdauungssystem die Basis für ein harmonisches Leben. Ein gesunder Appetit, genussvolles Essen und die nötige Ruhe sind Ausdruck für Lebensfreude und innere Harmonie. Selbstbeschränkungen durch Diäten sowie einseitige Ernährung führen auf lange Sicht zu gesundheitlichen und emotionalen Problemen. Kein Wunder also, dass in der TCM Diäten als gezielte Schwächung der Mitte verpönt sind.

Diäten schwächen die Mitte.

Kapitel VI

Schönheit – Ergebnis der Lebensgestaltung

> *Der Urgrund alles Schönen besteht in einem gewissen Einklang der Gegensätze.*
> THOMAS VON AQUIN

Seit der Antike beschäftigen sich Philosophen mit der Definition des Schönheitsbegriffs. So schreibt beispielsweise Platon, dass das Schöne in allem enthalten ist – durch die Präsenz der Idee des Schönen in jedem Ding. Schon damals war klar, dass die Wirkung der Schönheit auf den Menschen ein angenehmes Gefühl vermittelt. Platon formuliert es mit den Worten »die Seele eines Menschen ist dem Schönen zugeneigt«. Im alten China wurde Schönheit als Privileg angesehen, das von den Göttern nur auserwählten Menschen gewährt wurde. Diese Verbindung zwischen Schönheit und der ethischen Kategorie des guten Menschen ist seit dem Mittelalter auch in unserem Kulturkreis üblich.

Der schöne Mensch ist also im Besitz positiver Charaktereigenschaften wie der Wahrheit, des guten Handelns und der edlen Gesinnung.

In jüngster Zeit ist Schönheit weniger ein philosophisches Thema, sondern wird vielmehr zur Grundlage wissenschaftlicher Forschung. Evolutionsbiologen und -psychologen sowie Attraktivitätsforscher suchen heute nach Merkmalen, die von uns als schön empfunden werden, und versuchen sie zu interpretieren. Da Attraktivitätsforschung noch eher am Anfang steht, gibt es erst wenige wissenschaftlich gesicherte Erkenntnisse. Eines steht jedoch fest: gutes Aussehen ist ein biologisches Signal. In der sogenannten »Gute-Gene-Hypothese« steht Schönheit für Partnerqualität, Fruchtbarkeit und Gesundheit. Interessant an dieser Hypothese ist, dass die Signale, die ein Mensch ausstrahlt, von uns unbewusst kategorisiert werden, ohne dass wir uns dabei an den aktuellen Mainstream der Schönheitsindustrie halten.

An erster Stelle jener Signale, die von uns bewertet werden – und dies ist interessanterweise in allen Kulturen gleich – steht die Haut, gefolgt von der Symmetrie des Gesichts, Körperhaltung und (bei Männern) Körpergröße, Körpergeruch an vierter sowie

Körpersprache an fünfter Stelle. Obwohl wir unser ästhetisches Empfinden auch von der Schönheitsindustrie beeinflussen lassen, entscheiden wir letztendlich nach unserer eigenen Vorstellung von Schönheit.

Unsere Haut: Spiegel und Schutzschild

Eine glatte, zarte und reine Haut wird als Symbol für Gesundheit, Reinheit und Jugendlichkeit gesehen.

Die Haut gehört mit ca. 1,5–2 m² zu unseren größten Organen. Sie besteht aus drei Schichten, der nur 0,05 mm dünnen Oberhaut (Epidermis), der Lederhaut (Cutis) und der Unterhaut (Subcutis). Ihre wichtigsten Aufgaben sind der Schutz vor der Außenwelt (etwa vor Strahlen oder Krankheitserregern), die Wärmeregulation, die Ausscheidung von Abbauprodukten des Stoffwechsels, aber auch die Sinneswahrnehmung. Überdies speichert die Haut Wasser und Nährstoffe.

Unsere Haut ist demnach ein sehr komplexes Organ, das in Aufbau und Funktion der Darmschleimhaut sehr ähnlich ist. Beide besitzen Poren, die sowohl das Eindringen von Schadstoffen verhindern als auch Abbauprodukte des Stoffwechsels entfernen sollen. Haut und Darm kommunizieren ständig miteinander. Diese Innen-Außen-Beziehung entspricht wiederum dem Yin-Yang-Verhältnis in der TCM. Ein typisches Beispiel dafür sind Hautausschläge und Pickel nach Ernährungsfehlern oder Darminfekten.

Wenn wir uns also mit der Schönheit unserer Haut beschäftigen, erhalten wir über sie viele wichtige Informationen über die vitalen Funktionen und die emotionalen Zustände des Körpers. So ist die Hautfarbe ein Hinweis auf die Durchblutung, die Kreislauffunktion, aber auch auf Emotionen, wie z. B. Scham oder Ärger. So ist

Die Haut liefert wichtige Informationen über den Zustand unseres Körpers.

eine blasse Haut nicht nur Schönheitsideal, sondern auch Warnsignal: sie kann Schock- und Angstzustände oder auch Erschöpfung anzeigen. Schweißperlen müssen kein Anzeichen von Hitze sein, sondern signalisieren häufig Nervosität. Auch Juckreiz tritt nicht nur bei Allergien auf, sondern kann eine Reaktion auf extreme Erregungszustände sein.

Die Haut als Schutzschild

Wie schon in Kapitel II erwähnt, wird die Haut in der TCM dem Metall-Element zugeordnet. Sie steht damit in enger Verbindung zu den Organen Lunge und Dickdarm. Auch in der TCM hat die Haut die gleichen Funktionen wie oben erwähnt. Die Barrierefunktion der Haut als Abgrenzung zur Umwelt steht dabei im Vordergrund. Damit ist gemeint, dass eine intakte Haut das Eindringen von Krankheitserregern verhindern kann. Dabei ist sie vom Qi der Lunge abhängig. Dies ist der Grund, warum das Arbeiten mit dem Qi (Qigong) in der chinesischen Medizin einen so hohen Stellenwert hat. Ein kräftiges Lungen-Qi kontrolliert das Öffnen und Schließen der Poren und kann somit, ähnlich wie ein gut funktionierendes Heer, Eindringlinge abwehren. Dieses Bild erklärt auch die Zuordnung zum Element Metall, das zu Schwertern geschmiedet oder als Schutzschild verwendet werden kann. In diesem Sinn ist die Lunge die Streitmacht, also die Immunabwehr, und die Haut ihr Schutzschild.

Auf emotionaler Ebene entscheidet die Lunge, wofür wir durchlässig sind, ob uns »etwas unter die Haut geht« und wie gut wir uns abgrenzen können (die sprichwörtliche Elefantenhaut). Die Haut als Organ der sinnlichen Wahrnehmung reagiert mit ihrem Tastsinn sensibel auf jede Berührung. Ob wir uns berühren lassen oder gerührt sind, ist ebenfalls von unserem Lungen-Qi abhängig. Eine der intensivsten Formen des Berührtseins ist die Trauer, die das Metall-Element zum Schmelzen bringt. Auch die moderne Wissenschaft der Neuropsychoimmunologie konnte in

Schönheit – Ergebnis der Lebensgestaltung

vielen Studien nachweisen, dass Trauer das Immunsystem negativ beeinflusst.

Wie können wir unser Lungen-Qi pflegen? – Beispiel Meridian-Stretching

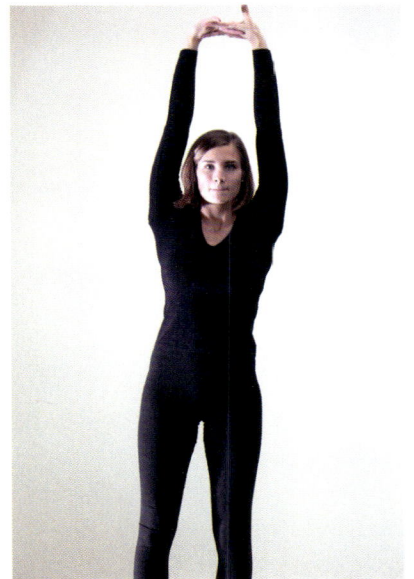

Dickdarm

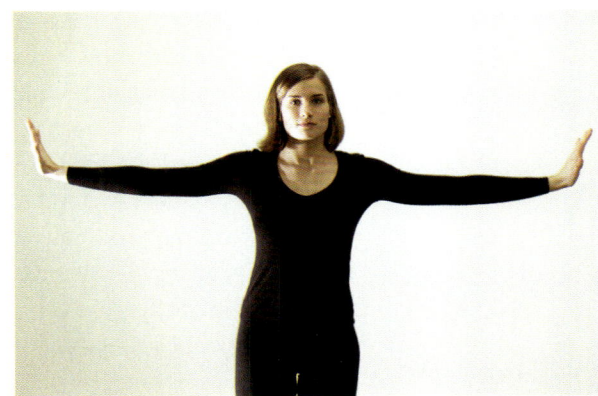

Lunge

Eine gesunde Haut ist auch von der Qualität unserer Nahrungsmittel abhängig. Alles, was wir essen, wird im Darm gefiltert und die brauchbaren Stoffe werden an das Blut weitergegeben. Dieses hat die Aufgabe, alle Organe und somit auch unsere Haut zu ernähren. Essen wir zu viel Junk Food, ist unser Darm mit der Filterfunktion überfordert, zu viele schädigende Stoffwechselprodukte gelangen ins Blut und die Haut versucht sie auszuscheiden. Diese Entgiftungsfunktion hinterlässt häufig Spuren: Trockene, schuppige, eventuell auch gerötete Hautareale, Akne oder Quaddeln werden sichtbar.

Häufig beschreiben unsere Patientinnen und Patienten ihre Haut als hässlich und unrein und empfinden sich dann in ihrem gesamten Erscheinungsbild als unrein oder »mit sich nicht im Reinen«. Neben diesem optischen Problem beklagen sie auch einen unangenehmen Körpergeruch (ranzig, säuerlich). Sie greifen zu kosmetischen Produkten, die vorübergehend eine Linderung bewirken, das Grundproblem aber nicht lösen. Im Wissen, dass die Haut nur das äußere Abbild innerer Prozesse darstellt, sprechen wir wiederum das Thema Ernährung an.

Die dramatische Zunahme der Fettleibigkeit in den USA (in den letzten 10 Jahren haben Amerikaner insgesamt um eine halbe Milliarde Kilogramm zugenommen) hat zu einer Vielzahl von Studien geführt, die den Einfluss von Zucker und minderwertigen Fetten auf den Stoffwechsel und unsere Psyche untersuchen. Dabei zeigt sich, dass diese besonders am Metabolischen Syndrom (siehe Kapitel IV) und der Erhöhung von Entzündungsparametern im Blut verantwortlich sind. Bekommt der Körper vorwiegend zucker- und fetthaltige Nahrungsmittel wie Pizza, Burger, Schokolade oder andere Süßigkeiten zugeführt, so ist er gezwungen für den Energiehaushalt auch diese Stoffe aufzunehmen. Um das innere Gleichgewicht wiederherzustellen, müssen sowohl die Haut als auch der Darm in ihren Ausscheidungsfunktionen diese minderwertigen Substanzen wieder entfernen. Das entsprechende optische Bild nennen wir Hautunreinheiten.

Diese unreine Haut ist psychisch belastend, gleichzeitig beeinträchtigt Junk Food aber auch die Psyche. Antriebslosigkeit und Konzentrationsmangel bis hin zu Depressionsneigung sind die Folge. Um sich zu trösten, wird wieder zu Schokolade oder Junk Food gegriffen. Ein Teufelskreis!

Fast-food and commercial baked goods consumption and the risk of depression. Diese Studie an 8964 Spanierinnen und Spaniern konnte einen nachteiligen Effekt von Fast Food und Backwaren auf das Depressionsrisiko zeigen.

Schönheitsthema Bindegewebe

Wer wünscht sich nicht ein straffes Bindegewebe? Die Schönheitsindustrie wirbt mit unzähligen Produkten, die versprechen diesen Wunsch zu erfüllen. Doch was bedeutet ein straffes Bindegewebe überhaupt?

Das Bindegewebe besteht aus einer Vielzahl an Geweben, die, wie der Name schon sagt, Organe und Körperzellen miteinander verbinden, zusammenhalten und schützen. Es dient auch als Wasserspeicher und als Aufenthaltsort für Abwehrzellen des Immunsystems. Auch das Fettgewebe ist als Sonderform des Bindegewebes anzusehen. Mikroskopisch betrachtet handelt es sich um eine netzartige Struktur, in deren Zwischenräumen sich Zwischenzellflüssigkeit (Interzellularsubstanz oder intrazelluläre Matrix) befindet. Sie ist reich an Elektrolyten (Mineralstoffen), die für den Informationsaustausch zwischen den Zellen notwendig sind. Dieses Netzwerk wird lockeres Bindegewebe genannt und braucht für den Informationsaustausch viel Flexibilität, es muss schwingen können. Daher enthält es wenig kollagene Fasern, dafür aber viel Körperflüssigkeit.

Dem gegenüber steht das straffe Bindegewebe, das reichlich kollagene Fasern enthält und Grundbaustein für Sehnen, Bänder, Gelenkskapseln usw. ist.

Nun stellen Sie sich vor, Sie hätten das straffe Bindegewebe der Achillessehne im Gesicht. Lachen wäre nur unter großer Anstrengung möglich. Wenn wir uns also über unsere Besenreiser, Krampfadern (Varizen), Cellulite und die Neigung zu blauen Flecken (Hämatomen) beklagen, sprechen wir über den Zustand der intrazellulären Matrix, dem Gerüst des Bindegewebes. Eine Verbesserung der Qualität im Sinne der Halte- und Stützfunktion lässt sich nur über die Stärkung der Interzellularsubstanz und des Fettgewebes unter der Haut (subkutanes Fettgewebe) erzielen.

Bindegewebe stärken durch passende Ernährung und Bewegung

Wie kann ich mein Bindegewebe stärken? Nicht die teuerste Creme kann auch nur annähernd den Erfolg bringen, den Sie durch richtige Ernährung in Kombination mit Bewegung erhalten. Aus unserer Erfahrung in der Praxis ist uns durchaus bewusst, dass dieser Satz nicht gerne gehört wird. Viel lieber würden wir ohne Anstrengung mit teuren Kosmetika denselben Effekt erzielen. Doch wissen wir, dass diese Schönheitspflege alleine keine nachhaltige Wirkung haben kann. Hiermit wollen wir Sie zu einem Umdenken ermutigen.

Die TCM liefert über das Verständnis des Erde-Elements (siehe Kapitel II) und das Zusammenspiel von Yin und Yang (Kapitel I) eine leicht umsetzbare Anleitung. Die Feuchtigkeit, die wir in unserer Interzellularsubstanz speichern, kommt aus unserer Ernährung. Normalerweise ist unser Körper in der Lage den Flüssigkeitshaushalt zu regulieren. Ein Teil der Flüssigkeit wird im Körper gespeichert, was er nicht benötigt, scheidet er aus. Nehmen wir mit der Nahrung zu viel an Feuchtigkeit auf, ist der Körper überfordert, er kommt aus dem Gleichgewicht. Die chinesische Medizin verwendet dafür ein anschauliches Bild: wenn zu viel Regen auf die Erde fällt, ist diese ab einer gewissen Menge nicht mehr in der Lage, das Regenwasser aufzunehmen. Es bilden sich Regenpfützen, die Erde selbst ist »matschig« und schwer. So in etwa fühlt sich auch unser Gewebe an, wenn es zu viel Feuchtigkeit enthält: schwer, feucht, müde. Die Fülle an Feuchtigkeit wird aber auch optisch sichtbar. So lagert sie sich gerne in der unteren Körperregion an, z. B. in Form von Schwellungen im Bereich der Innenseite des Knies und der Knöchel. Im Sinne der fünf Wandlungsphasen versucht die Erde die »Regenpfützen« an ihr Kind Metall zu entsorgen. Die Lunge soll diese Feuchtigkeit über die Atmung oder die Haut (Schweiß) entfernen. Gelingt ihr das nicht, sammelt sich überschüssige Feuchtigkeit in der Gesichtsregion, z. B. in Form von Tränensäcken, an.

Wie kann man die Anstauung von Feuchtigkeit vermeiden?
Besonders mit der Kombination von feuchten und kalten Nahrungsmitteln sollte man in der kalten Jahreszeit vorsichtig sein. Dazu gehören übermäßiger Zuckerkonsum, Milchprodukte, weißes Mehl, Rohkost (Salate, Obst) und tiefgefrorene Speisen. Typischerweise gehören Kekse, Früchtejogurt, Milchshakes, Pudding und Kakao zu den Lieblings-Konsumartikeln für zwischendurch.

Achten Sie darauf, Ihr Erde-Element zu wärmen (siehe Kapitel VII). Regelmäßige Bewegung wärmt und aktiviert den Stoffwechsel, regt den Energiefluss an und hilft damit die angestaute Feuchtigkeit loszuwerden. Aus Studien wissen wir, dass bereits ein täglicher Spaziergang von einer halben Stunde den Stresspegel und damit die Cortisolausschüttung reduziert. Das entlastet die Leber in ihrer Entgiftungsfunktion deutlich und wirkt der durch Cortisol angeregten Fettbildung entgegen.

Was kann unser Fettgewebe?

Wenn wir uns soeben mit der Gesunderhaltung unseres Bindegewebes befasst haben, so dürfen wir das Unterhautfettgewebe (subkutanes Fettgewebe) nicht vergessen. Gerade im Sinne der Schönheit ist es ein unerlässliches Füllmaterial für eine glatte Haut. Radikale Diäten greifen besonders rasch genau an jenen Stellen des Gesichts an, die uns ein gesundes und strahlendes Aussehen bereiten. Als Konsequenz lassen sich manche Menschen genau an diesen Stellen mit Eigenfett unterspritzen.

Fettgewebe und Leptin

Fett ist also nicht nur totes, hässliches Gewebe. Ganz im Gegenteil, Fett ist äußerst stoffwechselaktiv und lebendig, und es erfüllt eine ganze Reihe von wichtigen Aufgaben, die unserer Gesundheit, aber auch unserer Schönheit dienen. Nur die Dosis entscheidet auch hier wieder über Gesundheit und Krankheit. In Kapitel II haben wir schon ausführlich die wichtigsten Aufgaben unseres Fettgewebes beschrieben. In ihrer Funktion als wichtigster Energielieferant produzieren Fettzellen auch Hormone, die unsere Energieaufnahme und -abgabe ständig kontrollieren. Sie stehen mit unserem Gehirn, unseren Organen und Keimdrüsen in ständiger Verbindung und können damit über bestimmte Signale unseren Körper laufend über die bereits vorhandenen Energiereserven informieren. Das bedeutet also, Hunger und Sättigung finden nicht zufällig statt, sondern werden unter anderem von ganz bestimmten Hormonen gesteuert. Eines der wichtigsten ist das Leptin. (siehe auch Kapitel V) Der Name Leptin leitet sich von dem griechischen Wort »*lepros*« ab und bedeutet dünn. Es wird hauptsächlich in den Fettzellen, den Adipozyten, gebildet, in ganz geringen Mengen aber auch in der Plazenta, der Magenschleimhaut, im Brustdrüsengewebe, dem Knochenmark, Hypothalamus und Hirnanhangdrüse. Leptin hat eine appetithemmende Wirkung, das heißt, es sendet dem Gehirn die Botschaft, dem Körper nicht mehr Nahrung zuzuführen, als er verbrennen kann. Vor mehr als 10 Jahren waren Wissenschaftler überzeugt, übergewichtige Menschen mit einer regelmäßigen Dosis von Leptin erfolgreich behandeln zu können. Man musste aber bedauerlicherweise feststellen, dass gerade adipöse Personen resistent gegen Leptin sind. Paradoxerweise haben sie sogar oft einen sehr hohen Spiegel dieses Hormons im Blut und sind trotzdem hungrig. Mit anderen Worten, das Gehirn und die Fettzellen wehren sich praktisch gegen zu lang andauernde

Fett reguliert Hunger und Sättigung

Leptinsignale, indem sie ihre Tore dafür einfach schließen. Sämtliche Mechanismen, überschüssiges Fett zu eliminieren, sind damit deaktiviert. Der Wirkungsmechanismus von Leptin ist auch eng mit der Insulinfunktion verknüpft. Erhöht sich der Insulinspiegel, steigt auch die Leptinkonzentration an und umgekehrt. Insulinresistenz und Leptinresistenz treten sehr häufig im Doppelpack auf.

Leptin sorgt auch für eine ständige Kommunikation zwischen Fettgewebe und Geschlechtsfunktion. Da sowohl der Menstruationszyklus als auch eine Schwangerschaft viel Energie benötigen, überprüfen die Ovarien (Eierstöcke) permanent, ob ausreichend Fett im Körper vorhanden ist. Bei Fettmangel wird die Hormonproduktion in den Ovarien gedrosselt und kann das Ausbleiben der Menstruation verursachen. Junge Sportlerinnen zum Beispiel, die oft zu einer drastischen Gewichtsreduktion gezwungen sind, kennen dieses Problem zur Genüge. Ein anderes typisches Beispiel ist die Anorexie (Magersucht). Bei anorektischen Frauen bleibt die Regelblutung oft aus. Auch bei jungen Mädchen in der Pubertät setzt die Regelblutung erst dann ein, wenn der Körper einen bestimmten kritischen Fettgehalt gespeichert hat. So stellt die Natur sicher, dass eine Schwangerschaft nur möglich ist, wenn die werdende Mutter genügend Energiereserven aufgebaut hat. Auch ein gesunder Wachstumsprozess im Kindesalter ist auf ausreichende Fettreserven angewiesen.

Leptin steht auch in einem engen Zusammenhang mit dem Immunsystem. Immunologische Prozesse in unserem Körper sind ebenfalls sehr energieaufwendig. Sind die Fettspeicher fast leer und ist somit nur wenig Leptin im Blut, dann steigt auch unsere Infektanfälligkeit an. Wir kennen dieses Phänomen vom sogenannten »Burn-out«, das durch langanhaltenden Stress verursacht wird. Der Körper ist nicht mehr in der Lage Energie zu mobilisieren, weil

Leere Fettspeicher erhöhen die Infektanfälligkeit

die gesamten Vorräte bereits verbrannt sind. Fettgewebe als wichtiger Energieträger ist also die Voraussetzung für unser Leben.

So symbolisiert in manchen Kulturvölkern eine Fettansammlung im Gesäßbereich Fruchtbarkeit und Schönheit. Wie schon oben erwähnt, garantiert das Gesäßfett ausreichend Energie, um den Nachwuchs auch ernähren zu können. Wenn ein Mann auf ein weibliches Gesäß blickt, steht neben der erotischen Komponente also auch noch eine evolutionäre.

Erotik, Schönheit, Gesundheit und leider auch Krankheit sind jene Säulen, die von einem gesunden Fettgewebe immer abhängig sind. Gehen wir doch mit unserem Fettgewebe von nun an liebevoll um – es gibt praktisch keinen Freund, der uns näher steht. Als großer Informant leitet es unzählige Signale und Botschaften an Gehirn, Keimdrüsen und andere Organe weiter. Füttern wir unsere Fettzellen ständig mit schlechter Nahrung und mit negativen Emotionen wie Ärger, Hass und Stress, dann wird auch unser Körper diese Informationen aufnehmen, und unsere Stimmung ist schlecht. Krankheiten wie Diabetes mellitus, Übergewicht (Adipositas), Bluthochdruck, Unfruchtbarkeit, Depressionen etc. sind die Folge, also genau das, was wir vermeiden wollen. Bringen wir doch vielmehr Gelassenheit, Freude und Zufriedenheit in unser Leben. Prüfen Sie, was in Ihrem Körper und Geist noch nicht in Ordnung ist, und finden Sie heraus, was Sie selbst dazu beitragen können, um diese Ordnung wiederherzustellen. In unserem Buch finden Sie einige Anleitungen und Anregungen dazu.

The Facts on Leptin: FAQ. The truth about the hormone leptin and obesity. (www.webmd.com)

Nicht nur Symmetrie: Was sagt das Gesicht?

Attraktivitätsforscher haben herausgefunden, dass die Symmetrie des Gesichts ein in allen Kulturen wichtiges Attraktivitätsmerkmal ist. Allem Anschein nach werden Menschen mit asymetrischen Gesichtern als von der Norm abweichend und daher unbewusst als krank bewertet. Allerdings ist ein natürliches Gesicht nie ganz symmetrisch. Zeigt man Probanden einer Studie perfekt symmetrische Gesichter, so werden sie als unecht und gefühlskalt bewertet. Die Forscher erklären dies damit, dass es bei emotionalen Regungen immer zu einer Seitenabweichung des Gesichts kommt. Nur vorgespielte Emotionen sind vollkommen symmetrisch.

Dies ist ein gutes Beispiel dafür, dass wir Gesichter und ihren Ausdruck nicht nur nach Schönheitsidealen bewerten, die sich ohnehin kulturell verändern, sondern ein sicheres Gefühl dafür haben, was wir als anziehend empfinden. Wir bewerten die Ausstrahlung, also das nicht Sichtbare hinter dem Sichtbaren.

Darin war man im alten China Meister. In der chinesischen Medizin gilt das Gesicht als Spiegel von Geist und Seele, weist aber auch auf den Zustand innerer Organe hin (siehe Kapitel I).

Hier einige Beispiele:

Ziehen wir durch die Gesichtsmitte eine Linie, so wird die rechte Gesichtshälfte dem Yin, die linke dem Yang zugeordnet. Die Yin-Seite zeigt das »öffentliche Gesicht«, also wie man sich gerne präsentieren möchte. Die Yang-Seite zeigt das private, »unverstellte« Gesicht.

Horizontal wird das Gesicht in 3 Teile geteilt (siehe Grafik):

- Zone 1: vom Haaransatz bis zu den Augenbrauen – Himmel – steht für die mentale Zone
- Zone 2: vom Oberrand der Augenbrauen bis unterhalb der Nasenspitze – Mensch – steht für praktische Veranlagung
- Zone 3: Mund und Kinn – Erde – steht für Emotionalität, Impulsivität und Willenskraft

Die Zone, die den dominantesten Teil im Gesicht einnimmt, entspricht dem vorherrschenden Typus. Es ist natürlich auch möglich,

Das Gesicht als Spiegel von Geist und Seele

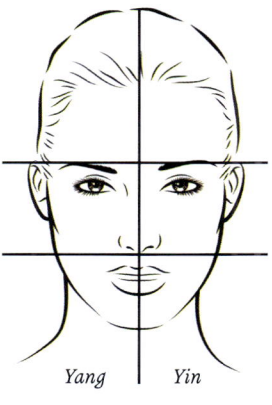

Yang   Yin

Die Studie **The Eyes Have It: Sex and Sexual Orientation Differences in Pupil Dilation Patterns** zeigte eine sofortige Pupillenerweiterung, wenn Menschen attraktive Geschlechtspartner erblickten.

dass zwei Zonen gleich groß sind. Dann geht man davon aus, dass auch die entsprechenden Veranlagungen harmonisch sind. Sind bei Ihnen alle drei Zonen harmonisch, dann sind Sie ein Glückspilz: Sie sind vollkommen in Ihrer Harmonie!

Testen Sie doch einmal Folgendes:

Ihr Gegenüber entspricht dem Himmelstyp, mit der Frage »Wie denken Sie darüber?« werden Sie ihn auf seiner Ebene ansprechen. Die Frage »Wie empfinden Sie das?«(Zone 3 dominant) würde diesen Menschen in Verlegenheit bringen. Ist bei einem Menschen die Zone 2 dominant, so wäre die passende Frage: »Wie würden Sie das lösen?«

Jedes der fünf Elemente (siehe Kapitel I) und seine zugeordneten Emotionen hat seine Entsprechung auch im Gesicht.

Das Feuer-Element zeigt seine Emotionen über die **Augen**. Die Größe der Augen ist ein Signal für Offenherzigkeit, Großzügigkeit und Toleranz. Interessant ist, dass bei den allgemeinen Schönheitskriterien große Augen immer als anziehend bewertet werden. Dabei ist nicht so sehr die genetisch bestimmte Größe der Augen von Bedeutung, sondern die Art, wie jemand die Augen offenhält. Menschen mit großen Augen können ihr Herz-Feuer oft nur schwer bändigen, sie agieren spontan und neigen dazu zuerst zu sprechen, bevor sie denken. Kleine Augen hingegen lenken ihr Herz-Feuer in ihren Geist (Shen), kontrollieren ihre Emotionen, sie denken, bevor sie sprechen.

Der Abstand zwischen den Augen entspricht ungefähr einer Augenlänge. Liegen die Augen weiter auseinander, weist dies auf Flexibilität, Weitsicht und Toleranz hin, es fehlt aber die Liebe zum Detail. Stehen die Augen enger beieinander, handelt es sich um analytische Menschen mit Detailverliebtheit. Sie sind hervorragende Beobachter. Volle und dichte Wimpern weisen auf gesunde Feuer-Energie hin, solche Menschen sind sehr romantisch und agieren emotional. Feine und gerade Wimpern finden wir eher bei pragmatischen und realistischen Menschen.

Wir erfassen aber auch unbewusst die Farbe des Augenweiß (Sklera). Rote, blutunterlaufene Augen signalisieren uns ansteckende Krankheit, Trauer, Allergien. Die Studie »When the Whites of the Eyes Are Red: A Uniquely Human Cue« von R.P. Provine zeigt deutlich, dass Menschen mit weißen Skleren als gesünder, attraktiver und psychisch harmonischer bewertet werden. Das Augenweiß wird damit genauso zum Schönheitsideal wie glatte Haut und volles Haar.

Das Erde-Element zeigt seine Emotionen und Funktion über **Mund und Lippen**. Ein breiter, voller Mund (breiter als der Abstand der Nasenflügel) ist ein Signal für eine starke Energie der Erde sowie Großzügigkeit und Freigiebigkeit. Großer Mund und volle Lippen signalisieren hohe sexuelle Anziehungskraft und Einfühlungsvermögen. Ist die Oberlippe größer, so handelt es sich um dramatische Charaktere (»Drama-Queen«). Betrachten wir die Werbefotografie, so fällt auf, dass nahezu alle Models, egal wofür sie werben, ihren Mund lasziv geöffnet halten. Dies soll offensichtlich erotische Gefühle wecken. Aus chinesischer Sicht handelt es sich dabei um Menschen, die sich schwer abgrenzen können und daher leicht manipulierbar sind (Signalübertragung). Blasse und trockene Lippen weisen auf Blutmangel hin, trockene und brennende Lippen sind ein Zeichen von Magen-Hitze (Gastritis). Eine starke Muskelspannung um den Mundbereich kann sowohl einen gut funktionierenden Verdauungstrakt darstellen, als auch bei Menschen mit großer Disziplin vorkommen. Hamsterbacken galten im alten China als Glückszeichen, weil es sich dabei um Menschen handelt, die fähig sind alles zu bekommen, was sie sich wünschen, sei es Anerkennung, Geld oder Freunde.

Das Metall-Element zeichnet sich durch sehr **markante Gesichtszüge** aus, mit Betonung auf Nase und Backenknochen. Wie bereits oben erwähnt, dominiert das Metall-Element auch die Hautqualität. So wie das Organ Haut uns nach außen hin abgrenzt, braucht es zur Abgrenzung ein starkes Ego. Je größer die Nase, desto stärker ist gemäß der chinesischen Tradition das Ego. Sobald man in der Mitte des Lebens steht und die Phase des Erde-Elements, also des Sich-Etablierens, überwunden hat, kommt unweigerlich die Frage nach dem Sinn des Lebens. Dabei stoßen wir an die Grenzen unseres materiellen Denkens und sind auf der Suche nach ideellen und spirituellen Werten. Besonders lange, schmale Nasen mit schmalen Nasenlöchern weisen auf Menschen hin, die ideelle über materielle Werte stellen. Kurze Nasen verweisen auf Menschen, die sich das Leben lieber leichter und angenehmer machen wollen. Kleine Höcker auf dem Nasenbein zeichnen stolze Leute aus, die gerne ihre Führungsqualitäten ausleben und sich nicht so gerne unterordnen.

Große Backenknochen gelten derzeit wieder als Schönheitsideal. Wie wird nun dieses Signal wahrgenommen? Es ist ein Zeichen starker Autorität: diese Menschen erwarten, dass man sich ihnen fügt. Breite Backenknochen, die eher fleischiger sind (Erde-Element), üben ihre Dominanz so geschickt freundlich aus, dass man sie als Zuhörer gar nicht wahrnimmt. Schmale Backen hingegen gehören zu Menschen, die weder gerne manipuliert werden, noch andere manipulieren. Die Zone zwischen den Backenknochen und dem Oberkiefer lässt eine aktuelle Beurteilung über die Qualität der Lungenfunktion zu. Ist diese Zone besonders eingefallen und abnorm verfärbt, verweist dies auf Lungenprobleme (breath of life area). Besonders anfällig ist die Lunge bei Überarbeitung, schlechtem Lebensrhythmus, Stress und Verausgabung. Ein gesundes Lungen-Qi zeigt in dieser Zone eine gut durchblutete, rosige Haut, die keine weiteren Irritationen aufweist.

Das Wasser-Element wird über die **Ohren** beurteilt. Machen Sie einen Selbstversuch: nehmen Sie Ihr Ohr zwischen Daumen und Zeigefinger und biegen Sie es nach vorne. Lässt sich der Ohrknorpel allzu leicht nach vorne biegen und bietet wenig Widerstand, so wird das als schwache Konstitution interpretiert. Die beste Konstitution weist ein flexibles, starkes, aber nicht zu steifes Ohr auf. Im antiken China war man überzeugt, dass dies ein Zeichen für langes Leben und gute Essenz (Jing) ist.

Große Ohren weisen auf viel Bereitschaft zu Risiko und Mut hin, während kleine Ohren eher bei ängstlichen und achtsamen Menschen zu finden sind. Große Ohrläppchen haben weise Menschen, die ihre Zukunft genau planen, sie bauen auf ihr Schicksal und fürchten sich nicht davor. Kleine Ohrläppchen stehen für Menschen, die lieber im Hier und Jetzt leben, nicht gerne ihre Zukunft planen und nicht glauben können, dass sie jemals älter werden. Liegen die Ohren eng am Kopf, so begegnen Sie einer Person, die gerne und geduldig zuhört. Abstehende Ohren weisen auf Menschen hin, die nur das hören, was sie hören wollen. Eine kantige Ohrspitze (wie Mr. Spock) deutet auf das Feuer-Element, das über das Wasser-Element dominiert. Diese Menschen sind äußerst emotional, können sich aber dank der Wasser-Natur lange beherrschen. Wehe aber, wenn ihnen das nicht mehr gelingt!

Eingesunkene Areale unter den Augen verweisen auf Flüssigkeitsmangel. Ist diese Zone auch noch dunkel gefärbt, so ist dies bereits ein chronisches Geschehen und könnte auf Allergien, Erschöpfung und zurückliegende psychische Probleme hinweisen (»ungeweinte Tränen der Vergangenheit«). Ist diese Zone aufgeschwollen und verdickt, kann die Flüssigkeit im Körper nicht richtig verteilt werden (mehr dazu im Abschnitt »Haut«).

Das Kinn ist ein Merkmal für die emotionale Stärke der Nieren-Energie (Willenskraft). Je stärker das Kinn, desto stärker der

Wille. Ist das Kinn zusätzlich noch länglich, steckt ein ausgeprägter Lebenswille dahinter. Solche Menschen leben lang und arbeiten gerne bis ins hohe Alter. Ein kleines Kinn steht im Gegensatz für weniger Willenskraft, ist dafür aber die viel umgänglichere Persönlichkeit. Ein nach oben gebogenes Kinn verweist auf Sturheit, ein fliehendes Kinn auf Menschen, die in ihrer Kindheit dominiert wurden. Sie konnten ihren eigenen Willen nicht durchsetzen.

Das Holz-Element manifestiert sich in der Gestaltung der **Augenbrauen**, betrifft die Schläfenregion und das Unterkiefer. Es ist mit der Leber assoziiert. Das Wesen des Holz-Elements besteht in seiner Dynamik, es fühlt sich nur dann wohl, wenn es in Bewegung ist. Leber-Menschen ärgern sich gerne und oft und werden dadurch gleichzeitig motiviert. Allzu viel oder zu wenig Ärger schwächt ihr Leber-Qi.

Dicke, breite und buschige Augenbrauen zeigen ein kräftiges Leber-Qi mit den entsprechenden Emotionen, Ärger, Dynamik und Leidenschaft. Je buschiger die Härchen, umso dominanter ihr Typ. Feine weiche und kurze Augenbrauen gehören zu Menschen, die sich mehr treiben lassen, zart besaitet sind und sich nicht lange über eine Sache ärgern. Augenbrauen, die über der Nasenwurzel zusammenwachsen, sind ein Zeichen von extremer Aggression. Stark geschwungene Bögen weisen auf Aktivität und Dynamik hin, während gerade gewachsene Brauen für Menschen sprechen, die sich nur langsam entscheiden können. Sie wären ideale Partner für die geschwungenen Brauen, diese geben den Ton an, die anderen machen mit.

Zwischen den Augenbrauen finden sich häufig Falten, auch diese haben ihre Bedeutung. Eine tiefe mittlere Falte wird »das hängende Schwert« genannt und bedeutet eine schwierige Vater-Sohn-Beziehung, die zu Entfremdung gegenüber dem eigenen männlichen Prinzip führen kann (unterdrücktes eigenes

Leber-Yang). Zwei Falten sprechen für ungeduldige, resignierende Menschen, die häufig Ärger aus ihrer Vergangenheit unterdrücken. Drei Falten und mehr zeigen, dass die Träger gelernt haben mit ihren Problemen aus der Vergangenheit umzugehen.

Ein stark ausgeprägter Unterkiefer zeigt Kämpfer mit klaren Prinzipien und eigener Ethik. Sie kämpfen für das, woran sie glauben. Auf diese Menschen kann man sich verlassen, sie stehen zu ihrem Wort. Schmale Unterkiefer haben variable Ethik, sie lassen sich leicht beeinflussen und ändern ihre Meinung spontan.

Hiermit wollten wir Ihnen einen kleinen Eindruck über die chinesische Methode der »Gesichtsdiagnostik« geben. In der westlichen Welt wird das individuelle Gesicht in erster Linie als genetisch vorgegeben betrachtet. In der Sichtweise des alten China hingegen formt sich das Gesicht aus der Kraft (Qi) der Organe im Zusammenspiel mit den dazugehörigen Emotionen. Das heißt, wir können unser Aussehen und unsere Wirkung auf andere auch selbst beeinflussen. Sind unsere Organe in Harmonie, sind wir auch psychisch ausgeglichen und umgekehrt. Damit sind wir die Schöpfer unserer eigenen Schönheit.

Handelt es sich um die Diagnose von Organproblemen, orientieren sich TCM-Ärzte unter anderem an den Meridianverläufen im Gesicht. Dazu nur ein kleines Bespiel:

Alle wichtigen Verdauungsorgane haben eine Meridianentsprechung im Gesicht. Im Verlauf des Magen- und Dickdarmmeridians sieht man häufig Hautirritationen (z. B. Ekzeme, Akne). Gerade in der Zone zwischen Nasenflügel und Mundwinkel entstehen die ersten Fältchen. Das ist nicht zufällig, sondern ein Hinweis auf eine Störung unseres Verdauungssystems. Die Aufgabe des TCM-Arztes ist es, nun diesen Hinweis zu deuten und zu therapieren. In dem Maß, in dem sich die Verdauung erholt, verbessert sich auch das Problem im Gesicht. Diese Innen-Außen-Wirkung

Wir sind die Schöpfer unserer eigenen Schönheit.

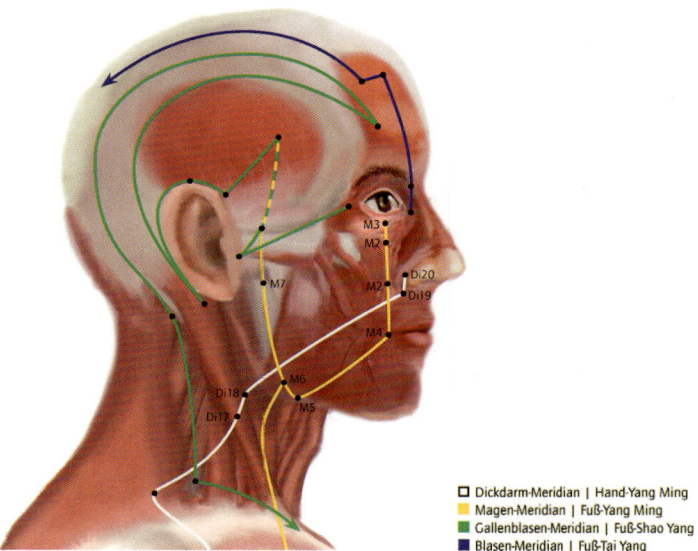

- ☐ Dickdarm-Meridian | Hand-Yang Ming
- ☐ Magen-Meridian | Fuß-Yang Ming
- ☐ Gallenblasen-Meridian | Fuß-Shao Yang
- ☐ Blasen-Meridian | Fuß-Tai Yang

(Yin-Yang-Prinzip) lässt sich sehr gut mit Akupunktur und chinesischen Kräutern behandeln. Über die Akupunkturpunkte erreichen wir sowohl das lokale Geschehen (Fältchen, Ekzem) als auch das dazugehörige innere Organ und das Bindegewebe. Die Basis eines gesunden Verdauungstrakts ist und bleibt aber die Ernährung. Damit wird deutlich, dass einseitige Behandlung von Außen (Yang), also Cremes, Kosmetika etc., nur die Hälfte der Therapie ausmacht. Die anderen 50 % betreffen die Therapie von Innen (Yin). Stehen Yin und Yang im Gleichgewicht, haben wir die besten Chancen auf eine schöne Haut und ein strahlendes Gesicht.

Die Körpersprache

Täglich beobachten wir unsere Mitmenschen und beurteilen sie nach den uns sichtbaren Kriterien, darunter die Körperhaltung und Körperform. Dies passiert nicht aus reiner Neugier, sondern entspringt einer evolutionsbiologischen Notwendigkeit unser Überleben zu sichern. Die jeweilige Körperhaltung ist ein Signal dafür, ob uns jemand freundschaftlich oder feindlich gesinnt ist, die Körperformen können sehr unterschiedliche Emotionen in uns auslösen. So kann es sein, dass wir z. B. einen rundlichen Menschen als gemütlich oder aber als ausschweifend und undiszipliniert empfinden. Je nachdem bewerten wir uns damit selbst als über- oder unterlegen.

In der chinesischen Medizin werden Körperformen in Analogie zu den fünf Wandlungsphasen gebracht und helfen damit einen Menschen in seiner Gesamtheit zu erfassen.

Körperhaltung und emotionale Haltung

- **Das Holz-Element:** sein Körperbau ist hoch, aufrecht und säulenförmig, athletisch (man denke an die Redewendung »ein Mann wie ein Baum«)
- **Das Feuer-Element:** hat einen pyknischen Körperbau, er ähnelt einer Flamme
- **Das Erde-Element:** hat eine quadratische Form, wie die Felder (Erde) beim Blick von oben
- **Das Metall-Element:** ist scharfkantig, hager, leptosom
- **Das Wasser-Element:** ist in der Körperform schwer zu charakterisieren, steht es doch für Anfang und Ende des Lebens. Es kann weich und fließend sein, wie die Formen eines Babys, oder bizarr erscheinen, wie man es manchmal bei alten Menschen findet.

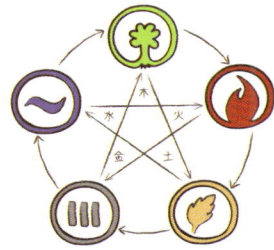

»Auf den ersten Blick« findet also bereits eine Einordnung unseres Gegenübers statt. Diese sogenannten »Soft Skills« werden in Managementseminaren teuer trainiert und unter anderem auch dazu verwendet, unser Gegenüber zu beeinflussen.

Schon das Wort »Haltung« kann in zweierlei Weise verstanden werden. Sprechen wir von einem aufrechten Menschen, so meinen wir nicht nur seinen aufrechten Gang, sondern vielmehr seinen aufrichtigen Charakter. In der TCM sind dafür die beiden Elemente Wasser und Erde verantwortlich. Das Wasser-Element steht für die Kraft der Wirbelsäule und des Willens. Sein Zusammenwirken mit der Muskelkraft des Erde-Elements verleiht uns die Stabilität aufrecht zu gehen und aufrichtig zu denken.

Eine gebeugte Körperhaltung, wie sie bei älteren Menschen vorkommt, zeigt uns den Verlust der allgemeinen Lebenskraft, bei jungen Menschen aber wird es als mangelndes Selbstvertrauen oder als Unaufrichtigkeit interpretiert.

Haben Sie an sich selbst auch schon bemerkt, dass Sie in Situationen, in denen Sie sich unwohl oder ängstlich fühlen, Ihre Schultern schützend hochziehen? Dass Sie andererseits Menschen, die mit ausgebreiteten Armen auf Sie zukommen, als offenherzig und freundschaftlich empfinden?

Die Körpersprache sagt mehr aus als unser Sprechen.

In einem psychologischen Experiment von Albert Mehrabian im Jahr 1971 wurde gezeigt – und dies ist bis heute gültig –, dass wir auch im Gespräch unsere Mitmenschen zu 93 % über ihre nonverbale Vermittlung beurteilen. Die sogenannte »55-38-7-Regel« besagt, dass wir zu 55 % durch die Körpersprache, zu 38 % durch den Tonfall und nur zu 7 % durch die gesprochene Sprache beeinflusst sind.

Auch in der TCM werden nonverbale Kriterien wie Sehen, Hören, Riechen und Tasten als wichtig für die Diagnosestellung betrachtet. Diese Kriterien erachten wir als ganz wesentliche Erweiterung der in der konventionellen Medizin üblichen technischen Verfahren. Gerade die Größe, Form und Struktur des Bauchumfangs lässt auf den Gesundheitszustand des Darms, die Aktivität des Stoffwechsels und sich möglicherweise in Zukunft entwickelnde Erkrankungen schließen. Wie schon oben beschrieben, ist ein gesundes Bauchfett als eigenständiges Organ ein wichtiger Informant für unser Gehirn. Ab einem Körperumfang über 88 cm steigt die Gefahr für stoffwechselbedingte Erkrankungen (metabolisches Syndrom). Ein schlaffer Bauch etwa gilt in der TCM nicht als Schönheitsfehler, sondern ist Ausdruck einer schwachen Spannkraft (Qi-Mangel) und verweist auf Ernährungsfehler. Gasbäuche (typischer Blähbauch) weisen auf Unverträglichkeiten hin und verleihen dem Träger eine charakteristische Körperform.

Zusammenfassend können wir sagen, dass die Körpersprache des Menschen einen Hinweis auf seinen psychischen und seinen gesundheitlichen Zustand liefert.

Schönheit steht damit in Zusammenhang. Sie ist kein statischer Begriff, sondern befindet sich in ständiger Wandlung je nach Epoche und Kulturkreis. Auch der Mensch durchläuft während seines Lebens unterschiedliche Prozesse, die ihn verwandeln und sich damit auch im Gesicht sowie in der gesamten Körpersprache widerspiegeln. Die Schönheit ist also nicht nur genetisch vorgegeben, sondern ist das Ergebnis unserer Lebensgestaltung und Lebensweisheit. Was wir individuell als schön empfinden, bezeichnen wir als persönlichen Geschmack. Dass ausgerechnet »schmecken« als Ausdruck für ästhetisches Empfinden verwendet wird, erklärt die TCM mit dem Element Erde. Während ein schmackhaftes Essen unser körperliches Wohlbefinden nährt, ist Schönheit und Ästhetik Nahrung für den Geist.

Kapitel VII

Was würzt unser Leben? – Geschmack und Genuss

Was würzt unser Leben? – Geschmack und Genuss

Kein Genuss ist vorübergehend, denn der Eindruck, den er hinterlässt, ist bleibend.
J. W. VON GOETHE

»Geschmack und Geruch sind das Qi der Nahrung, Wohlgeschmack die Seele des Gerichtes.«

Bekanntlich sind die Geschmäcker unterschiedlich. Was dem einen sauer erscheint, empfindet der andere als angenehm. Nichts bereitet einer Gastgeberin mehr Kopfzerbrechen als die Frage, ob die Gerichte für ihre Gäste passend gewürzt sind. Als Gast wiederum gibt es nichts Unhöflicheres gegenüber der Gastgeberin, als ohne zu kosten die Speise einfach nachzusalzen. Wie die Geschmäcker unseres Essens ist auch der Begriff des Geschmacks mannigfaltig. Er steht nicht nur für die Charakteristik einer Speise, sondern ist gleichzeitig Synonym für Stil und innere Lebenshaltung. Guter oder schlechter Geschmack kann auch über soziale Anerkennung oder Ablehnung entscheiden und wird im Alltag oft heftig diskutiert.

So wie im Leben verschiedene Situationen unterschiedlich beurteilt werden, lassen sich auch Nahrungsmittel geschmacklich unterschiedlich einstufen. Die Frage, ob die Kirsche süß oder sauer ist, hängt von der individuellen Empfindung ab. Dafür sind nicht die Geschmacksknospen auf unserer Zunge ausschlaggebend, sondern emotionale Zentren in unserem Gehirn.

Wenn Liebe durch den Magen geht, handelt es sich um eine innige Verbindung zwischen dem Feuer- und Erde-Element (Mutter-Kind-Beziehung nach den Wandlungsphasen). Das Feuer-Element bringt die Erde hervor. Das Erde-Element nährt das Herz und damit auch den Geist. Diese positive Überzeugungskraft eines guten Essens wird auch gezielt eingesetzt um jemanden für sich zu gewinnen. Vom »Candle light dinner« bis zum Geschäftsessen wird diese Verbindung genützt. Das Wohlgefühl in unserem Bauch aktiviert »Glückshormone« wie Serotonin und stimmt uns fröhlich (siehe Kapitel II). Dieser Zugriff auf unseren Geist (Shen) bedeutet auch Zugriff zu haben auf unsere Kommunikation und soziale Kompetenz. Diese Überzeugungskraft des Erde-Elements nützt auch die Nahrungsmittelindustrie. Geschmacksverstärker, psychologische Analysen über Biss- und Kaulust steuern und überprüfen Vorlieben für bestimmte Produkte und schaffen damit Abhängigkeit.

Die fünf Geschmackrichtungen in der chinesischen Medizin

Die Einteilungen der Geschmacksrichtungen gemäß der fünf Wandlungsphasen dürfte bereits in der Zhou-Dynastie (11.–7. Jh. vor unserer Zeitrechnung) bekannt gewesen sein. In den Annalen der Zhou wurden schon Ärzte für Diät-Angelegenheiten beschrieben, andere waren für Wundversorgung und innere Erkrankungen zuständig. Alle übrigen Therapien waren die Domäne von Schamanen.

> Prinzipiell müssen wir unterscheiden zwischen der Ernährung im Alltag und der Ernährung als Therapie bereits bestehender Probleme.

Aus dem Gedanken heraus, dass Nahrungsmittel auch Heilmittel sein können, entwickelte sich durch alle Kulturen hindurch die Überzeugung, dass wir uns mit Ernährung gesund erhalten, aber auch krank essen können (siehe Kapitel I). Für die chinesische Medizin war der gesunderhaltende präventive Gedanke vorrangig.

Im Kapitel II von »Des Gelben Kaisers innere Klassik« heißt es: »Wenn eine Krankheit behandelt wird, nachdem sie sich bereits entwickelt hat, oder wenn man eine Störung beruhigen möchte, nachdem sie bereits Form angenommen hat, wird das zu spät sein. Es wäre so, als ob man nach einer Quelle gräbt, wenn man bereits durstig ist, oder eine Waffe schmiedet, nachdem der Krieg bereits ausgebrochen ist.«

Die Therapie von bereits bestehenden Erkrankungen gehört in die Hände von Experten. Für die Gesunderhaltung sind wir selbst verantwortlich. Dafür ist es wichtig zu verstehen, wie sich die Dynamik des Geschmacks auf unseren Körper auswirkt. Das Auswendiglernen von Nahrungsmitteltabellen können wir uns so ersparen. Schon deshalb, weil die meisten Nahrungsmittel mehrere Geschmacksrichtungen haben, lassen sie sich nicht eindeutig in eine Tabelle zuordnen. Denken Sie an unser Beispiel der Kirsche, ihr Geschmack kann süß oder säuerlich sein, wir können sie also nicht eindeutig zuordnen.

Der Geschmack des Erde-Elements

Süß: Wenn die Chinesen vom süßen Geschmack sprechen, meinen sie nicht den Zucker in Mehlspeisen und Süßigkeiten. Die meisten Nahrungsmittel haben von Natur aus einen süßlichen Geschmack, wie Mais, Kastanien (Maroni), Kürbis, Süßkartoffeln etc. Auch wenn er im rohen Zustand nicht immer hervortritt, zum Beispiel in Gemüse wie Rettich, Karfiol (Blumenkohl) und Champignons, entwickelt er sich spätestens bei der Zubereitung.

> Die Natur bringt den süßen Geschmack deshalb hervor, weil er die Mitte stärkt und damit alle Organe harmonisiert.

Vor allem Getreide und viele in der Erde wachsende Gemüse wie Kartoffeln und Karotten schmecken süß und haben gelbe Farbe, die wiederum dem Erde-Element zugeordnet ist. Die Kohlenhydrate der Getreide und Gemüse bilden die Basis unserer Ernährung. Genau aus diesem Grund stellt sich bei Hunger oder Energiemangel das Verlangen nach Süßem ein.

In den alten Klassikern heißt es: Der süße Geschmack geht zu den Muskeln (Glykogen). Schon vor Jahrtausenden wussten die Chinesen, dass Kohlenhydrate die Muskelkraft stärken. Ob Hirse, Mais oder Weizen angebaut wurde, war von den bioklimatischen

Verhältnissen abhängig, bildet doch in allen Kulturen seit Jahrtausenden Getreide unsere Ernährungsbasis. Dieses Qi des Geschmacks definiert auch gleichzeitig sein neutrales Temperaturverhalten und seine ausgleichende Dynamik.

Ein Zuviel an Süß schwächt die Milz und damit die Muskulatur. Müdigkeit, Schwäche und Bewegungsunlust sind die Folge. Außerdem hat der süße Geschmack befeuchtenden Charakter. Bei natürlich süßen Nahrungsmitteln wirkt sich das positiv aus, bei künstlich gesüßten Produkten macht das Übermaß an Feuchtigkeit Probleme. Unterstützt wird diese Feuchtigkeitsansammlung durch das bioklimatische Umfeld. Vorwiegend kaltes und nasses Wetter, klimatisierte Büroräume und Bewegungsmangel geben dem Körper keine Möglichkeit diese Feuchtigkeit loszuwerden. Die Folge ist, dass diese sich anstaut. Die Zielorte der Ansammlung – Bindegewebe, Muskulatur und Gelenke – entsprechen dem Erde-Element. Typische Beschwerden sind ein aufgedunsenes Gesicht, Tränensäcke, Orangenhaut, Schwellungen der Gelenke ohne Laborbefund, Schwäche und Schweregefühl der Muskulatur und Venenprobleme. Das Denken ist beeinträchtigt, Patienten beschreiben einen benebelten Zustand wie »Watte im Kopf«, ihre Konzentration und ihr zielgerichtetes Denken sind vermindert. Besteht dieser Zustand über längere Zeiträume hinweg, verdichtet sich diese Feuchtigkeit zu Schleim. Um diesen loszuwerden, versucht die Milz ihn über das Metall-Element (Lunge/Dickdarm) aus dem Körper zu bringen. Die Folgen sind Nebenhöhlenprobleme, Schnupfen, Polypen (Adenoide), bei Kindern Mittelohrentzündungen (Otitis media) u. a.m.

Auf der psychischen Ebene empfinden sie Unlustgefühl bis hin zum Libidoverlust und verminderter Lust an sozialen Kontakten. Der Charakter von Feuchtigkeit besteht darin, dass er langsam von der Oberfläche in die Tiefe sickert – wie nach einem langen Regen, wo das Wasser langsam über das Gras bis zu den Hausmauern und in den Keller vordringt. Diese Ansammlung von Feuchtigkeit löst in unserer Psyche dasselbe aus wie feuchte Erde, die auf den Schuhen kleben bleibt. Wir sind sozusagen eine unbewegliche feuchte Masse, die unflexibel auf alle Lebensumstände reagiert. Ein gutes Beispiel dafür sind Schlafstörungen, die diesem Erde-Element entsprechen. So wie die Milz in dem Sumpf der Feuchtigkeit gefangen ist, steckt auch unser Denken fest in dieser klebrigen Masse. Diese lässt uns ständig grübeln und im Kreis denken und lässt uns nicht einschlafen.

So positiv das mütterlich-erdig Ernährende des süßen Geschmacks auf unsere Psyche wirkt (man denke an Schokolade als Antidepressivum), so hinderlich kann diese Tendenz des Klebenbleibens für unsere Entwicklung sein. Wir sind unflexibel und bringen nicht die Kraft auf dynamisch zu werden.

Der Geschmack des Holz-Elements

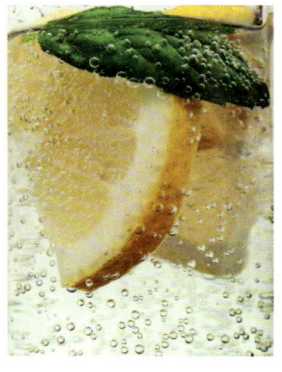

Sauer: Den sauren Geschmack finden wir hauptsächlich in Früchten, vor allem in jenen, die im Hochsommer reifen oder in südlichen Gefilden wachsen. Auch dies ist eine sinnvolle Einrichtung der Natur, geht es doch darum, im Sommer den Körper zu kühlen und den drohenden Flüssigkeitsverlust durch Schwitzen auszugleichen. Wenn Sie in ein saures Obst beißen, wird Ihnen auffallen, dass der Speichelfluss sofort beginnt. Saures produziert Feuchtigkeit und hat eine zusammenziehende Qi-Dynamik, das bedeutet, diese Feuchtigkeit wird im Körper gehalten. Feuchtigkeit (Yin) produzieren bedeutet auch kühlen. Das heißt, alle sauer schmeckenden Nahrungsmittel haben kühlende Tendenz. Wenn Sie also im Sommer Lust auf eine Zitronenlimonade oder gespritzten Weißwein oder Apfelsaft haben, machen Sie es genau richtig, Sie kühlen Ihren Körper und verhindern dadurch das Austrocknen Ihrer Körpersäfte. In den TCM-Tabellen ist der saure Geschmack dem Holz-Element zugeordnet, weil die Leber die Tendenz hat, bei Störungen in Hitze zu geraten (Choleriker). Besonders unterdrückte Emotionen, wie Wut, Verzweiflung und Stress, aber auch

Was würzt unser Leben? – Geschmack und Genuss

ein Übermaß an energetisch heißen Nahrungsmitteln wie gegrilltes oder scharf gewürztes Essen und Genussmittel wie Alkohol und Kaffee erzeugen diesen Zustand. Die Leber kann aber auch andere Störungen haben, bei denen der saure Geschmack sich ungünstig auswirken würde, es ist also nicht sinnvoll, den sauren Geschmack generell mit der Leber zu verbinden. Aus diesem Grund werden Sie in der chinesischen Küche kein Gericht finden, in dem ausschließlich nur ein Geschmack vorherrscht. Eine gute Balance für die Energie der Mitte, wenn Hitze vorherrscht, ist die Kombination von Süß und Sauer. Herrscht im Körper bereits Feuchtigkeit und Kälte vor, wird diese durch den sauren Geschmack verschärft. Daher ist es vor allem im Winter nicht sinnvoll große Mengen an sauren Früchten zu essen. Der durch gezielte Werbung gesteuerte Glaube, dass Orangensaft im Winter uns vor Erkältungen schützen kann, ist aus der Sicht der TCM völliger Unsinn. Es entsteht noch mehr Kälte im Körper und die zusammenziehende Qi-Dynamik hilft mit, die Winterkälte von der Körperoberfläche in die Tiefe zu ziehen. Salopp gesprochen zieht sich die Kälte dann bis in die Knochen.

Bitter: Bitter sind vor allem Nahrungsmittel, die intensiv dem Feuer ausgesetzt werden: Holzkohlengrillen, Toasten oder scharfes Anbraten erzeugt bitteren Geschmack. Deshalb wurde dieser dem Feuer-Element zugeordnet. Im Magen-Darm-Trakt entsteht Hitze aber auch durch üppige und zu fette Gerichte. In diesem Fällen greifen wir gern zum Magenbitter, um das Völlegefühl zu vertreiben. Es kommt also nicht von ungefähr, dass die Erzeugung von Magenbitter seit dem frühen Mittelalter die Domäne der Klöster war. Die Klosterküchen waren bekannt für üppige Zubereitung und leibliche Sinnesfreuden. Bitterstoffe fördern die Ausschüttung von Gallensäften und greifen in den Verdauungsprozess ein, indem sie abführend wirken. Auch der Espresso nach dem Essen hat diese Wirkung. Ziel ist es, die Ansammlung von krankmachender Hitze

---

Effect of vitamin C on common cold: randomised controlled trial.
Diese über fünf Jahre laufende Studie zeigt einen möglichen Effekt von Vitamin C bei der Vorbeugung, dieser ist aber nicht sicher. Auf die Heftigkeit der Symptome bei Erkältung gibt es keinen Einfluss. (104)

Der Geschmack des Feuer-Elements

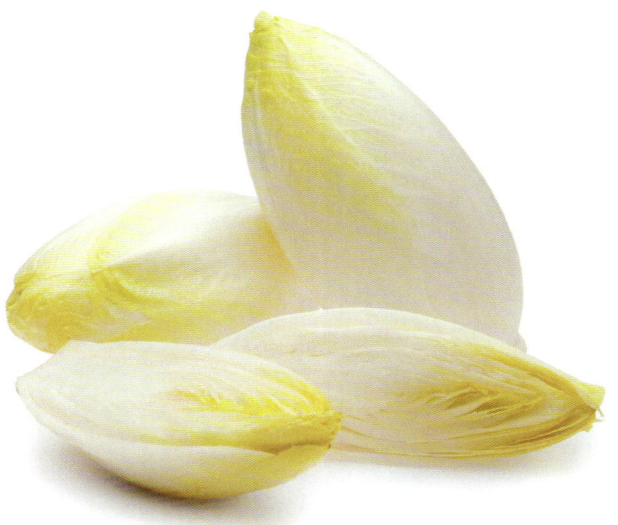

im Darm über rasches Ableiten zu verhindern. Natürlich bitter schmecken Salatsorten wie Endivien, Chicorée, Löwenzahn und Rucola, die Schalen vieler Obstsorten, Nüsse wie Bittermandeln, Walnuss und vieles mehr. Die ableitende Wirkung des Bitteren birgt auch die Gefahr, bei übermäßigem Genuss die Körpersäfte auszutrocknen. Daher sollten Bitterstoffe nur mäßig verwendet werden. Da Bitter kühlend und ableitend wirkt, ist ein leicht bitteres Sommergetränk wie Campari, aber auch Bier für das Herz, das durch Hitze seine Herzfrequenz (Puls) erhöht, entlastend und beruhigend. Bei anderen Problemen des Herzens, wie z. B. Qi-Schwäche (niedriger Blutdruck), sollte keinesfalls zu bitteren Speisen gegriffen werden. In diesen Fällen ist der süße Geschmack das richtige Qi-Tonikum.

Salzig: Der salzige Geschmack kommt in der Natur nicht vor. Getreide, Milchprodukte, Obst, Gemüse und Fisch enthalten jedoch Natrium und Chlorid, die chemischen Bestandteile des Salzes. Salz war immer schon ein sehr begehrter Rohstoff, der sogar Anlass für diverse Kriege gab. Für das natürliche Konservieren von Fleisch war Einsalzen eine bewährte Methode. Der chemische Mechanismus besteht darin, dass Salz Wasser bindet und damit austrocknet. Diesen Effekt spüren wir nach salzigen Speisen, indem wir vermehrt Durst haben. In der Küche bewirkt das Einsalzen von Fleisch, dass dieses mürbe wird. Zu viel Salz macht auch die Muskulatur müde, daher sollte es nur in geringen Mengen verwendet werden. In der chinesischen Medizin wird die Eigenschaft des Weichmachens von zähem Fleisch so interpretiert, dass Salz in der Lage ist Tumore aufzulösen. Das ist auch der Grund, warum in Asien Sojaprodukte wie Miso-Suppe, Algen und andere Meeresfrüchte zum täglichen Bestandteil der Küche gehören. Salz wird dem Wasser-Element zugeordnet (Meer). Der salzige Geschmack hat eine Qi-Dynamik, die nach unten, also zu den Nieren geht. Erstaunlicherweise wusste man bereits im alten China, dass die Niere mit dem Knochenstoffwechsel zusammenhängt. Schon im Nei Jing heißt es: »Exzessives Salzen macht die Knochen weich«. Salz ist von seinem Temperaturverhalten her kalt. Die Niere ist auch der Sitz der Willenskraft. Wenn wir also »zermürbt« sind, oder wenn uns jemand im Gespräch »mürbe« macht, sind wir nicht mehr in der Lage unseren Willen durchzusetzen. Deshalb ist es wichtig, unsere Speisen nur bedächtig zu salzen.

Der Geschmack des Wasser-Elements

Scharf: In unseren Nahrungsmitteln gibt es viele Nuancen von Schärfe. Die Natur hat sich dabei sicher etwas gedacht. Da die Lunge besonders gefährdet ist durch Kälte zu erkranken (Erkältung), wird der scharfe Geschmack dem Metall-Element zugeordnet. Wintergemüse wie Kohl, Lauch, Kraut, Karfiol (Blumenkohl),

Der Geschmack des Metall-Elements

Rettich, Fenchel, Kohlrabi, Pilze und Zwiebel sowie die meisten Gewürze enthalten eine leichte Schärfe. Diese Schärfe ist größtenteils nur im rohen Zustand deutlich spürbar, im gekochten meist nicht mehr, er bleibt aber als Dynamik im Essen erhalten. Jeder kennt das Phänomen, wenn er etwas Scharfes isst: es brennt die Zunge, uns wird heiß und es treibt uns den Schweiß auf die Stirn. Das bedeutet, dass der scharfe Geschmack uns wärmt, was für die Kälte von Herbst und Winter genau das Richtige ist. Die Qi-Dynamik von Scharf geht nach außen und wirkt zerstreuend. Während uns die Kälte immer langsamer macht und uns förmlich einfrieren lässt, bringt uns die Schärfe wieder in Schwung. Es ist nicht der fade Geschmack, der uns unser Leben würzt, sondern die Dynamik durch pikante Schärfe. Auch in unserer traditionellen Winterküche mit Zimt-Bratapfel, Anisgebäck, Lebkuchen, Glühwein, Wacholderbeeren etc. betonen wir den wärmenden Aspekt. In den alten Kochbüchern finden wir noch viele Rezepte mit dem bei uns heimischen Verwandten des Ingwers, dem Galgant. Das Wissen darüber, wie wir im Winter mit wärmenden Nahrungsmitteln der Kälte und den drohenden Erkältungskrankheiten entgegenwirken können, ist kein Geheimnis der chinesischen Medizin, sondern wurde auch bei uns angewendet. Ist die Lunge aber trocken und heiß, z. B. bei trockenem Reizhusten, ist der scharfe Geschmack zu vermeiden. Es gilt also auch hier: Scharf ist nicht automatisch gut für die Lunge.

Zusammenfassung
Verlassen Sie sich nicht auf Tabellen, kosten Sie einfach.
 Schmecken Sie Süß, harmonisiert Sie das, gibt Ihnen Energie und produziert Feuchtigkeit. Das Temperaturverhalten ist neutral. Zuviel Süß macht schwach und müde.
 Schmecken Sie Sauer, schützt dies die Körpersäfte und wirkt kühlend.

Schmecken Sie Bitter, regt das die Verdauungssäfte an und ist für die Leber entgiftend – das Mittel der Wahl nach einer üppigen Mahlzeit. Zu viel Bitter trocknet jedoch aus.

Schmecken Sie Salzig, sollten Sie bedenken, dass sich durch Kochen die chemischen Bestandteile von Salz (Natrium und Chlorid) trennen und daher wenig davon zu spüren ist. Deshalb sollten Sie erst am Ende des Kochvorgangs nachsalzen. Da Gemüse, Fleisch, Getreide, Obst und Fisch sowieso ausreichend Natriumchlorid enthalten, empfehlen wir sparsam zu salzen, um den Eigengeschmack der Speisen wieder zu genießen.

Schmecken Sie Scharf, wärmt Sie das und verleiht Ihnen Dynamik. Zu viel heiße Energie macht unruhig und schädigt die Körpersäfte, es trocknet daher aus.

Das Temperaturverhalten

Heiß
- stärkt die Yang-Energie, d. h. wärmt den Körper und die Organe
- bewegt das Qi und wirkt aktivierend, damit wird die Ansammlung von Feuchtigkeit und Kälte zerstreut
- mobilisiert das Abwehr-Qi (Wei Qi), damit stärkt es die Immunabwehr
- schädigt die Yin-Energie (Blut, Körperflüssigkeiten) und trocknet aus

Das Temperaturverhalten wird vom Geschmack bestimmt.

Warm
- stärkt das Qi
- unterstützt die Organe in ihren Funktionen
- vertreibt Kälte und durch Wind-Kälte bedingte Probleme (z. B. steifer Nacken, Schnupfen, Erkältungskrankheiten)

Neutral
- stärkt das Qi und erhält das Gleichgewicht des Erde-Elements
- unterstützt die Bildung von Körperflüssigkeiten

Kühl
- wirkt der Hitze entgegen
- baut Körperflüssigkeiten auf
- verlangsamt den Fluss des Qi, wirkt deaktivierend, macht müde

Kalt
- kühlt Hitze und verlangsamt damit den Fluss des Qi
- beruhigt den Geist
- erzeugt Kälte und schädigt damit die Yang-Energie
- bewirkt Ansammlung und Verdichtung von Substanzen, damit fördert es die Bildung von Feuchtigkeit und Schleim

> *In Richtung Wärme oder Hitze*
>
> Braten, Rösten und Grillen verstärken den Yang-Aspekt, also die Hitze.
> Flambieren, in Alkohol einlegen oder in Alkohol garen verstärkt die Hitze.
> Kochen, Dünsten, Schmoren und Backen wärmt sanfter;
> Hacken, Raspeln, Reiben oder zu Mus verarbeiten wirkt sanft wärmend.
> Geräucherte Lebensmittel enthalten mehr Yang-Energie.
> Auch die Kochzeit und Kochhitze hat Einfluss (je länger, desto mehr Yang-Energie wird zugeführt).

Zubereitung verändert das Temperaturverhalten.

> *In Richtung Kühle oder Kälte*
>
> Tiefgefrorene Speisen und Sorbets sind sehr kalt.
> In viel Wasser kochen, in Wasser einlegen, keimen oder quellen lassen wirkt kühlend.
> In Salz, Öl oder Soja einlegen wirkt kühlend;
> Fermentation und Gärung wirken neutral.

Für eine ausgewogene Ernährung sollten die beiden Extreme Hitze und Kälte nicht die Hauptanteile bilden. Die Jahreszeit und damit die jeweilige Außentemperatur, sowie die individuelle Befindlichkeit sollten für die Wahl der Zubereitung ausschlaggebend sein.

Temperaturverhalten der Nahrungsmittel nach Kategorien

Getreide: Alle Getreide stärken die Mitte und geben Kraft (Qi). Ihr Temperaturverhalten ist neutral bis kühlend. Sie haben eine leicht befeuchtende Tendenz.

Hülsenfrüchte sind vom Temperaturverhalten her neutral und stärken die Mitte. Vom Geschmack her sind sie süßlich und haben einen hohen Proteingehalt.

Gemüse: Unterschiedliche Sorten haben verschiedenes Temperaturverhalten:

- Scharf schmeckende und geruchsintensive Gemüse wie Lauch, Zwiebel, Knoblauch, Ingwer, Chili, Rettich, Fenchel. Sie unterstützen die Mitte, haben Bezug zu Lunge, Leber und Niere und wärmen diese.
- Kühlende Gemüse sind meist weich und biegsam, darunter Salat, Löwenzahn, Spinat, Sprossen und Kohlgemüse. Ihr Temperaturverhalten ist neutral bis kühlend. Ihr Geschmack ist teils süßlich-bitter. Sie haben Bezug zum Magen- und Darmtrakt, entgiften teilweise auch die Leber.
- Erdige Gemüse: Kartoffeln, Karotten, Fenchel, Sellerie, Rettich, Süßkartoffel und Wurzelgemüse wirken vom Temperaturverhalten her neutral und haben einen süßlichen, teilweise auch leicht scharfen Geschmack. Als Rohkost gegessen wirken sie immer kühlend. Sie stärken die Mitte und das Qi des Dickdarms.
- Kürbisgemüse: Sie sind generell neutral bis leicht wärmend. Ihr Geschmack ist neutral bis süßlich. Sie stärken die Mitte und auch den Darm.

Die Gurke ist kühlend mit einem leicht süßlichen Geschmack und befeuchtet vor allem den Darm.

Die Tomate hat kühlendes Temperaturverhalten, ist süß-sauer und hat Bezug zu Magen und Leber.

Die Melanzani ist kühlend, hat einen bitteren Geschmack und hat Bezug zu Magen und Dickdarm.

Pilze: Sie sind neutral bis leicht kühlend, haben süßlichen bis leicht scharfen Geschmack, stärken das Qi der Mitte und befeuchten Lunge und Darm. (Metall-Element)

Obst: Alle Obstsorten sind tendenziell kühlend bis kalt. Ausnahmen sind Marille (Aprikose), Pfirsich und Kirsche, die leicht wärmend sind. Durch ihren süß-sauren Geschmack harmonisieren sie das Holz- und Erde-Element. Durch ihren befeuchtenden Charakter haben sie Bezug zu Lunge und Darm und produzieren Körpersäfte.

Fisch ist vom Temperaturempfinden neutral und vom Geschmack süßlich bis leicht salzig (Meeresfisch). Fische mit rotem Fleisch wie Lachs, Lachsforelle, Thunfisch etc. haben eine leichte Tendenz zur Wärme. Sie stärken Qi und Blut und haben damit Bezug zur Mitte und zum Wasser-Element.

Fleisch hat ein neutrales Temperaturverhalten. Je röter das Fleisch ist, umso wärmender wirkt es. Der Geschmack ist leicht süßlich bis neutral und stärkt die Mitte, sowie Qi und Blut. Diese haben die Aufgabe Muskeln, Sehnen und Knochen zu stärken. Kleingeschnittenes Fleisch stärkt besser die Mitte, weil es besser verdaut werden kann. In Öl ausgebratenes Fleisch fördert die Bildung von Feuchtigkeit und Schleim. Die Deutsche Gesellschaft für Ernährung empfiehlt, pro Woche nicht mehr als 300–600 g Fleisch und Wurst zu essen.

Nüsse: Die meisten Nüsse sind neutral, einige tendenziell wärmend. Sie haben süßlichen Geschmack und wirken befeuchtend. Alle Nüsse stärken die Mitte und unterstützen das Metall-Element.

Gewürze: Bis auf Salz, das kalt ist, sind alle bei uns verwendeten Gewürze wärmend bis heiß. Diese sind Pfeffer, Schnittlauch, Kresse, Petersilie, Oregano, Thymian, aber auch Essig und Senf.

Genussmittel

Genussmittel erzeugen ein Gefühl von Luxus.

Genussmittel sind, wie das Wort schon sagt, »Mittel zum Genuss«.

Wir konsumieren sie nicht wegen ihres Nährstoffgehalts, sondern wegen ihrer anregenden Wirkung. Sie erzeugen wegen ihres verführerischen Geruchs und Geschmacks ein Gefühl von Luxus.

»Genießen« erfordert Ruhe und Entspannung – etwas, das uns leicht fallen sollte. Wie wir an unseren Patienten sehen, ist jedoch genau das Gegenteil der Fall. Gefangen zwischen alltäglichen Pflichten und Zwängen ist für Genuss kein Patz mehr. Das Abarbeiten der täglichen »To-do-Liste« steht so sehr im Vordergrund, dass jedes Innehalten und Genießen schon schlechtes Gewissen erzeugt. Anstatt ein paar Minuten der Entspannung auszukosten, kostet uns »Genießen« zu viel Zeit. Stellvertretend dafür vermitteln Genussmittel zwischendurch kurzfristig das angenehme Gefühl sich etwas zu gönnen.

Kaffee

Kaffee ist das Genussmittel des Feuer-Elements.

Kaffee ist das klassische Genussmittel des Feuer-Elements. Er schmeckt bitter, ist vom Temperaturverhalten heiß und wirkt über Dünndarm und Blase abführend.

Seine Effekte auf das Herz sind erhöhte Pulsfrequenz, innere Unruhe, Schlafstörungen und Gedankenflut. Diesem den Geist (Shen) aktivierenden Einfluss verdankt der Kaffee seine Beliebtheit. Viele Patient/innen geben an, ihre Müdigkeit und Antriebslosigkeit durch Kaffee zu bekämpfen. Durch seine energetische Hitze belebt er kurzfristig das Qi, fördert die Blutzirkulation und wärmt damit. Dieser Effekt hält jedoch nicht sehr lange an, daher entsteht der Wunsch mehr davon zu trinken. Dieser Suchteffekt hat aber langfristig Nebenwirkungen zur Folge. Vor allem Magen und Darm werden durch die ständige Zufuhr heißer Energie gestört, ihre Schleimhäute, die immer ein gewisses feuchtes Milieu brauchen, trocknen aus. Dieses als Magenhitze definierte Problem (Gastritis) erzeugt brennende Schmerzen im Oberbauch, Heißhunger, Verstopfung, Durst und Verlangen nach kalten Getränken.

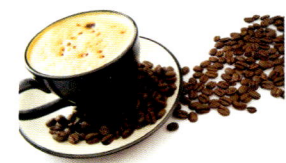

Kaffee ist ein guter Alkohol-Antagonist, das heißt er mildert dessen giftige Wirkung auf den Geist.

Im antiken China war der Kaffeegenuss kein Thema, er wird daher auch in den alten Texten nicht erwähnt. Erst durch die Öffnung Chinas in den letzten Jahren wird in Großstädten guter Kaffee serviert, meist von US-Ketten oder auch in kleinen italienischen Cafés.

Viele unterschiedliche Studien zur Wirkung des Kaffees beschreiben seine »Wunderkraft«.

Kaffee gegen Demenz und Krebs?

Wer jahrelang wenige Tassen Kaffee pro Tag trinkt, hat ein geringeres Risiko, im Alter an einer Demenz zu erkranken. Das schließen finnische und schwedische Forscher aus den Ergebnissen einer Langzeitstudie, die sie im »Journal of Alzheimer's Disease« veröffentlichten. 1409 Probanden einer Langzeitstudie gaben Auskunft über ihren Kaffee- und Teekonsum. Nach einem Zeitraum von durchschnittlich 21 Jahren waren 61 Personen an einer Demenz erkrankt, 48 davon an Alzheimer. Wer täglich drei bis fünf Tassen Kaffee trank, hatte ein bis zu 65 Prozent geringeres Krankheitsrisiko. Zwischen dem Teetrinken und der Wahrscheinlichkeit, an einer Demenz zu erkranken, ergab sich kein Zusammenhang. Allerdings war die Zahl der Teetrinker in der Studie gering.

Auch die Wirkung von Kaffee gegen Hautkrebs wird diskutiert. Forscher der Universität von New Jersey setzten vier Gruppen haarloser Mäuse starker UVB-Strahlung aus. Eine Gruppe der Tiere nahm mit dem Wasser Koffein auf, der zweite Teil bewegte sich ausgiebig im Laufrad, das dritte Viertel erhielt Koffein und konnte sich zusätzlich viel bewegen. Koffein und Bewegung zusammen steigerten den Zelltod der durch die UV-Bestrahlung geschädigten Zellen um mehr als 120 Prozent. (105) Warum sich die beiden Faktoren gegenseitig verstärken, ist bisher nicht bekannt. Wir können allerdings noch nicht abschätzen, ob diese Studie überhaupt relevant ist.

Regelmäßiger Kaffeekonsum schützt die Leber vor chronisch-krankhaften Veränderungen. Verschiedene empirische Studien der staatlichen amerikanischen Gesundheitsbehörde »National Institutes of Health« (NIH) konnten in den vergangenen Jahren zeigen, dass bei chronisch Leberkranken, die regelmäßig Kaffee tranken, der Leberumbau einen vergleichsweise milderen Verlauf nahm. Außerdem könnte Kaffee das Risiko reduzieren, an Leberkrebs zu erkranken. Olav Gressner, Molekularbiologe vom Uniklinikum Aachen, konnte an Tierversuchen zeigen, dass Kaffee einen Wachstumsfaktor in der Leber hemmt, der für den Umbau von funktionstüchtigen Leberzellen in funktionslose verantwortlich ist. Koffein wird ausschließlich in der Leber abgebaut, könnte also für den langsameren Umbau in Fibrose-Zellen verantwortlich sein.

Kaffee und koffeinhaltige Limonaden gehören zu den weltweit am meisten konsumierten Getränken. In einer Zwölf-Jahres-Langzeitstudie über den Gesundheitsstatus von Krankenschwestern im Alter von 26 bis 71 Jahren konnte mit dem Vorurteil aufgeräumt werden, dass häufiges Kaffeetrinken zu Bluthochdruck führt. (106) Deutlich habe sich dagegen ein Zusammenhang zwischen dem Konsum von koffeinhaltiger Limonade, sowohl gezuckert als auch in der Light-Form, und einem erhöhten Risiko für Bluthochdruck gezeigt. Jüngere Frauen (26 bis 46 Jahre), die vier oder mehr Gläser bzw. Dosen Cola pro Tag tranken, hatte ein um 28 % erhöhtes Risiko gegenüber jenen, die weniger als ein Glas zu sich nahmen.

Kaffee ist gut für die Leber.

Bei Frauen zwischen 43 und 71 Jahren war das Risiko bei einem solch hohen Cola-Konsum sogar um 44 % höher als bei Frauen gleichen Alters mit geringem Cola-Durst.

Im »Journal of the American College of Nutrition« wurde auch eine Studie veröffentlicht, die den Einfluss koffeinhaltiger und koffeinfreier Getränke auf den Flüssigkeitshaushalt des Menschen untersuchte. Als Messgröße diente der 24-Stunden-Urin. Die Forscher kamen zum Ergebnis, dass es keine signifikanten Unterschiede in der Wirkung der verschiedenen Getränke auf den Flüssigkeitshaushalt gibt und Koffein damit keinen negativen Einfluss auf sie ausübt. Lediglich eine akute Dosis von 250–300 mg Koffein bewirkt bei Personen, die zuvor über einen Zeitraum von mehreren Tagen oder Wochen kein Koffein zugeführt haben, eine kurzfristig gesteigerte Urinproduktion. Bei Personen, die daran gewöhnt waren, zeigte sich eine vermehrte Flüssigkeitsausscheidung erst bei einer Dosis von mehr als 300 mg – das entspricht etwa vier Tassen Kaffee.

Wer auch immer die jeweiligen Studien in Auftrag gegeben und bezahlt hat, eines steht fest: Genießen Sie Ihren Kaffee, aber halten Sie ein tägliches Maß ein. Mehr als 3–4 Tassen pro Tag sollten Sie aus gesundheitlichen Gründen nicht zu sich nehmen. Auch die gute alte Wiener Tradition, zum Kaffee ein Glas Wasser zu servieren, macht Sinn.

> Kaffee und andere koffeinhaltige Getränke entziehen dem Körper kein Wasser.

Tee

Das populärste Getränk Chinas seit der Tang-Dynastie (618–907 unserer Zeitrechnung) ist Tee. Zu dieser Zeit löste er den Weingenuss am kaiserlichen Hof ab. Es galt damals als schick, einmal pro Woche am Hof eine Tee-Party abzuhalten, meist in der »Halle zur

Tee wirkt dynamisch auf Herz und Geist.

Ehre der Literatur«. Bei hohen Gästen wurde auch die »Halle der doppelten Ehre« gewählt. Dabei war es ein wichtiges Ritual, dass der Herrscher den Tee persönlich ausschenkte, denn dies war als Zeichen der Ehrung von Ethik und Lehre des Konfuzius zu verstehen und sollte die anwesenden Gäste zur Lehrmeinung des Konfuzius erziehen.

Auch Tee hat einen leicht bitteren Geschmack und ähnlich wie Kaffee eine dynamische Wirkung auf Herz und Geist. Abgesehen von schwarzem Tee, der eine leicht wärmende Komponente hat, sind alle Teesorten kühlend. Auf leeren Magen getrunken, sollten sie nicht zu stark gebrüht werden, denn sie können mit ihren Bitterstoffen die Schleimhaut reizen.

Therapeutisch wurde Tee vor allem zu Entgiftung von Leber und Nieren eingesetzt. Teeabkochungen wurden im antiken China erfolgreich gegen Ruhr und andere bakterielle Darmerkrankungen mit Durchfall eingesetzt.

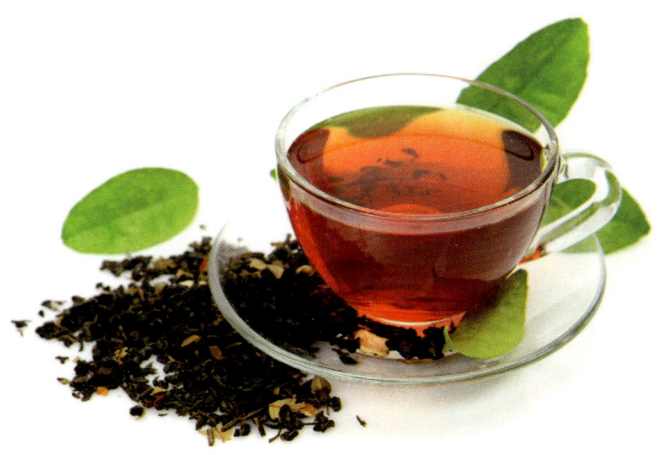

Auch Tee ist ein Genussmittel und sollte nicht literweise zum Durstlöschen getrunken werden. Vor allem grüner Tee, der dank einschlägiger Werbung als Krebsprävention bekannt wurde, verursacht ähnliche Symptome wie Kaffee. Im Übermaß genossen kann er Schlafstörungen, innere Unruhe, Kopfschmerzen, massive Blähungen und andere Verdauungsstörungen verursachen.

Alkohol

Ausgrabungen von Tontöpfen, die aus ca. 7000 vor unserer Zeitrechnung stammen, enthielten Rückstände von fermentierten Getränken aus Reis, Honig, Trauben und Weißdorn. »Es sieht so aus, als ob Chinesen ab dem Zeitpunkt, an dem sie begannen Getreide anzubauen, auch alkoholische Getränke brauten.« (E. N. Anderson)

Im antiken China herrschte ein sehr differenzierter Umgang mit Wein. Am kaiserlichen Hof gab es eine hierarchische Unterscheidung von Weinen, die zu bestimmten Veranstaltungen serviert wurden. Man nannte sie die sechs Klaren, fünf Qis und drei Jius.

Die »Sechs Klaren« bestanden aus Wasser, dicken Säften aus Essig und saurem Wein, süßem Wein und Wein aus gekochtem Reis. Milder Wein war ein Wein, der mit kaltem Wasser verdünnt wurde. Die sogenannten Yi-Weine wurden aus Hefe und Reis-Porridge, die Ye-Weine aus dünnem Porridge hergestellt.

Die »Fünf Qi« umfassten fünf Weine aus Maische, Reis, Sorghum und Hirse. Diese Weine waren süß und hatten einen dicken fließenden Charakter. Darunter gab es auch Rotweine, die leicht trüb und süß waren.

Die »Drei Jiu« wurden gefiltert, um die Rückstände zu beseitigen. Sie wurden bei heiligen Ritualen verwendet.

Alkohol hat warmes bis heißes Temperaturverhalten. Als heiß gelten besonders Schnäpse und Spirituosen, sie haben auch toxische Wirkung. Bier und leichte säuerliche Weißweine sowie Prosecco haben einen kühlenden Charakter. Durch seinen scharf-säuerlich-süßen, zum Teil auch bitteren Geschmack hat der Alkohol Bezug zum Holz-, Feuer- und Metall-Element. Seine anregende Wirkung auf den Geist wurde in allen Kulturen sehr geschätzt. Gerade im Winter wurde er wegen seiner kältezerstreuenden Wirkung als Therapie verwendet. Auch seine durchblutungsfördernde Wirkung und sein leicht narkotischer Effekt wurden als Schmerztherapie eingesetzt.

Die ganzheitliche Wirkung von Rotwein

Auf der ständigen Suche nach Therapiemöglichkeiten bei Krebserkrankungen stießen Forscher auf folgendes Phänomen: In Frankreich war die Darmkrebsrate besonders niedrig. Im Rahmen der Ursachenforschung stellte man fest, dass Franzosen die höchsten Pro-Kopf-Rotweinkonsumenten der gesamten EU sind. Daraufhin begann man den Rotwein genau zu untersuchen und stieß dabei auf Resveratrol, das als Antioxidans der Krebsentstehung entgegenwirken soll. Resveratrol wurde aus der Gesamtkomposition Rotwein isoliert, um daraus ein Medikament in Tablettenform herzustellen. Neue Forschungsergebnisse der Leiterin der »Forschungsplattform Molekulare Lebensmittelwissenschaften« an der Wiener Universitätsklinik zeigten jedoch, dass Resveratrol nur in einer Zellkultur diesen heilenden Effekt entfalten kann. Isoliert in Tablettenform hingegen, die über den Verdauungstrakt aufgenommen werden muss, konnte sich diese Wirkung nicht bestätigen. Dieses Beispiel zeigt auf eindrucksvolle Weise das Denken der konventionellen Medizin. Der Satz »Die Gesamtheit ist mehr als die Summe ihrer einzelnen Teile« bewahrheitet sich einmal mehr. Die komplexen Stoffwechselfunktionen sind bis heute noch nicht zur Gänze geklärt, daher ist auch nicht vorherzusehen, wie

Nahrungs- oder Heilmittel innerhalb dessen ihre Wirkungen und Nebenwirkungen entfalten. Einen Bestandteil aus einer natürlichen Struktur herauszunehmen und zu glauben, dass er die gleiche Wirkung erzielt wie die Gesamtkomposition, kann ein fataler Irrtum sein.

Genießen wir ein Gericht, beurteilen wir es schließlich auch nicht nur anhand seines Salzgehalts, sondern in seinem Zusammenspiel an Gewürzen.

Nikotin

Nikotin ist das Alkaloid aus den Blättern der Tabakpflanze und hat auf unser vegetatives Nervensystem je nach Dosierung und Dauer der Einwirkung erregende oder lähmende Wirkung (Yin/Yang-Prinzip). Im Darm fördert Nikotin primär die Bewegung der Darmmuskulatur und wirkt daher leicht abführend.

Nikotin ist energetisch heiß und trocknet damit besonders die Lunge und das Blut aus (Yin-Mangel). Diese Hitze kann auch den Darm austrocknen, wodurch es zu Verstopfung und ziegenkotartigen Stühlen kommen kann.

Nikotin kann anregend oder lähmend wirken.

Schokolade

Kakaobohnen sind die Grundlage der Schokoladeherstellung. Verwendung finden die Samen des Kakaobaumes, die durch Gären und Trocknen zu Rohkakao verarbeitet werden.

In den letzten Jahren häufen sich wissenschaftliche Studien, die eine Reihe von positiven Effekten des Schokoladeverzehrs propagieren. Diese Studien entlehnen dabei lediglich die Wirkung

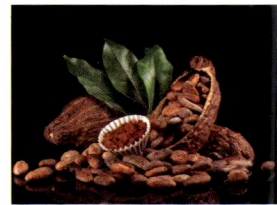

Kakao wirkt positiv auf die Gesundheit und auf die Stimmung.

der Kakaobohne. Leider besteht Schokolade nicht nur aus Kakao, sondern auch zu einem hohen Anteil aus Fett, Zucker und Aromastoffen.

Amerikanische Herzspezialisten sprechen auch vom »süßen Aspirin«, da Kakao die Verklumpung der Blutplättchen vermindern soll. Das wirkt sich positiv auf die Sterberate durch Herz-Kreislauf-Erkrankungen aus. Als Antioxidans schützt Kakao vor Krebs.

Der Kakaokonsum senkt auch das Cholesterin, glücklicherweise gerade das gefürchtete LDL-Cholesterin.

Der Einfluss auf den Serotoninstoffwechsel macht Schokolade neuerdings zum »mood food«.

Kakao hat einen bitteren Geschmack und ist an sich wenig süß. Das Temperaturverhalten ist neutral. Die euphorisierende Wirkung besteht aus Sicht der TCM durch seinen Bezug zum Feuer-Element.

> **Vanille**
> Seit der Wirtschaftskrise wird übrigens in den USA den Nahrungsmitteln verstärkt Vanillegeschmack zugesetzt. Grund dafür ist der aphrodisierende Effekt des Vanillins. Die Kombination von Süß und Vanille erzeugt eine harmonisierende und leicht antidepressive Wirkung.

Auch Burger, Pizza und Co. sind unserer Ansicht nach wie Genussmittel zu konsumieren.

Lustempfinden ist aber mehr als nur Geschmack. Mund und Anus sowie die Sexualorgane haben die gleiche Anzahl von Sinneszellen (Sensoren). Im Mund erleben wir die Konsistenz und Frische von Speisen. Instinktiv unterscheiden wir reife von unreifen, frische von verdorbenen Nahrungsmitteln. Evolutionsmediziner halten diese Fähigkeit für einen ganz entscheidenden Aspekt der Arterhaltung. Erfüllt ein Nahrungsmittel diese Prüfung nicht, ekelt uns instinktiv davor.

Urinstinkte wie Ekel werden heute von Forschern als »Immunsystem des Verhaltens« bezeichnet. Im Laufe der Evolution haben sie uns davor bewahrt, etwas in den Mund zu nehmen, das uns schaden könnte. Sie machen aber auch im sozialen Verhalten klar, was unserem Immunsystem schaden könnte. Wen wir riechen können oder gerne angreifen, der scheint uns auch nicht zu schaden. Nehmen Sie diese Gefühle ernst, vor allem auch bei Ihren Kindern. Zwingen Sie sich und Ihre Kinder nicht mit rationalen Argumenten wie »es ist so gesund«, gegen den Ekel anzukämpfen.

Auf diese Urinstinkte stützen sich heute Food-Designer, indem sie neben dem Geschmack auch das Kauverhalten sinnlich gestalten. Unsere Sinnesorgane – Auge, Mund, Nase und Ohr – entscheiden gemeinsam über die Qualität der Speise. Sehen, Schmecken, Riechen und Hören sind also gleichermaßen an unserem Lustgefühl beteiligt.

Geschmack als schützender Urinstinkt

Auch Kaugeräusche von Mensch und Tier folgen ganz bestimmten Rhythmen. Diese Analyse verdanken wir den »Sound-Designern« der Nahrungsmittelindustrie. Sie erforschen die Geräusche beim Kauen der einzelnen Produkte und gestalten sie zu einer rhythmischen Gesamtkomposition. Damit sprechen sie auch direkt unser Bauchgefühl an und steuern unser Geschmacksempfinden.

Rhythmus bestimmt unser Leben

Der Mensch ist es gewöhnt in zirkadianen Rhythmen zu leben. Damit wir uns wohl fühlen, brauchen wir regelmäßig wiederkehrende Abläufe, die sich innerhalb von 24 Stunden eines Tages ereignen.

Temperaturregelung, Hormonausschüttung, Menstruationszyklus und Darmbewegung (Peristaltik) unterliegen ebenso wie die Wach-Schlaf-Phasen einem zirkadianen Rhythmus. Diese Körperfunktionen laufen autonom ab und werden durch Umweltbedingungen nur synchronisiert. Bestes Beispiel dafür ist das Fliegen in andere Zeitzonen. Der Körper braucht dabei einige Tage, um sich auf die neue Zeiteinteilung einzustellen, er wird sozusagen resynchronisiert. Steuerungszentrale dafür ist der Hypothalamus im Gehirn, wo Proteine in einer bestimmten Region rhythmisch gebildet werden.

Der Sinn der zirkadianen Rhythmik liegt darin, den Körper auf ständig wechselnde Bedingungen vorzubereiten, indem er seine Kräfte optimal nützt.

Gut zu erkennen sind diese Schwankungen bei jenen Menschen, die aus gesundheitlichen Gründen ihren Blutdruck mehrmals täglich messen müssen. Die Chronobiologie beginnt mit einem Blutdruckanstieg bereits vor dem Erwachen, es folgt eine mittägliche Absenkung, dann ein neuerlicher Anstieg am späteren Nachmittag und schließlich ein Abfall während der Nacht.

Während unser Herz 24 Stunden mit einer durchschnittlichen Frequenz von 60–80 Hertz schlägt, schwingt auch jede einzelne Zelle unseres Körpers. Ein beschwingtes Leben versüßt unser Dasein. Wenn unser Herz aus dem Rhythmus kommt, spüren wir das entweder als Herzrasen, Herzstolpern oder Druck- und Engegefühl in unserem Brustkorb. Es muss ja nicht gleich ein Herzinfarkt

Unser Körper ist auf Rhythmen programmiert.

dahinter stehen. Vielmehr geht es darum, dass wir täglich einer Reihe von äußeren und inneren Einflüssen ausgesetzt sind, die wir mit unserem Körper und Geist in Einklang bringen müssen.

Dieser ständige Wandel zwischen Yin und Yang ist ein Zeichen für Vitalität, er macht unser Leben aus. Es ist schon fantastisch, wie unser Körper funktioniert, wie er es schafft die vielfältigen biochemischen, biologischen und physikalischen Abläufe zu synchronisieren.

Diese Synchronisation ist Aufgabe des Metall-Elements bzw. der Lunge. Sie bestimmt durch den Atemrhythmus unseren Lebensrhythmus. Die Schwingungen der Atmung sind Tönen gleichzusetzen, sie sind ebenso wie Farben, Gerüche und Geschmack unterschiedliche Ausdrucksformen des Qi. So können Sie auch mit Tönen das Qi Ihrer Organe stärken.

Der Ton des Erde-Elements 土
- Gong-Ton – C oder Do
- der Herrscher
- die Trommel, das Tamburin
- der Klang geht direkt in den Bauch
- erregt und stabilisiert das Qi, gibt Kraft und Mut
- macht tolerant und freundlich

Der Ton des Metall-Elements 金
- Shang-Ton – D oder Re
- der Minister
- Schlaginstrumente aus Metall, Glocken
- heller Klang macht scharfsinnig und fördert das Unterscheidungsvermögen
- bringt Qi hervor
- macht freundlich und gerecht

5 Töne zur Stärkung des Qi

Der Ton des Feuer-Elements 火
- Zhi-Ton – G oder So
- Flöten, Mundorgel
- steuert soziale Interaktion
- betrifft Staatsangelegenheiten
- lässt das Qi aufsteigen
- macht fröhlich und großzügig

Der Ton des Holz-Elements 木
- Jue-Ton – E oder Mi
- Qin, die Laute
- symbolisiert das Volk
- Saiteninstrumente stehen für Reinheit und Mäßigung
- setzt Qi frei
- macht gütig und versöhnlich

Der Ton des Wasser-Elements 水
- Yu-Ton – A oder La
- die Harfe
- steht für soziale Beziehungen
- symbolisiert den Abstieg, Wandel zum Tod
- bringt das Qi nach innen und unten
- gibt geistige Balance, macht vornehm und sanft

Wir sind also Teil einer Welt, in der kein Lebewesen und auch keine unserer Körperzellen isoliert existieren. So wie einzelne Atome und Moleküle miteinander durch Schwingungen kommunizieren, bewegt sich ein gesunder Körper in seinem Rhythmus. Psychische und physische Störungen können uns aus dem Rhythmus bringen, der Körper reagiert darauf mit unterschiedlichen Symptomen. Viele Menschen sind der Meinung, dass Hochspannungsleitungen,

Handymasten und Computer mit unserer Körperfrequenz nicht kompatibel sind, uns dadurch schwächen und krank machen. Solange wir aber ausreichend Energie zur Verfügung haben, ist der Körper flexibel genug, die ständigen Impulse auszugleichen. Dafür muss uns klar sein, dass uns nur eine einzige Energiequelle zur Verfügung steht, und das ist die Nahrung. Nur aus unseren Lebensmitteln können wir unsere Lebensenergie beziehen. Das setzt voraus, dass wir auch mit unserer Natur im Einklang sind. Gerade in den letzten Jahrzehnten ist unsere Natur immer mehr aus dem Rhythmus geraten. An diesen unkontrollierbaren Umweltkatastrophen ist der Mensch nicht unbeteiligt. Zerstören wir die Umwelt, so zerstören wir uns selbst. Sind Meere, Seen und Wiesen verseucht, vergiften wir uns allmählich selbst.

Erst wenn der letzte Baum gefällt, der letzte Fluss vergiftet, das letzte Tier getötet ist, erst dann werdet ihr merken, dass man Geld nicht essen kann.
INDIANISCHER SPRUCH

Rhythmus der Organe – unsere innere Uhr

Untersuchungen haben gezeigt, dass das Herzinfarkt-Risiko am Vormittag sein Maximum hat. Auch Asthmaanfälle, die in den frühen Morgenstunden (3–4 Uhr) gehäuft auftreten, sind Folge des Zusammenspiels zirkadianer Rhythmen.

Unser Körper schwingt (oszilliert), das wusste man schon in der indischen Medizin (Veden). Daher sind wir auf Rhythmen programmiert. Alle kulturellen Traditionen bedienen diese archaischen Abläufe: man denke an Trommelrhythmen, gregorianische Choräle, Mantren oder Suren.

Die Erkenntnis, dass körperliche Phänomene rhythmisch wiederkehren, ist auch den Meistern des antiken China nicht entgangen. Sie waren darüber nicht verwundert, verstanden sie doch das Leben im rhythmischen Einklang mit der Natur. Erstaunlich ist allerdings, dass sie die Organfunktionen genauso beschrieben, wie sie dem heutigen Wissensstand der Medizin entsprechen.

Das Nähr-Qi fließt in einem 24-Stunden-Rhythmus durch alle Organe, um für jeweils zwei Stunden in einem Organ seine maximale Wirksamkeit zu entfalten, d. h. zu ernähren, zu wärmen und zu beleben, zu befeuchten.

Da die Verteilung des Nähr-Qi Aufgabe der Lunge ist, beginnt der Zyklus der Qi-Verteilung in der energetischen Maximalzeit der Lunge, zwischen 3.00 Uhr und 5.00 Uhr morgens. Dies ist die Zeit des Sonnenaufgangs, des ersten Hahnenschreis. In allen religiös-philosophischen Ritualen, ob östlich oder westlich, ist dies die Zeit des Morgengebets oder der Morgenmeditation.

Damit wir die Maximalzeiten der Organe innerhalb von 24 Stunden übersichtlicher gestalten, haben wir die anglo-amerikanische Darstellung der Uhrzeit gewählt.

p. m. (Nachmittag)		a. m. (Vormittag)
Blase	3.00–5.00	Lunge
Niere	5.00–7.00	Dickdarm
Perikard	7.00–9.00	Magen
Dreifacher Erwärmer	9.00–11.00	Milz
Gallenblase	11.00–1.00	Herz
Leber	1.00–3.00	Dünndarm

Sehen wir uns als Beispiel die Maximalzeit des Magens an, die zwischen 7.00 Uhr und 9.00 Uhr morgens liegt. In diesen zwei Stunden ist der Magen besonders leistungsfähig, sein Qi ist stark und damit seine Verdauungsleistung optimal. Gleichzeitig ist aber das Qi des Magens zwischen 19.00 Uhr und 21.00 Uhr, also zwölf Stunden später, am schwächsten, genau dann, wenn wir üblicherweise unsere Hauptmahlzeit einnehmen. Abends ist das Magen-Qi am schwächsten und seine Verdauungsfunktion nicht ausreichend gewährleistet. Daraus folgt, dass der Nahrungsbrei zum Teil völlig unverdaut im Magen liegen bleibt und wie in einem Silo vor sich hin gärt.

Druckgefühl im Magenbereich, übler Mundgeschmack, Mundgeruch, dicker Zungenbelag, unruhiger Schlaf und Nachtschweiß sind Folge dieser Gärungsprozesse nach üppigem Essen.

Viele Patient/innen erklären mir, morgens keinen Hunger zu haben, nicht einmal ein Stück Brot könnten sie »runterbringen«. Das ist nicht verwunderlich, liegt ihnen doch der gesamte Nahrungsbrei des Vorabends noch im Magen.

Der Milz ergeht es ähnlich, sie hat ihre maximale Leistungsfähigkeit zwischen 9.00 Uhr und 11.00 Uhr morgens. Eilen Sie also ohne Frühstück aus dem Haus und trinken Sie nur schnell einen Take-away-Kaffee auf dem Weg zur Arbeit, so schwächen Sie genau jene Organe, die die Aufgabe haben, Sie mit Energie zu versorgen.

Wundern Sie sich dann, dass Sie an Konzentrationsstörungen, Müdigkeit, Völlegefühl, Lustlosigkeit, Erschöpfung und depressiver Verstimmung leiden?

Meine Großmutter gab früher nur allzu oft den Spruch »Frühstücken wie ein Kaiser, Mittagessen wie ein König und Abendessen wie ein Bettler« zum Besten. Heute verstehe ich diese Botschaft besser, nicht nur als transkulturelle Weisheit, sondern ich sehe auch die Auswirkungen der genau gegenteiligen Ernährungsrhythmik an einer Vielzahl meiner Patient/innen mit Verdauungsstörungen.

Die Organuhr gibt jedem von uns wichtige Hinweise über diverse Funktionsstörungen in einem Organ. Abhängig davon, ob ein Organ in Fülle (Yang) oder Leere (Yin) ist, werden die Probleme entweder in seiner Maximal- oder Minimalzeit auftreten.

Gerät unsere Gallenblase zum Beispiel durch zu fette Ernährung in einen Fülle-Zustand, so wundert es uns als TCM-Ärztinnen nicht, dass die meisten Gallenkoliken gegen Mitternacht auftreten, genau dann, wenn die Gallenblase ihren maximalen Energiedurchlauf hat.

Asthmaanfälle hingegen ereignen sich häufig gegen 4.00 Uhr morgens, in der Maximalzeit der Lunge. Zu diesem Phänomen hat die konventionelle Medizin viele Studien durchgeführt. Das Zusammenwirken zirkadianer Rhythmen einzelner Hormone und anderer Mediatoren konnte damit deutlich gezeigt werden.

Rhythmus bestimmt also unser Leben, und viele dieser Rhythmen können wir selbst nicht beeinflussen, sie laufen autonom in unserem Körper ab. Von einigen kennt man die Bedeutung bis heute noch nicht.

Ernährung im Rhythmus der Jahreszeiten

Auch auf den Rhythmus der Jahreszeiten haben wir keinen Einfluss, wir können ihn nur staunend jedes Jahr erneut erleben. Wie schon erwähnt bringt die Natur zu jeder Jahreszeit auch genau jene Lebensmittel hervor, die uns zu dieser Zeit optimal versorgen. Genau deshalb wachsen bei uns im Winter keine Früchte. In diesem Sinn beginnt sich »Slow Food« als neue Bewegung langsam zu etablieren. Diese setzt sich gegen das Leerfischen der Gewässer, die Überdüngung der Böden und für artgerechte Tierhaltung ein. Auch alte Kulturpflanzen, die bei uns heimisch waren, werden wieder neu für die Küche entdeckt. Topinambur, Pastinaken oder Galgant sind nur einige Beispiele dafür.

Ernährungsrhythmus

Die alten asiatischen Empfehlungen sind bis heute aktuell:
- regelmäßige Mahlzeiten
- nur bei Hunger essen
- keine Zwischenmahlzeiten
- die Hauptmahlzeit mittags einnehmen
- Essen in ruhiger Umgebung
- keine Ablenkung beim Essen
- nicht im erregten Zustand essen
- während des Kauens nicht sprechen
- mindestens 3–6 Stunden Pause zwischen den Mahlzeiten
- nicht völlig satt essen

Lebensrhythmus durch die Kraft der Mitte

Wenn wir unser Essen genießen, stärkt das unsere Mitte (Erde) – eine gestärkte Mitte nährt unser Herz und damit unsere Lebensfreude. Ein starkes Herz (Feuer) wiederum bringt einen starken Geist hervor – der Geist ist die Yang-Manifestation der Essenz: Ist der Geist stark, ist die Niere stark und damit unsere Willenskraft. Wir stehen aufrecht im Leben und gehen unseren Weg.

Eine starke Niere (Wasser) stärkt auch das Holz (Leber): Wir sind initiativ und trauen uns zu, unsere Persönlichkeit zu entfalten, wir können Verantwortung übernehmen und fühlen uns geerdet (Erde – Milz). Jetzt sind wir auch in der Lage Bindungen einzugehen (Metall – Lunge): Ein starkes Metallelement macht es uns möglich, in heiterer Gelassenheit die Probleme des Alltags zu bewältigen.

Die Diätetik der Chinesen vertraut auf ein dem Menschen innewohnendes »Meldesystem«, das uns warnt und mit unseren Sinnen kommuniziert. Der Mensch soll lernen diese Warnungen zu deuten und die Bedürfnisse des eigenen Körpers zu erkennen.

Niemand kennt uns besser als wir uns selbst kennen, daher müssen wir auch wieder fühlen lernen und selbst entscheiden, was uns gut tut und was nicht. So können wir uns auch nicht globalisieren lassen, denn jeder Einzelne von uns hat einen eigenen Stoffwechsel und auch andere Vorlieben, die Geschmäcker sind völlig unterschiedlich.

Es liegt an uns, welche Lebensmittel auf den Markt kommen: solche, die ewig halten, oder solche, die nach einigen Tagen verderben, also einen Reifungsprozess durchmachen, und dafür reich an Mineralstoffen und Vitaminen sind.

Es liegt an uns, ob wir uns von der Nahrungsmittelindustrie Nahrungsmittelimitate vorsetzen lassen, ohne zu hinterfragen, welche Zusatzstoffe zum Einsatz kommen.

Es liegt an uns, ob wir uns mit unserer Ernährung gesund erhalten oder krank essen.

Es liegt an uns, ob wir unseren Alltag von der modernen Wirtschaft dominieren lassen. Wir kaufen Lebensmittel nicht mehr instinktiv, sondern manipuliert, je nachdem, was uns die Werbung am Vorabend für gesund verkauft hat. Seien wir doch bitte wieder kritisch und vertrauen wir wieder mehr unserem eigenen Bauchgefühl.

So wie der grundsätzliche Bauplan einer Figur genetisch festgelegt ist, sind auch die Grundlagen der Verdauung vererbt. Deshalb ist es so wichtig, die eigene individuelle Konstitution zu erkennen und dementsprechend die eigene Lebensweise anzupassen.

In unserer **Yang**-orientierten Welt investieren wir zu viel Energie in krank machende Stressfaktoren, anstatt auch einmal innezuhalten und mindestens genauso viel Energie auf positive und kraftspendende Lebensbereiche zu richten. Diese kleinen

---

Es liegt an uns ...

Oasen der Ruhe, die wir uns gönnen und die wir genussvoll erleben, bilden das regenerierende **Yin**. Es erhält unsere Substanz, damit wir den vielfältigen Anforderungen in unserem Leben entsprechen können.

Wenn Sie also noch nicht auf den Geschmack gekommen sind Ihren Körper zu verwöhnen, dann fangen Sie noch heute damit an. Er wird es Ihnen mit einem unglaublichen Wohlgefühl danken.

»Mit dem Geist ist es wie mit dem Magen: Man sollte ihm nur Dinge zumuten, die er auch verdauen kann.«
WINSTON CHURCHILL

Kapitel VIII

Gesundes Fast Food –
einige Rezepte

Viele Patientinnen erzählen mir, dass sie tagelang nichts Warmes zu sich nehmen, denn Kochen sei ihnen zu mühsam. Ich erzähle ihnen dann, dass ich für meinen Sohn jeden Mittag gekocht habe, oft kamen auch einige seiner Freunde mit. Damals habe ich mir 30 Minuten Kochzeit und 30 Minuten gemeinsames Essen vorgenommen – und es war machbar. Auch wenn ich, zugegeben, nicht täglich mit Begeisterung gekocht habe, so empfand ich es als gut investierte Zeit. Viele Rezepte habe ich immer wieder variiert, das ist vor allem bei Gemüse je nach Saison kein Problem. Wichtig ist, dass alle Zutaten frisch sind, wobei durchaus einmal Erbsen aus der Tiefkühlpackung dabei sein können. Ein Tipp vorweg aus der F. X.-Mayr-Küche: Es ist die Basensuppe nach F. X. Mayr, sie steht immer bei mir im Kühlschrank und ersetzt mir den Suppenwürfel.

Basensuppe (meine Version)

- 2–3 Suppengrün
- 3 Karotten extra
- 1 Lauchstange (Porree)

Gemüse mit einigen Pfefferkörnern, wenig Salz und Liebstöckel in 1 l Wasser ca. 30 Minuten köcheln lassen. Ich verwende den Druckkochtopf, lasse die Suppe 15 Minuten kochen und dann im Kochtopf bei geschlossenem Deckel noch auskühlen. Das Gemüse abseihen und die Suppe in Gläser abfüllen. Diese Kraftbrühe eignet sich auch gut als Getränkeersatz besonders abends nach einem langen Arbeitstag. Sie gibt Kraft und regelt Ihren Elektrolythaushalt, wirkt basisch und entgiftend.

Gesundes Fast Food – einige Rezepte

Balsamico-Pilzgulasch (für 2 Personen)

- ½ kg Pilze nach Belieben gemischt
- ¼ kg rote Zwiebeln
- 2 Tomaten
- je 2 EL Paprikapulver edelsüß und scharf
- 2 Lorbeerblätter
- 2 Knoblauchzehen
- 2 EL Balsamico-Essig
- ¼ l Rotwein
- Sonnenblumenöl, Salz, Wasser, Petersilie

In einer tiefen Pfanne (Wokpfanne) oder Topf ein wenig Öl erhitzen und die Zwiebeln leicht anrösten. Pilze nicht zu klein schneiden und kurz mitbraten. Die Tomaten einige Minuten mit heißem Wasser überbrühen, danach kalt abschrecken, enthäuten und in Würfel schneiden, dabei die Kerne entfernen. Tomaten, je 2 EL Paprikapulver, Knoblauchzehen und Lorbeerblätter zugeben, verrühren und danach mit Balsamico ablöschen. Unter ständigem Rühren Balsamico verkochen lassen, danach Rotwein und etwas Wasser zugießen, salzen und die Pilze gar kochen. Um die Sauce etwas zu binden, kann man 1 TL Maisstärke mit etwas Wasser vermischen und einrühren. Mit gehackter frischer Petersilie bestreuen und mit gekochten Kartoffeln servieren, oder als Sugo zu Spaghetti oder Reis.

Pilze werden in der chinesischen Medizin als krebsvorbeugend (antikanzerogen) geschätzt. Sie enthalten wichtige Mineralstoffe sowie Vitamin B und C, Eisen und Selen. Ihr Temperaturverhalten ist neutral, sie werden aber durch die Zubereitung mit Rotwein und Balsamico, Zwiebel und Knoblauch zu einem wärmenden Gericht. Da Pilze schwer verdaulich sind, eignet sich dieses Gericht nicht gut als Abendmahlzeit!

Rezept 1

Dauer: 30 Minuten

TCM

Rezept 2

Dauer: 30 Minuten

Blumenkohl-Curry (für 2 Personen)

Wer Vegetarier oder Vegetarierin ist, hat es in Österreich nicht immer leicht, in Restaurants etwas Passendes zu finden. Als Albtraum fällt mir die aus Dosengemüse gezauberte Gemüseplatte ein. In Asien hingegen wird Gemüse meisterlich zubereitet und das auch noch ohne großen Aufwand. Zu diesem Rezept hat mich die indische Küche inspiriert. Der Vorteil: Sie können es mit unterschiedlichsten Zutaten variieren, z. B. Romanesco, Broccoli, Kartoffeln, Kohlsprossen, Kohlrabi, aber auch Kürbis eignen sich dafür.

- 1 Karfiol (Blumenkohl)
- 2 Stangen Frühlingszwiebeln
- 2 Kartoffeln (nach Belieben auch mehr)
- ca. 1 TL Kreuzkümmel (Cumin) gemahlen
- ca. 1 EL grünes Currypulver
- ¼ l Kokosmilch
- 1 Tasse Basensuppe oder Wasser
- Salz, Pfeffer

Zerteilen Sie den Karfiol in kleine Stücke und bedecken Sie sie in einer Schüssel 3–4 Minuten mit kochendem Wasser. Danach abgießen und mit kaltem Wasser abschrecken. In einem Topf oder einer Wokpfanne 1 EL Rapsöl erhitzen, geschnittene Jungzwiebeln darin anbraten, aber nicht braun werden lassen! Die Kartoffeln in kleine Würfel schneiden. Karfiol und Kartoffeln in den Topf zugeben, kurz mitbraten, danach mit Suppe oder Wasser ablöschen und 10 Minuten köcheln lassen. Currypulver, Kreuzkümmel und Kokosmilch dazugeben und weitere 10–15 Minuten weiter köcheln lassen, je nachdem, wie bissfest Sie den Karfiol mögen. (Kokosmilch soll nicht zu stark erhitzt werden, sonst verliert sie ihre wertvollen Inhaltsstoffe.) Zum Schluss mit Salz und Pfeffer würzen.

Karfiol wird zu Unrecht oft wegen des Geruchs, den er beim Kochen verbreitet, gemieden. Sein hoher Vitamin-C-Gehalt und seine Anteile an antioxidativen Substanzen (hemmen die Krebsentstehung, siehe Kapitel III) machen ihn zu einem sehr gesunden Gemüse. Außerdem ist er reich an Phytosterinen, die eine cholesterinsenkende Wirkung haben. Sein grüner »Bruder« Romanesco enthält noch mehr Vitamin C.

Inhaltsstoffe

Karfiol ist weiß und schmeckt in roher Form genossen leicht scharf, ist also ein klassisches Gemüse des Metall-Elements. Gekocht schmeckt er leicht süßlich, stärkt also auch das Erde-Element. Zusammen mit der Kokosmilch befeuchtet er die Lunge und stärkt das Abwehr-Qi (Immunabwehr). Die leicht scharfe Currykomponente wärmt. Cumin bewegt das Qi der Mitte und wirkt gegen Blähungen.

TCM

Hühnerspießchen mariniert (für 2 Personen)

Rezept 3

- 1 Hühnerbrust (2 Stück bei mehr als 2 Personen)
- 1 Paprika rot oder grün
- Teriyakisauce
- 1 EL Honig
- 1 klein gehackte Knoblauchzehe
- Sesam weiß oder schwarz

Dauer: max. 20 Minuten

5 EL Teriyakisauce mit Honig, Knoblauch und 3 EL Wasser mischen. Die für Spießchen geschnittene Hühnerbrust darin kurz marinieren (4–5 Min).

An dieser Stelle möchte ich kurz für die Anschaffung eines Reiskochers werben. Während Sie Ihr gewünschtes Gericht zubereiten, kocht darin der Reis von alleine. Vom Waschen des Reis in einem Sieb unter fließendem Wasser bis zur Zugabe von Wasser in den Topf brauchen Sie 2 Minuten.

Die marinierten Hühnerstücke und ein Stück Paprika immer abwechselnd aufspießen. Eine Bratpfanne mit Rapsöl erhitzen und die Spieße anbraten, dabei mehrmals wenden und mit dem Rest der Marinade beträufeln. Eine halbe Minute, bevor sie fertig sind, noch Sesam darüber streuen. Das Gericht geht natürlich noch schneller, wenn Sie auf die Spießarbeit verzichten und nur die Zutaten in der Pfanne braten.

Beilage

Bratkartoffeln gehen besonders schnell, wenn man sie im Backofen auf 200 Grad brät. Dazu Kartoffeln gut waschen, evtl. abbürsten, in dünne Scheiben schneiden (Schälen nicht nötig) und auf Backpapier legen. Dieses ins Rohr schieben, je nach Dicke der Scheiben sind sie nach 8–12 Minuten fertig.

Inhaltsstoffe

Dieses Gericht deckt nahezu den Tagesbedarf an Kalzium, außerdem enthält Paprika hohe Mengen an Vitamin C.

TCM

Huhn stärkt die Mitte sowie Qi und Blut. Honig gibt Energie und der salzige Geschmack der Teriyakisauce bringt die Kraft nach unten zu den Nieren. Sesam stärkt die Knochen durch seinen hohen Kalziumgehalt, besonders schwarzer Sesam unterstützt das Nieren-Qi. Die Schärfe des Knoblauchs gibt dem Gericht die richtige Dynamik, sodass Sie sich nicht müde und »angestopft« fühlen.

Kraut mit gebratenem Fischfilet (für 4 Personen)

Rezept 4

Vor kurzem habe ich in Italien eine köstliche Zubereitung von weißem Kraut gegessen, die ich zu Hause sofort nachgekocht habe. Ich muss sagen, ich war mit dem Ergebnis zufrieden.

Dauer: ca. 30 Minuten

- 1 kleiner Kopf Weißkraut (sonst nur die Hälfte verkochen)
- 3 Schalotten oder Frühlingszwiebeln, 1 Knoblauchzehe ganz, evtl. 1 Chilischote
- 1 Handvoll Rosinen
- 1 Handvoll Pinienkerne
- 2 EL Vollrohrzucker
- 2 EL Apfelessig
- ⅛ l Weißwein
- 4 Fischfilets (z. B. Forelle oder Saibling)

Kraut in feine Streifen schneiden, Rosinen in Wasser einlegen. Öl in einer Pfanne erhitzen, die ganze Knoblauchzehe hineingeben und das Öl damit »parfümieren«, danach wieder entfernen. Jetzt geschnittene Zwiebeln anrösten und nach etwa 3 Minuten das Kraut zugeben. Wer gerne schärfer isst, röstet die klein geschnittene Chilischote mit den Zwiebeln an. Mit Zucker glasieren, dabei ständig rühren, damit das Kraut nicht anbrennt. Mit Essig löschen, wenn er verdampft ist, Weißwein zugeben und bei mittlerer Hitze zugedeckt etwa 20 Minuten weiterköcheln lassen. Ein chinesischer Trick: Je feiner Sie das Kraut schneiden, desto schneller ist es fertig gekocht! Kurz vor dem Servieren Rosinen und Pinienerne dazugeben, salzen und pfeffern. Inzwischen die Fischfilets an einer Seite in Maisstärke legen, damit sie in der Pfanne nicht kleben bleiben. In eine flachen Pfanne Olivenöl erhitzen und den Fisch kurz anbraten. Kraut auf die Teller verteilen und obenauf den Fisch legen.

Inhaltsstoffe

Weißkraut hat einen hohen ernährungsphysiologischen Wert. Es enthält viele Mineralstoffe, darunter Kalzium, und Vitamine, besonders Vitamin C. Sekundäre Pflanzenstoffe (Glucosinolate) wirken der Krebsentstehung entgegen.

TCM

Kraut und alle verwandten Gemüsesorten (Kohlgemüse, Chinakohl) werden in der TCM als entgiftend und damit auch als antikanzerogen gesehen. Fisch stärkt das Nieren-Qi und die Mitte (Erde-Element).

Rezept 5

Grüne Bohnen (Fisolen) asiatisch

Dauer: max. 15 Minuten

- ½ kg grüne Bohnen
- 5 Knoblauchzehen
- Oyster-Sauce, 1 EL Erdnuss- oder Rapsöl, Salz, 1 TL Vollrohrzucker

Von den Bohnen die beiden Enden wegschneiden. In einer tiefen Pfanne (ideal ist eine Wok-Pfanne) Öl heiß werden lassen, die Knoblauchzehen hineingeben und anbraten. Knoblauch mit einem Schöpfer herausholen und die Bohnen scharf anbraten. Dabei mit Salz bestreuen und unter ständigem Wenden darauf achten, dass sie nicht anbrennen. Jetzt die Hitze halbieren und noch 2 Minuten garen. Am Schluss 1 EL Oyster-Sauce und Zucker hinzugeben und nochmals 2 Minuten braten.
Dieses Gericht eignet sich gut zu einem Stück gebratenem Fleisch oder Fisch.

Inhaltsstoffe

Mit einem halben Kilogramm grüner Bohnen decken Sie den gesamten Tagesbedarf an Kalzium. Bohnen enthalten aber auch alle anderen Mineralstoffe und Spurenelemente sowie Vitamine und Folsäure.

Wie Sie vielleicht schon bemerkt haben, ist bei jedem Gericht zumindest eine geringe Menge an wärmenden Gewürzen dabei. Entweder Knoblauch, Zwiebel, Porree und/oder Pfeffer geben den Gerichten jene Qi-Dynamik, die wir während des Tages brauchen. Niemals würden in Asien nur kalte, feuchte Speisen zubereitet, selbst im Sommer nicht. Aber auch bei uns kommt etwa auf den Gurkensalat Knoblauch und roter Paprika, um die Kälte ein wenig zu dämpfen.

Dem Gast wird in China anstatt »guten Appetit« häufig »langsam Essen« gewünscht, was so viel bedeutet wie »genieße das Essen«.

Also nicht vergessen – langsam essen!

TCM

Schweinefleisch süß-sauer (für 2 Personen)

- 2 Schweineschnitzel
- 3 Stück Frühlingszwiebel
- frischer Ingwer, Sesam, Maizena
- 2 EL Vollrohrzucker, 1 EL Essig (z. B. Sushi-Essig oder auch Weinessig), 3 EL Kochwein weiß, Salz

Rezept 6

Dauer: max. 20 Minuten

Das Fleisch in ca. 1 cm dicke Stücke schneiden. In einer Schüssel 5–6 EL Maizena mit ein wenig Wasser mischen, die Fleischstücke darin wälzen. Eine Wok-Pfanne mit Öl erhitzen und die Fleischstücke darin goldbraun braten, danach herausfangen. Im verbliebenen Öl Ingwer und Frühlingszwiebel anbraten. Wer möchte, kann auch noch einige Stücke Chinakohl mitbraten. Das Fleisch wieder zugeben, Zucker, Essig und Wein beifügen und mit Salz würzen. Vor dem Servieren mit Sesam bestreuen.

Schweinefleisch hat einen höheren Eisen- und Zinkgehalt, dazu noch alle wichtigen Mineralstoffe und Proteine.

Inhaltsstoffe

TCM

Schweinefleisch gilt als besonders nierenstärkend, befeuchtend und das Blut unterstützend. Die süß-saure Komponente harmonisiert die Mitte und wirkt entspannend auf verkrampfte Muskulatur.

Rezept 7

Dauer: ca. 30 Minuten

Rote-Rüben-Risotto (für 2–3 Personen)

Zu diesem Rezept hat mich meine Freundin Kim inspiriert (108, 109). Dank der bereits im Supermarkt fertig gekocht angebotenen roten Rüben ist dieses Rezept keine Hexerei.

- 3–4 gekochte rote Rüben (je nach Größe)
- Maiskeimöl
- 2 Tassen italienischer Risotto-Reis (unter fließendem Wasser in einem Sieb gut waschen)
- 2 Frühlingszwiebeln
- 1 EL Vollrohrzucker
- 3 EL Balsamico-Essig
- Muskatnuss gerieben
- Basensuppe oder heißes Wasser

Rote Rüben und Zwiebeln klein schneiden. In einer Pfanne Maiskeimöl erhitzen, Zwiebeln darin anrösten, Zucker zugeben und karamellisieren lassen. Dann den gewaschenen Reis zugeben und glasig anrösten. Dabei ständig rühren, damit er nicht anbrennt. Mit Essig ablöschen und unter Rühren verdampfen lassen, danach die Rüben hinzufügen. Jetzt wird in guter italienischer Tradition nach und nach Suppe oder Wasser untergemischt und das Risotto bei mittlerer Hitze fertiggegart. Mit Muskat, Salz und Pfeffer würzen. Wer einen Pürierstab besitzt, kann die Rüben auch pürieren, bevor sie ins Risotto kommen, damit sie sich gleichmäßig verteilen.

Dieses Risotto eignet sich auch gut als Beilage zu rotem Fisch (Lachsforelle, Lachs) oder Wild.

Rote Rüben sind reich an Mineralstoffen, besonders an Magnesium, Eisen und Phosphor, und enthalten Vitamin B und C. Rüben speichern leicht Nitrate aus Düngemitteln, es wäre daher besser sie aus biologischem oder Freilandanbau zu kaufen. Sonneneinstrahlung vermindert deutlich den Nitratgehalt.

Inhaltsstoffe

Dieses Rezept stärkt Milz und Blut, ist also gut für schwache blasse Menschen mit Eisenmangel.

TCM

Ideales **Abendessen** sind Suppen, besonders gut und wärmend sind Cremesuppen aus dem jeweiligen Gemüse der Saison. Ob Karotte, Spargel, Kartoffel, Zucchini, Kürbis oder Kastanien (Maroni), bleibt dabei dem Geschmack überlassen. Allerdings braucht man zur Herstellung einen Pürierstab (ab € 20,– erhältlich).

Zucchinicremesuppe (für 2 Personen)

Rezept 8

Dauer: 20 Minuten

- 2–3 Zucchini
- 1 Zwiebel, 1 Knoblauchzehe, Petersilie
- ½ Dose Kokosmilch
- Salz, Pfeffer

Die kleingeschnittene Zwiebel in einem höheren Topf anrösten. Zucchini in kleine Stücke schneiden und dazugeben und einige Zeit mitrösten. Anschließend salzen und pfeffern und mit ¼ l Wasser aufgießen. Einige Minuten weich kochen und vom Herd nehmen. Die halbe Dose Kokosmilch zugießen und pürieren. Mit frischer Petersilie bestreuen.

Gesundes Fast Food – einige Rezepte

TCM

Diese Cremesuppen eignen sich besonders gut zum Experimentieren. Neue Geschmacksrichtungen können durch unterschiedliche Gewürze kreiert werden. Ich würze die Suppe auch gerne mit frischem Basilikum, bei Kürbis nehme ich Kurkuma, Kartoffelcremesuppe verfeinere ich mit Safran.

Suppen sind Basisgerichte der asiatischen Küche. Vielfach werden sie schon zum Frühstück gegessen. Sie befeuchten den Darm, wärmen und geben je nach verwendeten Zutaten den Organen Energie.

Versuchen Sie doch einmal eine **kühlende Sommersuppe** aus Früchten – der reinste Partyhit! Sie brauchen dazu einen Pürierstab oder Mixer.

Dazu eignen sich am besten reife Mangos, Melonen, Pfirsiche, Himbeeren oder Erdbeeren.

Obst mit ⅛ l Kokosmilch, ⅛ l Prosecco, einer Prise Salz, dem Saft einer halben Limette, einer Prise Zucker und Muskatnuss in eine Schüssel füllen und alles zusammen pürieren. Je nach gewünschter Konsistenz danach noch mit Prosecco aufgießen und servieren.

TCM

An heißen Sommertagen verlieren wir besonders viel Körperflüssigkeit, daher eignen sich solche Suppen besonders gut zum Befeuchten und Kühlen.

Rezept 9

Hirse-Couscous (für 2–3 Personen)

- 300 g Hirse
- 1 frische Chilischote
- 2 Karotten
- 1 Zucchini
- eine Handvoll Erbsenschoten oder grüne Bohnen (Fisolen)
- 2 Frühlingszwiebeln

Gesundes Fast Food – einige Rezepte

- frische Petersilie oder frischer Koriander nach Belieben
- 1 EL Vollrohrzucker
- 2 EL Sojasauce, 2 EL süße Sojasauce

In einem Topf Hirse in leicht gesalzenem Wasser ca. 7 Minuten kochen. In einer Pfanne Raps-oder Maiskeimöl erhitzen und die geschnittenen Frühlingszwiebeln darin anbraten. Das geschnittene Gemüse zugeben und ca. 5 Minuten braten, danach mit Zucker karamellisieren. Hirse untermischen und mit der Sojasauce verrühren. Nimmt die Hirse dem Gemüse zu viel Geschmack, kann man noch mit Sojasauce nachwürzen. Frisch gehackte Petersilie untermischen.

Diese Art von Gericht lässt freien Spielraum bei der Wahl der Zutaten. So können, je nachdem, was sich im Kühlschrank findet, auch noch Pilze oder Obststücke (Apfel, Birne) dazugemischt werden. So entsteht jedes Mal etwas Neues. Im Sommer eignet sich z. B. Minze statt Petersilie zum Würzen, da sie kühlend wirkt.

Hirse ist so etwas wie ein »Jolly Joker« unter den Getreiden. Sie ist glutenfrei, enthält viele B-Vitamine, ist reich an Kieselsäure, Folsäure, Mineralstoffen und Spurenelementen. Auch ihr Eisengehalt ist für Getreide besonders hoch.

Inhaltsstoffe

Dieses Gericht stärkt das Erde- und Wasser-Element, stärkt damit das Qi der Muskulatur sowie Stützgewebe, Knorpel und Knochen. Ideal für Ausdauer-SportlerInnen!

TCM

Das Frühstück

Rezept 10

Es eignen sich Suppen, warme Gemüsegerichte oder Getreidebrei aus Hafer-Hirse-Dinkel-Reisflocken mit Kompott. **Kein Weizen!**

Dauer: 20 Minuten

Diese gekochten Speisen sorgen für ein angenehmes Wärmegefühl, sind sättigend und nahrhaft. Wenn sie noch mit Kräutern und

Gewürzen verfeinert werden, sind sie sehr bekömmlich und werden gut verdaut.

Süßen Sie nur mit Honig, Ahornsirup, Vollrohrzucker. Sie beugen Übergewicht und Wassereinlagerungen vor und stärken Ihr Immunsystem.

Erfahrungsgemäß bringt die Ernährungsumstellung auf ein warmes Frühstück mehrmals in der Woche bereits nach einigen Wochen eine deutlich spürbare Steigerung des Wohlbefindens und der Vitalität. Der Heißhunger auf Süß wird auf diese Weise ebenfalls reduziert.

Wie macht man Porridge? Porridge ist sehr einfach herzustellen. In China wird er meist aus Reis hergestellt und heißt Zhou, oder englisch Congee.

Dazu werden auf eine Tasse Reis 5–6 Tassen Wasser gerechnet und langsam gekocht, bis ein weißer Brei entsteht. Dieser kann einige Tage im Kühlschrank aufbewahrt und portionsweise erwärmt werden. Dazu kann Obst der Saison klein geschnitten mit erwärmt werden, Zimt oder/und Honig oder Ahornsirup verwendet werden.

Wer keinen Reis mag, stellt sich Porridge aus diversen Getreideflocken her. Dazu eignen sich Dinkel-Hirse-Haferflocken sehr gut. Für 1 Portion 3–4 EL Flocken mit ¼ l Wasser über Nacht in einem Topf stehen lassen, am Morgen aufkochen. Wenn die Flocken über Nacht quellen können, sind sie viel besser verträglich für den Darm!

Weiterführende Literatur

Vorwort

Die Vitamin-Lüge. Der Spiegel 3/2012
Droge Zucker. Der Spiegel 36/2012
GEO kompakt Nr. 30: Gesunde Ernährung
Die süße Seuche. Profil 02/2012
www.foodwatch.de
www.ages.at

Kapitel I

(1) Leonard, William R./Robertson, Marcia L.: Evolutionary perspectives on human nutrition. The influence of brain and body size on diet and metabolism; American Journal of Human Biology 2005
(2) Huang Di Nei Jing: Yellow Emperor`s Canon of Internal Medicine; Beijing, China: Science and Technology Press 1997
(3) Yang Shou-Zhong: Translation of the devine farmer's materia medica. Boulder CO, Blue Poppy Press 1998
(4) Konfuzius: Analekten. The Analects of Konfuzius. Xi Lu Press
(5) Russell, Bertrand: Philosophie des Abendlandes. Zürich: Europa Verlag 1950
(6) Lao Zi: Heiliges Buch vom Weg und von der Tugend – Dao De Jing. Stuttgart: Reclam 1979
(7) Zhuang Zi: Das wahre Buch vom südlichen Blütenland. Düsseldorf/Köln: Diederichs 1969
(8) Ge Hong: Bao Pu Zi Nei Pian. James R. Ware: Alchemy, Medicine and Religion in the China of A.D. 320. Dover Publications 1981.
(9) Hippokrates: Über die Heilkunst. Berlin: Julius Springer Verlag 1927
(10) Hippokrates: Über die Diät. Berlin: Julius Springer Verlag 1927
(11) Hippokrates: Ausgewählte Schriften. Stuttgart: Reclam 1994
(12) Platon: Georgias (zit. nach Lemke: Ethik des Essens)
(13) Platon: Politeia (zit. nach Lemke: Ethik des Essens)
(14) Lemke, Harald: Ethik des Essens. Berlin: Akademie Verlag 2007
(15) Apicius, Marcus Gavius: De Re Coquinaria (Kochbuch). http://penelope.uchicago.edu/Thayer/E/Roman/Texts/Apicius/home.html
(16) Epikur: Philosophie des Glücks. München, C.H.Beck 2006
(17) Galenos von Pergamon: De alimentorum facultatibus (zit. nach Powell: On the properties of foodstuffs)
(18) Powell, Owen: Galen – On the properties of foodstuffs. Cambridge: Cambridge University Press 2003
(19) Hildegard von Bingen: Liber semplici medicinae sive Physica (1151–1158) Bibliotheca Augustana

(20) Robert, Jean: De Rome à la Chine – Sur les Routes de la Soie au Temps des Césares. Les Belles Lettres 1997

Allgemeines:

(21) Schipperges, Heinrich: Der Garten der Gesundheit. Medizin im Mittelalter. München: dtv 1985
(22) Hirschfelder, Günther: Europäische Esskultur. Geschichte der Ernährung von der Steinzeit bis heute. Frankfurt/New York: Campus 2001
(23) Unschuld, Paul: Chinesische Medizin. München: C. H. Beck 1997
(24) Unschuld, Paul: Medizin in China. München: C. H. Beck 1980
(25) Platon: Symposion. München, C. H. Beck 2008
(26) Kollesch Jutta, Nickel Diethart (Hg.): Antike Heilkunst: ausgewählte Texte aus den medizinischen Schriften der Griechen und Römer. Stuttgart: Reclam 2007
(27) Yang Liyi: Chinese Idioms and Their Stories. The traditional Chinese Culture. Classical Series 2007
(28) Li Dong-Yuan: Treatise on the Spleen and Stomach. Boulder CO: Blue Poppy Press 2007

Kapitel II

(30) Nan Jing: Der Klassiker der Schwierigkeiten. Boulder CO: Blue Poppy Press 1999
(31) Zhuang Zi Says: Wise Men Talking Series. Beijing: Sinolingua 2006
(32) Eckart: Geschichte der Medizin; Galenos von Pergamon: Pneuma-Lehre. Heidelberg, Springer 1990
(33) Mayer, Emeran A./Naliboff, Bruce D./Chang, Lin/Coutinho Ucla, Santosh V.: Cure Neuroenteric Disease Program, Departments of Medicine, Physiology, and Biobehavioral Sciences. UCLA School of Medicine, Los Angeles
(34) Akbaraly, Tasnime N. et al.: Dietary pattern and depressive symptoms in middle age. British Journal for Psychiatry 2009
(35) Moore, Simon et al.: British Cohort Study. Cardiff University 1970
(36) Pollan, Michael: Lebensmittel. München: Goldmann Arkana 2009
(36a) Weichhart, Thomas: The versatility of HDL: a crucial anti-inflammatory regulator. European Journal of Clinical Investigation 2010
(37) Archäo-Medizin 22. 12. 2009; Patrick McGovern et al. Edited by Ofer Bar-Yosef, Harvard University, Cambridge, MA, and approved February 23, 2009
(38) Hooper, L. et al.: Risks and benefits of omega 3 fats for mortality, cardiovascular disease, and cancer: systematic review. BMJ 2006: 332:752

Kapitel III

(39) Popp, F.P.: Photon Storage in Biological Systems, In: Electromagnetic Bio-Information. Urban & Schwarzenberg, München – Wien – Baltimore 1979, S. 123–149
(40) EU-Basis-Verordnung Lebensmittelrecht VO(EG)178/2002

Weiterführende Literatur

(41) Kawamura, Y./Kare, M.R. (Hg.): Umami: A Basic Taste. New York: Marcel Dekker, 1987
(42) Tuley L.: Verfahren zur Herstellung von Geschmacksstoffen mit Kochfleischaroma. Int. Food Ingred. 1996/4, S. 23–27
(43) Carlson, H.E. et al.: Metabolism 1989/38
(44) Beyreuther, Konrad: Gesund genießen. 2005, S. 10
(45) Blaylock, Russel L.: Excitotoxines: The Taste That Kills. Health Press, Dez. 1996
(46) Pollmer, Udo/Niehaus, Monika: Food-Design – Panschen erlaubt. Stuttgart, korrigierte 2. Auflage, Hirzel-Verlag 2007
(47) Kim, S.K.: Cereal Foods World 1996/41, S. 213–218
(48) Société des Produits Nestle: Dehydrated meat product: EP 340–449
(49) Cohen, J.S.: Trends Food Sci. Tech. 1995/6, S. 20–25
(50) Kurzhals, H.A.: Maizena: Verfahren zur Herstellung von stückigem Trockengemüse mit verkürzter Zubereitungszeit. Lebensmitteltechnik 1994/12, S. 12–15
(51) Bellisle, F. et al.: Physiol. Behav. 1991/49, S. 869–873
(52) Anonym: Qualitätsmanagementsysteme in der Ernährungswirtschaft 1995/10, S. 16–17
(53) Bloksma, E./Nauta, J.: Int. Food Ingred. 1996/1, S. 27–29
(54) http://www.nap.edu/catalog. Washington, 2001
(55) Lactoseintoleranz: Gene-culture coevolution between cattle milk protein genes and human lactase genes, Natures 2003, Vol. 35, No. 4, S. 311–313 (www. zirra.de)
(56) Meggle Milchindustrie: Imitation cheese base masses. FI Europe Daily, Nov. 2001
(57) Rehberger, B. et al.: Titel. Deutsche Milchwirtschaft 2003/54, S. 765–770
(58) Société d'Assistance Technique pour Produits Nestle: Process for the Production of pasteurized cheese in powder form. Lausanne 1983
(59) Brog, R.A.: Imitation milk. Quality assessments of waste milk at a calf ranch. American Dairy Science Association 2009; J. Dairy Sci.92, S. 3503–3509
(60) Natürliche Lebensmittelfarben. www.med.uni-bonn.de/giftzentrale. Erstellt 2004, Update Dez. 2008 (www.zusatzstoffe.de)
(61) Vivekananthan, D. P./Penn, M. S./Sapp, S. K./Hsu, A./Topol, E. J.: Use of antioxidant vitamins for the prevention of cardiovascular disease: meta-analysis of randomized trials. Lancet. 361, Nr. 9374, 06/2003, S. 2017–23
(62) Bjelakovic, G./Nikolova, D./Gluud, L.L./Simonetti, R.G./Gluud, C.: Mortality in randomized trials of antioxidant supplements for primary and secondary prevention: systematic review and meta analysis. Jama. 297, Nr. 8, 02/2007, S. 842–857
(63) Packer, L./Weber, S.U./Rimbach, G.: Molecular aspects of alpha-tocotrienol antioxidant action and cell signaling. J. Nutr. 02/2001, 131(2), S. 369–373

(64) Lück, E./Jager, M.: Chemische Lebensmittelkonservierung. Berlin: Springer 1999
(65) Taylor, S.L. et al.: Food Allergy: Adverse Reactions to Foods and Food Additives. Oxford: Blackwell Science 2008
(66) Pickert, J. et al.: Lebensmittelchem. 2002/56, S. 94–95
(67) Asero, R.: J. Allergy. Clin. Immunol. 2002/110, S. 531–532
(68) EU-Richtlinie 2002/46/EG
(69) Cranney, A./Horsley, T./O'Donnell, S./Weiler, H./Puil, L. et al.: Effectiveness and safety of vitamin D in relation to bone health. 08/2007, 158, S. 1–235
(70) Berry, D.A. et al.: Bayesian model averaging in meta-analysis: vitamin E supplementation and mortality. Clin Trials 06/2009, S. 28–41. Comments in: 06/2009, S. 42–51.
(71) Douglas, R.M./Hemina, H. et al.: Vitamin C for preventing and treating common cold. Cochrane Database Syst Rev. 10/2004, 18/4

Allgemeines:

(72) Reid, G. et al.: Potential uses of probiotics in clinical practice. Clin. Microbiol. Rev. 2003; 16(4), S. 658–672
(73) Orrhage, K. et al.: Effects of supplements with lactic acid bacteria and oligofructose on the intestinal microflora during administration of cefpodoxime proxetil, J. Antimicrob. Chemother. 2000; 46(4), S. 603–612
(74) Bergogne-Berezin, E.: Treatment and prevention of antibiotic associated diarrhea, Int. J. Antimicrob. Agents 2000; 16(4), S. 521–526

Kapitel IV

(75) Mutius, E. et al.: Asthma, atopy and tuberculin responses in Chinese school children in Hongkong, Thorax 2000/55, S. 449–453
(76) Shirakawa, T. et al.: The Inverse Association between Tuberculin Responses and Atopic Disorder Science 1997/275, S. 77–79
(77) Rook, G.A.W./Stanford, J.L.: Give us our daily germs, Immunol. Today 1998/19, S. 113–116
(78) Holden, C.: Stem cells. $2.2 million for cells to fight Parkinson's, Science 2001/292, S. 47
(79) Noverr, M.C./Huffnagle, G.B.: The microflora hypothesis of allergic desease, Clin. Exp. Allergy 2005/35, S. 1511–1520
(80) Stockert, K. et al.: Laser acupuncture and probiotics in school aged children with asthma bronchiale. Pediatr. Allergy Immunol. 03/2007, 18(2), S. 160–166
(81) Macfarlane, G.T. et al.: The gut microbiota in inflammatory bowel disease. Curr Pharm Des. 2009; 15(13), S. 1528–1536
(82) Lehnert, H./Beyer J./Biesalski H.K./Heilhammer D.H: Ernährungsmedizin. Stuttgart: Thieme 1995
(83) Ledochowski, Maximimilian: Wegweiser Nahrungsmittel-Intoleranzen. Stuttgart: Trias 2009

Weiterführende Literatur

Allgemeines:
- (84) Ledochowski, Maximilian: Brot-, Gluten- und Getreideunverträglichkeiten. Innsbruck: Akadmed Verlag 2010
- (85) Kiecolt-Glaser J.K.: Stress, food, and inflammation: psychoneuroimmunology and nutrition at the cutting edge. Psychosom. Med. 05/2010, 72(4), S. 365–369
- (86) Jacka, F.N. et al.: Associations between diet quality and depressed mood in adolescents: results from the Australian Healthy Neighbourhoods Study. Aust. N. Z. J. Psychiatry. 05/2010, 44(5), S. 435–442
- (87) Bocobza, Samuel/Aharoni, Asaph (2008). Switching the light on plant Riboswitches. Trends in Plant Science, 13, S. 526–533

Kapitel V
- (88) Gonder, U.: Süßstoffe: bewährte Masthilfsmittel, BR-Online, EU.L.E.N-SPIEGEL 1999
- (89) Das süße Geheimnis – Aspartam und Co. Ramazzini Foundation of Oncology and Environmental Sciences. Bologna: Juni 2009
- (90) Medon, P.J. et al.: Steviol is mutagen. Pharmacy College of the University of Chicago, Illinois 1982
- (91) Pezzutto, John et al.: Metabolically activated steviol, the aglycone of stevioside, is mutagenic. Chicago: Department of Medicinal Chemistry and Pharmacognosy 1984
- (91a) Journal of Agriculture and Food Chemistry, May 2012; Konsument 09/2012
- (92) Shiu-ying Hu: Food Plants of China. Hong Kong: The Chinese University Press 2005
- (93) Subhuti, Dharmananda: Luo Han Guo – Sweet Fruit Used as Sugar Substitute and Medicinal Herb. ITM Online Januar 2004
- (94) www.eat4fun.at, Zugriff: April 2010
- (95) Carter, Moodie: The cost effectiveness of obesity prevention in Crawford. Oxford University Press 2005, S. 165–204
- (96) Deutsche Gesellschaft für Ernährung (DGE): Gemüse und Obstprodukte als Nahrungsergänzungsmittel, Info Feb.2010-Forschung Klinik und Praxis
- (97) Thorpe, Roland J. Jr./Ferraro, Kenneth F.: Aging, Obesity, and Mortality: Misplaced Concern about Obese Older People? Research on Aging 2004; 26; S. 108
- (98) Ferraro, Kenneth F. et al.: Body Weight and Health from Early to Mid-Adulthood; Journal of Health and Social Behavior 2002
- (99) Gibbs, W.W.: Übergewicht überbewertet. Spektrum der Wissenschaft, Oktober 2005
- (100) Flegal, K.M.: Excess Death Associated with Underweight, Overweight, and Obesity. Journal of the American Medical Association 293, 2005
- (101) Qualitätssicherung und Kontrolle von Lebensmitteln. 2010, S. 108–111, www.landwirtschaft-baden-wuerttemberg.de

Weiterführende Literatur

(102) Statistik Austria 2006/07, www.statistik.at/web_de/statistiken/gesundheit
Allgemeines:
(103) Karmasin, Helene: Die geheime Botschaft der Speisen. München: Bastei/Lübbe 1999
(103a) Kubiena, Gertrude/Mosch-Kang You Song: Koreanische und chinesische Handakupunktur. Wien.: Maudrich, 3. Auflage 2009

Kapitel VII
(104) Sasazuki, S./Sasaki, S./Tsubono, Y. et al.: Effect of vitamin C on common cold: randomised controlled trial. Eur J Clin Nutr. 01/2006 Jan, 60(1), S. 9–17
(105) Dr. Allan Conney et al.: Caffeine Lowers Risk Of Skin Cancer In Lab Mice. Proceedings of the National Academy of Sciences 2002, 17; 99(19):12455–12460
(106) Winkelmayer, Wolfgang C. et al.: Habitual Caffeine Intake and the Risk of Hypertension in Women, Journal of the American Medical Association, 2005 294:2330–2335
Allgemeines:
(107) Fachmann, Kraut: Der kleine Souci. Lebensmitteltabelle für die Praxis. Stuttgart: Wissenschaftliche Verlagsgesellschaft mbH 2004

Kapitel VIII
(108) Sohyi Kim: Kim kocht. D + R Verlagsgesellschaft 2004
(109) Sohyi Kim: Kim kocht Neu. Verlag Brandstätter 2011

Glossar

Allergie: aus dem Griechischen *allos* = das Fremde, *ergos* = die Reaktion; bezeichnet eine überschießende Reaktion des Immunsystems auf Proteine
antikanzerogen: der Krebsentstehung entgegenwirkend
Antioxidanzien/antioxidativ: Substanzen, die die Reaktion mit Luftsauerstoff verhindern und für den Zellstoffwechsel eine wichtige Rolle spielen
autonomes Nervensystem: jener Anteil unseres Nervensystems, der ohne Einfluss unseres Willens funktioniert
biogen: bedeutet biologisch, organisch
Biotin: Vitamin B7, ehemals als Vitamin H bezeichnet
Bioverfügbarkeit: ist das Maß für die vom Stoffwechsel aufgenommene Menge einer Substanz
Chinarestaurant-Syndrom: Glutamatreaktion, so benannt, da sie häufig nach Gerichten im China-Restaurant auftritt
Convenience-Food: bequemes Essen, Fertiggerichte
Diätetik: Lebensführung; nicht in Form von Verboten, wie bei einer Diät, sondern im Sinne einer umfassenden Lebensweise
Dynamik: Bewegung
Dysbiose: Ungleichgewicht der Darmflora
Emulgator: Hilfsmittel, um an sich nicht verbindbare Flüssigkeiten miteinander zu verbinden
Entzündungsmediatoren: sind vom Körper produzierte Substanzen, u. a. auch Proteine, die Entzündungsreaktionen hervorrufen können
Folsäure: Vitamin B9
Functional Food: mit Zusatzstoffen angereicherte Nahrungsmittel
Geist (*Shen*): Psyche, Seele, Denkleistung
Glukagon: Hormon der Bauchspeicheldrüse, das Zucker aus den Zellen abbaut – Gegenspieler des Insulin
Glykogen: Kohlenhydrat-Speicher in Leber und Muskulatur
Hedonismus: philosophische Strömung, die das Lustempfinden als wichtigstes Gut definiert
Histamin: ein im Organismus und in Nahrungsmitteln vorkommender Botenstoff, der für allergische Reaktionen verantwortlich ist
IgE-Spiegel: Immunglobulin, das als Marker für allergische Reaktionsbereitschaft dient
Leaky-gut-Syndrom: der »leckende Darm«
Makroelemente: Mineralstoffe, die dem Körper täglich in Gramm-Mengen zugeführt werden müssen; z.B. Natrium, Kalium etc.
Meridian: chin. *Jingluo* (Wasserwege), sind Verbindungen der einzelnen Akupunkturpunkte, aber auch der Organe mit der Körperoberfläche. In ihnen fließt die vitale Energie Qi.

Monade: Symbol für die Einheit von Yin und Yang
Nachbrenneffekt: Fettabbau nach intensiver körperlicher Belastung
Nachhimmels-Qi: Energie, die wir aus der Atmung, Ernährung und den lebenswichtigen Hormonen erhalten
Neurotransmitter: biochemische Botenstoffe, die den Informationsaustausch zwischen den Nervenzellen ermöglichen
Organuhr: zeitliche Abfolge der maximalen Organaktivität
pathogen: krank machend
Pheromone: biochemische Boten- oder Geruchsstoffe
Prävention: Vorbeugung, um unerwünschte Ereignisse (z. B. Krankheit) zu vermeiden
Serotonin: ein Neurotransmitter, der im Blut, Gehirn und Darmgewebe vorkommt
Spurenelemente: auch Mikroelemente genannt, sind Mineralstoffe, die nur in geringsten Mengen (Mikrogramm) in unserem Körper vorkommen
Stevia: »Eupatorium rebaudanium«, Süßkraut oder Honigkraut, wird als natürlicher Süßstoff seit Jahrhunderten verwendet
Symbiose: Zusammenleben von Lebewesen zu deren gegenseitigem Nutzen
Unverträglichkeit: pseudoallergische Reaktion wegen Enzymmangels oder -defekt
Vorhimmels-Qi: genetische Vererbung, die unsere Konstitution bestimmt

Abbildungsverweise

Seite 24: © Stephen Coburn – Fotolia.com
Seite 26: © Increa – Fotolia.com
Seite 28, Bild ganz links: © wiangya – Fotolia.com
Seite 28, 2. Bild von links: © Tang Wai Peng – istockphoto.com
Seite 28, 2. Bild von rechts: © keekeekee – Fotolia.com
Seite 28, Bild ganz rechts: © claudiozacc – Fotolia.com
Seite 29: © cpm – Fotolia.com
Seite 29: © moonrun – Fotolia.com
Seite 46: © Brigida Soriano – Fotolia.com
Seite 47: © Santiago José de la – Fotolia.com
Seite 68: © jas – Fotolia.com
Seite 74: © Friedberg – Fotolia.com
Seite 76 oben: © Rolandst – Fotolia.com
Seite 76 unten: © teflon_timmy – Fotolia.com
Seite 87, oben: © Udo Kroener – Fotolia.com
Seite 87, Mitte: © Anatomical Design – Fotolia.com
Seite 87, unten: © Sebastian Kaulitzki – Fotolia.com
Seite 99: © Roman Thomas – Fotolia.com
Seite 109: © Maximo Sanz – Fotolia.com
Seite 110: © Jack Puccio – istockphoto.com
Seite 117: © ep stock – Fotolia.com
Seite 138: © benqook – Fotolia.com
Seite 177: © Dron – Fotolia.com
Seite 180: © The Supe87 – Fotolia.com
Seite 188: © Dušan Zidar – istockphoto.com
Seite 192: © Olga Lyubkin – Fotolia.com
Seite 197: © felinda – Fotolia.com
Seite 202: © Cornelia Pithart – istockphoto.com
Seite 208: © Comugnero Silvana – Fotolia.com
Seite 225: © Bizroug – Fotolia.com
Seite 230: © Oliver Muth – Fotolia.com
Seite 243: © unpict – Fotolia.com
Seite 249: © barbulat – Fotolia.com
Seite 265: © wehrmann69 – istockphoto.com
Seite 273: © cpm – Fotolia.com
Seite 282: © Vladimir Vladimirov – istockphoto.com
Seite 284: © Geoffrey Mazuy – istockphoto.com
Seite 293: © Mehmet Salih Guler – istockphoto.com
Seite 296: © Elena Itsenko – istockphoto.com
Seite 299: © ExQuisine – Fotolia.com